Victor Djimbila Kazadi

Um verdadeiro mergulho no coração do corpo humano 2

Victor Djimbila Kazadi

Um verdadeiro mergulho no coração do corpo humano 2

Mestre em excelência terapêutica e cirúrgica

ScienciaScripts

Cover image: www.ingimage.com

This book is a translation from the original published under ISBN 978-620-6-71361-6.

Publisher:
Sciencia Scripts
is a trademark of
Dodo Books Indian Ocean Ltd. and OmniScriptum S.R.L publishing group

120 High Road, East Finchley, London, N2 9ED, United Kingdom
Str. Armeneasca 28/1, office 1, Chisinau MD-2012, Republic of Moldova, Europe
Managing Directors: Ieva Konstantinova, Victoria Ursu
info@omniscriptum.com

Printed at: see last page
ISBN: 978-620-8-60306-9

Índice

Prefácio

Num mundo em constante mudança, onde os avanços tecnológicos e as descobertas científicas estão constantemente a redefinir o panorama dos cuidados de saúde, é imperativo que os profissionais de saúde adquiram uma especialização que vá para além dos conhecimentos teóricos. Este livro explora em profundidade as terapias inovadoras, as técnicas cirúrgicas modernas e os métodos de comunicação terapêutica, com ênfase na abordagem pedagógica "aprender fazendo".

O método "Learnig-by-doing" baseia-se na ideia de que a aprendizagem é optimizada quando os indivíduos estão ativamente envolvidos no seu processo educativo. Ao integrarmos esta abordagem na formação dos profissionais de saúde, não só promovemos uma melhor compreensão de conceitos complexos, como também o desenvolvimento de competências práticas essenciais. Isto permite que os profissionais apliquem os seus conhecimentos diretamente a situações clínicas da vida real, aumentando a sua confiança e eficácia.

As terapias inovadoras representam um domínio dinâmico que exige uma atualização contínua das competências. As novas abordagens terapêuticas, quer sejam farmacológicas ou baseadas em intervenções não invasivas, exigem uma compreensão aprofundada dos mecanismos subjacentes, bem como a capacidade de avaliar a sua eficácia numa variedade de contextos clínicos. Do mesmo modo, as técnicas cirúrgicas modernas estão a evoluir rapidamente com a introdução de tecnologias como a robótica e a cirurgia assistida por computador. Estas inovações exigem não só uma formação técnica rigorosa, mas também a capacidade de comunicar eficazmente com os doentes e as equipas multidisciplinares.

A comunicação terapêutica é outro aspeto fundamental que merece especial atenção. A forma como um profissional interage com os seus doentes pode ter um impacto significativo no processo de cura. Uma comunicação clara e empática não só promove a adesão ao tratamento, como também ajuda a estabelecer uma relação de confiança entre o doente e o profissional.

O objetivo do livro é fornecer aos leitores não só os conhecimentos teóricos, mas também as ferramentas práticas para se destacarem nestas áreas cruciais. Através de estudos de casos, exercícios práticos e testemunhos de especialistas, esperamos inspirar uma nova geração de profissionais a integrar estas competências na sua prática quotidiana.

Em conclusão, ao embarcarmos nesta exploração aprofundada de terapias inovadoras, técnicas cirúrgicas modernas e estratégias eficazes de comunicação terapêutica, convidamos todos os leitores a adoptarem uma atitude proactiva em relação à sua aprendizagem. O futuro dos cuidados de saúde dependerá, em grande medida, da nossa capacidade colectiva de inovar e adaptar as nossas práticas às necessidades em evolução dos nossos doentes.

Victor Djimbila Kazadi: Pai Nosso

MÓDULO 1: TERAPIA INOVADORA

Capítulo 1: Biologia molecular e celular

O estudo aprofundado e prático da biologia molecular e celular engloba uma vasta gama de técnicas, conceitos e aplicações que são essenciais para compreender os mecanismos fundamentais da vida a nível molecular. A biologia molecular centra-se nas interações entre diferentes sistemas biológicos, em particular as interações entre o ADN, o ARN e as proteínas. A biologia celular examina a estrutura e a função das células, incluindo os seus organelos e a comunicação.

Conceitos fundamentais

- **ADN e ARN**: O ácido desoxirribonucleico (ADN) é o material genético que transporta a informação necessária para a reprodução e funcionamento dos organismos vivos. O ácido ribonucleico (ARN) desempenha um papel crucial na síntese de proteínas, actuando como intermediário entre o ADN e os ribossomas.

- **Síntese proteica**: Este processo compreende várias fases-chave: transcrição (em que o ADN é copiado para o ARN mensageiro) e tradução (em que o ARN mensageiro é utilizado para reunir os aminoácidos em proteínas).

- **Técnicas de biologia molecular**: As técnicas habitualmente utilizadas incluem a PCR (reação em cadeia da polimerase), a sequenciação de ADN, a clonagem de genes e métodos de manipulação genética como o CRISPR-Cas9.

- **Cultura de células**: A cultura de células é utilizada para estudar o comportamento das células num ambiente controlado. Isto inclui o crescimento celular, a diferenciação e as respostas a estímulos externos.

- **Aplicações práticas**: Os conhecimentos adquiridos com estes estudos têm uma vasta gama de aplicações no domínio médico (terapias genéticas), na agricultura (OGM), bem como na investigação fundamental para compreender melhor as doenças.

Importância educativa

Os cursos de biologia molecular e celular são frequentemente concebidos para proporcionar formação prática aos estudantes, de modo a que estes possam adquirir experiência em primeira mão com estas técnicas avançadas. Isto implica não só conhecimentos teóricos mas também competências práticas no laboratório.

I. Técnicas básicas de biologia molecular

a) **Extração de ADN e ARN**: O primeiro passo em muitas técnicas de biologia molecular é isolar o ADN ou ARN de uma amostra biológica. Isto pode envolver métodos químicos ou físicos para lisar células e purificar ácidos nucleicos.

b) **Amplificação por PCR (Reação em cadeia da polimerase)**: Esta técnica é utilizada para amplificar especificamente uma sequência de ADN. Ao utilizar primers específicos, a PCR pode produzir milhões de cópias de uma região específica de ADN, facilitando a sua análise.

c) **Sequenciação**: A sequenciação do ADN é crucial para determinar a sequência exacta das bases nucleotídicas de um fragmento de ADN. Os métodos modernos incluem a sequenciação Sanger e a sequenciação de nova geração, que permitem analisar o genoma de forma rápida e eficiente.

d) **Clonagem**: A clonagem molecular envolve a inserção de um fragmento de ADN num vetor (como um plasmídeo) que pode ser introduzido numa célula hospedeira para produzir várias cópias do fragmento inserido. Isto é essencial para produzir proteínas recombinantes ou para estudar genes em pormenor.

e) **Análise electroforética**: A eletroforese em gel é utilizada para separar ácidos nucleicos ou proteínas de acordo com o seu tamanho e carga eléctrica. Esta técnica é frequentemente utilizada após a PCR ou a clonagem para verificar a presença e o tamanho dos produtos amplificados ou clonados.

f) **Hibridação**: As técnicas de hibridação, como o Northern blotting (para o ARN) ou o Southern blotting (para o ADN), podem ser utilizadas para detetar sequências específicas numa mistura complexa, utilizando sondas marcadas que se ligam a alvos complementares.

g) **CRISPR-Cas9**: Uma técnica revolucionária que permite a edição precisa do genoma, visando especificamente uma sequência de ADN para introduzir modificações, seja por inserção, eliminação ou substituição.

h) **Análise proteómica**: Embora principalmente centrada nos ácidos nucleicos, a biologia molecular também inclui o estudo das proteínas utilizando várias técnicas como a cromatografia, a espetrometria de massa e os Western blots.

Estas técnicas interligadas permitem aos investigadores não só explorar a base molecular de vários processos biológicos, mas também aplicar estes conhecimentos a vários domínios, como o diagnóstico médico, o desenvolvimento terapêutico e até a agricultura sustentável.

A. Amplificação por PCR (Reação de Polimerização em Cadeia)

A amplificação por PCR (Polymerase Chain Reaction) é uma técnica fundamental da biologia molecular que permite multiplicar exponencialmente segmentos específicos de ADN. Desenvolvida nos anos 80 por Kary Mullis, a PCR revolucionou a investigação genética, o diagnóstico médico e a análise criminal, entre outros domínios.

Princípios básicos da PCR: A PCR baseia-se em três etapas principais: desnaturação, hibridação e alongamento.

- **Desnaturação**: O primeiro passo envolve o aquecimento da mistura de reação a cerca de 94-98°C para separar as cadeias duplas de ADN em cadeias simples.

- **Hibridação**: A temperatura é então reduzida para cerca de 50-65°C para permitir que os iniciadores (sequências curtas de ADN) se liguem às regiões complementares nas cadeias de ADN alvo.

- **Alongamento**: A temperatura é aumentada para cerca de 72°C, o que estimula a atividade da ADN polimerase, uma enzima que sintetiza uma nova cadeia de ADN através da adição de nucleótidos complementares aos primers.

Estas três etapas são geralmente repetidas entre 25 e 35 ciclos, permitindo uma amplificação exponencial do segmento de ADN visado.

Aplicações da PCR: A PCR tem uma grande variedade de aplicações:

- **Diagnóstico médico**: Utilizado para detetar infecções virais ou bacterianas através da amplificação de sequências específicas presentes nos agentes patogénicos.
- **Investigação genética**: Utilizada para estudar genes específicos e as suas variações nas populações.
- **Análise criminal**: Utilizada em investigações forenses para amplificar o ADN de vestígios biológicos em locais de crime.
- **Clonagem de genes**: Facilita a criação de clones de um determinado gene para estudos funcionais ou para produzir proteínas recombinantes.

Inovações e melhoramentos : Desde a sua invenção, foram desenvolvidas várias variantes e melhoramentos da PCR:

- **PCR em tempo real (qPCR)**: Permite a quantificação exacta do ADN amplificado em tempo real utilizando corantes fluorescentes.
- **PCR multiplex**: Permite a amplificação simultânea de vários alvos de ADN no mesmo tubo de reação.
- **PCR digital**: Fornece um método mais sensível e preciso para quantificar cópias de ADN através da partição da mistura de reação.

B. Sequenciação de ADN

A sequenciação do ADN é uma técnica fundamental da biologia molecular que permite determinar a ordem dos nucleótidos num fragmento de ADN. Este método revolucionou a genética, a biotecnologia e a medicina, fornecendo informações cruciais sobre a estrutura e a função dos genes.

1. História da sequenciação do ADN

A sequenciação de ADN foi introduzida pela primeira vez na década de 1970 por Frederick Sanger, que desenvolveu um método conhecido como método de Sanger ou sequenciação com terminação de cadeia. Esta técnica baseia-se na utilização de dideoxinucleótidos (ddNTPs) que terminam a síntese de ADN quando incorporados numa cadeia em crescimento. O desenvolvimento subsequente de métodos de sequenciação de elevado rendimento acelerou consideravelmente o processo, tornando possível sequenciar todo o genoma humano.

2. Métodos modernos de sequenciação

As técnicas modernas incluem a sequenciação de nova geração (NGS), que permite sequenciar simultaneamente milhões de extractos de ADN. Plataformas como a Illumina, a Ion Torrent e a PacBio utilizam diferentes abordagens para ler as bases nucleotídicas com elevada precisão e baixo custo. Estas tecnologias abriram caminho a uma série de aplicações, como a sequenciação metagenómica, a sequenciação orientada e a sequenciação do exoma.

3. Aplicações de sequenciação: A sequenciação do ADN tem uma vasta gama de aplicações:

- **Investigação biomédica**: Identificação de mutações genéticas associadas a doenças.
- **Medicina personalizada**: Adaptação de tratamentos médicos com base no perfil genético de um indivíduo.
- **Agricultura**: Melhoramento das culturas através da seleção assistida por marcadores.
- **Ecologia**: Estudo da biodiversidade utilizando o metagenoma ambiental.

4. Desafios éticos e técnicos

Apesar das suas vantagens, a sequenciação do ADN também suscita preocupações éticas, nomeadamente no que diz respeito à confidencialidade dos dados genéticos e às implicações para os testes preditivos. Para além disso, os desafios técnicos incluem a gestão dos dados maciços gerados pelas tecnologias NGS e a interpretação biológica dos resultados.

5. Perspectivas futuras

O futuro da sequenciação de ADN parece promissor com o aparecimento contínuo de novas tecnologias que melhoram ainda mais a velocidade e a precisão do processo. Abordagens inovadoras, como a sequenciação baseada na oxidação ou sistemas à nanoescala, poderão transformar a nossa compreensão do genoma humano e de outros organismos.

C. Clonagem de genes

A clonagem de genes é uma técnica fundamental da biologia molecular que permite a criação de cópias idênticas de um gene ou de uma sequência de ADN. O método tem uma vasta gama de aplicações, desde a investigação fundamental à biotecnologia e à medicina. Os estudos aprofundados sobre a clonagem de genes abrangem vários aspectos, incluindo as técnicas utilizadas, as implicações éticas e as aplicações práticas.

Técnicas de clonagem de genes

O processo de clonagem de genes começa geralmente com a extração de ADN de um organismo dador. Este ADN é depois digerido com enzimas de restrição que cortam o ADN em sítios específicos, produzindo fragmentos de ADN. Estes fragmentos podem ser inseridos num vetor - frequentemente um plasmídeo - que é depois introduzido numa célula hospedeira por transformação. Uma vez dentro da célula hospedeira, o vetor replica-se com o ADN do hospedeiro, produzindo muitas cópias do gene alvo.

Os métodos modernos incluem também a clonagem por PCR (reação em cadeia da polimerase), em que segmentos específicos de ADN são amplificados antes de serem inseridos num vetor. A clonagem por recombinação homóloga é outra técnica avançada que permite a integração precisa do gene no genoma do hospedeiro.

Aplicações da clonagem de genes

As aplicações da clonagem de genes são vastas e incluem:

- **Investigação biomédica**: A clonagem de genes permite aos investigadores estudar as funções dos genes através do isolamento e análise dos seus produtos proteicos.
- **Produção de proteínas terapêuticas**: Muitas proteínas utilizadas como medicamentos, como a insulina ou os anticorpos monoclonais, são produzidas por clonagem de genes.

- **Engenharia genética**: A clonagem de genes é essencial para a criação de organismos geneticamente modificados (OGM) que podem ter caraterísticas melhoradas para a agricultura ou a investigação.
- **Terapia genética**: Esta abordagem utiliza a clonagem para introduzir genes de correção nas células humanas, a fim de tratar certas doenças genéticas.

Considerações éticas

A clonagem de genes também levanta questões éticas importantes. As preocupações incluem os riscos potenciais associados aos OGM para o ambiente e a saúde humana, bem como as implicações morais da clonagem humana e animal. Os debates em torno do consentimento informado e dos direitos de propriedade intelectual sobre os genes são também cruciais.

D. Análise electroforética

A análise electroforética é uma técnica fundamental em biologia molecular e bioquímica, utilizada para separar macromoléculas como as proteínas e os ácidos nucleicos de acordo com o seu tamanho, carga e conformação. O método baseia-se no princípio de que as moléculas migram num campo elétrico através de um gel ou meio de separação. Estudos aprofundados e práticos desta técnica abrangem vários aspectos, incluindo tipos de eletroforese, aplicações, protocolos experimentais e interpretação de resultados.

Tipos de eletroforese

- **Eletroforese em gel de agarose**: Utilizada principalmente para separar ácidos nucleicos (ADN e ARN). O gel de agarose permite uma resolução eficaz dos fragmentos de ADN de acordo com o seu tamanho.
- **Eletroforese em gel de poliacrilamida (PAGE)**: Este método é frequentemente utilizado para separar proteínas. A PAGE pode ser efectuada em condições desnaturantes (SDS-PAGE) ou não desnaturantes, permitindo a análise da estrutura nativa das proteínas.
- **Eletroforese capilar**: Uma técnica moderna que utiliza capilares muito finos para separar analitos de forma rápida e eficiente.

Aplicações : A eletroforese é amplamente utilizada em vários domínios:

- **Análise genética**: Identificação e tipagem de ADN para diagnóstico médico ou estudos genéticos.
- **Caracterização de proteínas**: Análise do perfil proteico em diferentes amostras biológicas, o que é crucial para a investigação biomédica.
- **Controlo de qualidade**: verificação da pureza e da integridade dos produtos biofarmacêuticos.

Protocolos experimentais: Os protocolos de eletroforese variam de acordo com o tipo de gel utilizado e o objetivo da análise. Em geral, incluem :

- Preparação do gel (escolha da percentagem adequada em função do tamanho pretendido).
- Colocar as amostras nos poços do gel.
- Aplicação de um campo elétrico para induzir a migração.
- Coloração do gel após a eletroforese para visualizar as bandas separadas.

Interpretação **dos resultados:** A interpretação requer um conhecimento profundo das caraterísticas físicas e químicas das moléculas analisadas. Os resultados são frequentemente visualizados sob a forma de bandas no gel, cuja posição e intensidade podem ser quantificadas através de software especializado.

E. Técnicas híbridas

As técnicas híbridas são frequentemente utilizadas em domínios como a engenharia, a biologia, a educação e as artes, onde a fusão de várias abordagens pode conduzir a inovações significativas.

Definição de técnicas híbridas

As técnicas híbridas podem ser definidas como métodos que integram dois ou mais sistemas ou abordagens distintas para criar um novo quadro de análise ou prática. Por exemplo, no domínio da engenharia, podemos observar a utilização de sistemas híbridos que combinam elementos mecânicos e electrónicos para desenvolver dispositivos mais eficientes. Na educação, os métodos de ensino híbridos combinam a aprendizagem eletrónica com a aprendizagem presencial para proporcionar uma experiência de aprendizagem mais enriquecedora.

Aplicações práticas

- **Engenharia**: Os sistemas híbridos são amplamente utilizados na robótica, onde os robôs podem combinar algoritmos de inteligência artificial com sensores mecânicos para navegar no seu ambiente. Isto permite uma melhor adaptação a mudanças imprevistas.

- **Biologia**: Em biotecnologia, as técnicas híbridas envolvem a combinação de métodos tradicionais de cultura de células com tecnologias modernas, como a CRISPR, para modificar geneticamente os organismos.

- **Educação**: O ensino misto tornou-se popular nas instituições académicas, onde combina o melhor dos cursos em linha e presenciais. Isto permite que os estudantes acedam a uma variedade de materiais de aprendizagem, beneficiando simultaneamente da interação direta com os seus professores.

- **Artes**: Nas artes, os artistas utilizam frequentemente técnicas híbridas, combinando diferentes meios (por exemplo, pintura e escultura) para criar obras inovadoras que desafiam as convenções tradicionais.

- **Tecnologias da informação**: As arquitecturas de TI híbridas integram a computação em nuvem e a infraestrutura no local para otimizar a gestão dos dados e melhorar a segurança.

A importância da investigação sobre técnicas híbridas

A investigação sobre estas técnicas é crucial, não só para melhorar a eficiência em vários domínios, mas também para incentivar a inovação interdisciplinar. Ao estudar a forma como diferentes abordagens podem ser eficazmente integradas, os investigadores podem desenvolver novas soluções para os problemas complexos que a nossa sociedade enfrenta atualmente.

F. CRISPR-Cas

CRISPR-Cas, acrónimo de "Clustered Regularly Interspaced Short Palindromic Repeats" e "CRISPR-associated protein", representa uma tecnologia revolucionária no domínio da biologia molecular e da genética. Este método permite editar os genes com uma precisão sem precedentes, abrindo perspectivas promissoras para a investigação biomédica, a agricultura e mesmo as terapias genéticas.

1. Origem e mecanismo

O sistema CRISPR-Cas foi descoberto nas bactérias, onde funciona como um mecanismo de defesa contra os vírus. As bactérias utilizam sequências de ADN denominadas CRISPR para armazenar fragmentos de ADN viral, o que lhes permite reconhecer e atacar esses vírus em infecções subsequentes. O sistema também inclui proteínas Cas, como a Cas9, que actuam como tesouras moleculares para cortar o ADN em locais específicos.

2. Aplicações de investigação

A CRISPR-Cas tem uma vasta gama de aplicações. Na investigação fundamental, é utilizada para criar modelos animais geneticamente modificados para estudar doenças humanas. Por exemplo, ao visar genes específicos associados a determinadas patologias, como o cancro ou doenças neurodegenerativas, os investigadores podem compreender melhor os mecanismos subjacentes a essas condições.

3. Aplicações médicas

No domínio da medicina, o CRISPR-Cas oferece a possibilidade de desenvolver terapias genéticas para corrigir mutações genéticas responsáveis por doenças hereditárias. Estão já em curso ensaios clínicos para tratar doenças como a anemia falciforme e certas formas de cegueira hereditária.

4. Ética e regulamentação

No entanto, a utilização do CRISPR levanta também questões éticas importantes. A possibilidade de editar o genoma humano levanta dilemas morais relativamente à modificação hereditária e às implicações para a evolução humana. Muitos países introduziram regulamentos rigorosos sobre a utilização desta tecnologia na investigação e na medicina.

5. Perspectivas futuras

À medida que a nossa compreensão do sistema CRISPR-Cas se aprofunda, é provável que as suas aplicações continuem a alargar-se. Está em curso investigação para melhorar a especificidade da seleção de genes para minimizar os efeitos fora do alvo, o que poderá tornar a tecnologia ainda mais segura e eficaz.

II. Manipulação de genes e terapia genética

A manipulação genética, que inclui técnicas como a edição do genoma, permite aos cientistas modificar o material genético de um organismo. Isto pode ser conseguido através de uma variedade de métodos, sendo os mais conhecidos o CRISPR-Cas9, TALENs (Transcription Activator-Like Effector Nucleases) e ZFNs (Zinc Finger Nucleases). Estas tecnologias oferecem uma precisão sem precedentes no direcionamento de sequências específicas de ADN, tornando possível corrigir mutações responsáveis por doenças hereditárias.

A terapia génica é uma aplicação clínica destas técnicas. O seu objetivo é tratar ou prevenir doenças através da introdução, eliminação ou modificação do material genético nas células de um doente. As abordagens podem incluir a inserção de genes saudáveis para substituir os genes defeituosos ou a correção direta de mutações. As primeiras aplicações clínicas foram efectuadas com sucesso no tratamento de certas doenças genéticas, como a adrenoleucodistrofia ou certas formas de imunodeficiência.

Os desafios éticos e técnicos associados a estas práticas são também consideráveis. As questões relacionadas com a segurança da modificação genética, as implicações para as gerações futuras e as considerações éticas em torno da edição do genoma humano estão no centro dos debates contemporâneos. Além disso, a regulamentação relativa a estas tecnologias varia consideravelmente de país para país, influenciando o seu desenvolvimento e aplicação.

III. A biotecnologia e o desenvolvimento de novos medicamentos

1. Introdução à biotecnologia

A biotecnologia é definida como a utilização de sistemas biológicos ou de organismos vivos para desenvolver ou criar produtos. Engloba uma variedade de técnicas que vão desde a manipulação genética à cultura de células. As aplicações biofarmacêuticas incluem a produção de anticorpos monoclonais, vacinas e outros agentes terapêuticos.

2. Desenvolvimento de novos medicamentos

- **Genómica e proteómica:** A genómica envolve o estudo do genoma de um organismo, permitindo aos investigadores identificar genes associados a doenças específicas. A proteómica, por outro lado, centra-se no estudo das proteínas expressas por esses genes. Em conjunto, estas disciplinas permitem uma compreensão aprofundada dos mecanismos moleculares subjacentes às doenças humanas.
- **Técnicas de rastreio:** As técnicas de rastreio de elevado rendimento são essenciais no processo de descoberta de medicamentos. Permitem avaliar rapidamente a atividade biológica de um grande número de compostos

químicos em alvos específicos. Este facto acelera consideravelmente o processo tradicional, que anteriormente era longo e dispendioso.

- **Bioprodução:** A biotecnologia é também utilizada para produzir biomoléculas complexas, como anticorpos monoclonais e vacinas. Estes produtos biológicos são frequentemente mais eficazes e têm menos efeitos secundários do que os medicamentos sintéticos tradicionais.
- **Terapia genética e celular:** Os avanços na terapia genética oferecem a possibilidade de tratar certas doenças hereditárias através da correção ou substituição de genes defeituosos. Do mesmo modo, a terapia celular utiliza células estaminais para regenerar ou reparar tecidos danificados.
- **Regulamentação e ética:** O desenvolvimento de novos medicamentos através da biotecnologia levanta também importantes questões éticas e regulamentares. As agências reguladoras devem avaliar não só a eficácia mas também a segurança dos novos tratamentos antes de serem aprovados para o mercado.

3. **A engenharia genética na biotecnologia**

A engenharia genética, um ramo essencial da biotecnologia, envolve a manipulação direta dos genes de um organismo. A disciplina evoluiu rapidamente desde o seu início nos anos 70, quando os cientistas começaram a utilizar enzimas de restrição para cortar o ADN e inserir genes de interesse em vectores de plasmídeos. Atualmente, a engenharia genética é aplicada numa variedade de domínios, incluindo a agricultura, a medicina e a indústria.

Princípios fundamentais da engenharia genética: A engenharia genética baseia-se em várias técnicas fundamentais:

- **Clonagem de genes**: Trata-se de isolar um gene específico e de o multiplicar num hospedeiro adequado.
- **Transgénese**: Este método introduz um gene estranho no genoma de um organismo, criando um organismo transgénico.
- **Edição do genoma**: Tecnologias como a CRISPR-Cas9 permitem modificações precisas do material genético, abrindo novas vias para a investigação e aplicações práticas.

Aplicações agrícolas

Uma das aplicações mais visíveis da engenharia genética é a criação de culturas resistentes a doenças ou a condições ambientais difíceis. Por exemplo, o milho Bt foi modificado para produzir uma proteína inseticida que protege contra certas pragas. Estas inovações têm como objetivo aumentar os rendimentos agrícolas e reduzir a dependência de pesticidas químicos.

Aplicações médicas

No domínio da medicina, a engenharia genética desempenha um papel crucial no desenvolvimento de terapias genéticas para tratar doenças hereditárias. Os investigadores utilizam esta tecnologia para corrigir mutações responsáveis por doenças como a fibrose cística ou certas formas de cancro. É também utilizada para produzir proteínas terapêuticas, como a insulina recombinante.

Desafios éticos e regulamentares

Apesar dos seus potenciais benefícios, a engenharia genética também suscita preocupações éticas e regulamentares. As questões relativas à segurança alimentar, aos impactos ambientais e às implicações sociais estão no centro do debate público. Os organismos reguladores precisam de estabelecer diretrizes claras para garantir que estas tecnologias são utilizadas de forma responsável.

4. Métodos ómicos

Os métodos ómicos, que englobam abordagens como a genómica, a transcriptómica, a proteómica e a metabolómica, tornaram-se ferramentas essenciais nas ciências biológicas modernas. Estes métodos permitem a análise exaustiva de biomoléculas a diferentes níveis de organização biológica, proporcionando uma compreensão integrada de sistemas biológicos complexos.

a. Genómica

A genómica é uma disciplina científica que se centra no estudo do genoma, ou seja, de todo o material genético de um organismo. Engloba vários aspectos, desde a sequência dos genes até à sua expressão e função nos sistemas biológicos. Os estudos aprofundados em genómica implicam uma compreensão pormenorizada das técnicas de sequenciação, da análise bioinformática e das aplicações clínicas e ambientais.

1) Técnicas de sequenciação

A sequenciação do ADN está no centro da genómica moderna. Métodos como a sequenciação de Sanger, que foi a primeira técnica desenvolvida para determinar a sequência de ADN, foram em grande parte substituídos por tecnologias de sequenciação de elevado rendimento (NGS). Estas últimas permitem a análise rápida e eficiente de milhões de fragmentos de

ADN em simultâneo, tornando possível sequenciar todo o genoma de organismos complexos.

2) **Bioinformática**
A análise dos dados gerados pelas técnicas de sequenciação requer conhecimentos especializados em bioinformática. Isto inclui o desenvolvimento de algoritmos para montar sequências, identificar variações genéticas (como os SNP ou polimorfismos de nucleótido único) e analisar a expressão genética utilizando métodos como o RNA-Seq. A bioinformática desempenha um papel crucial na gestão e interpretação das vastas quantidades de dados produzidos pelas experiências genómicas.

3) **Aplicações clínicas**
Os estudos em genómica conduziram a avanços significativos no domínio da medicina, nomeadamente no diagnóstico e tratamento de doenças genéticas. Por exemplo, a medicina personalizada utiliza a informação genómica para adaptar os tratamentos às caraterísticas individuais dos pacientes. Os testes genéticos podem também prever a suscetibilidade a certas doenças ou ajudar a escolher as terapias mais eficazes.

4) **Genómica ambiental**
A genómica não se limita aos organismos humanos; está também a ser aplicada ao estudo dos ecossistemas e da biodiversidade. A metagenómica permite analisar o material genético recuperado diretamente de amostras ambientais, fornecendo uma visão da diversidade microbiana em diferentes habitats sem a necessidade de cultivar esses organismos em laboratório.

5) **Ética e sociedade**
Com o rápido avanço das tecnologias genómicas, há também uma necessidade crescente de examinar as implicações éticas e sociais associadas a esta investigação. As questões relativas à confidencialidade dos dados genéticos, ao consentimento informado para a realização de testes de ADN e à potencial utilização indevida da informação genética estão a suscitar um grande debate entre cientistas, legisladores e cidadãos.

b. <u>Transcriptómica</u>

A transcriptómica é uma disciplina científica que estuda todo o ARN transcrito numa célula ou num organismo num determinado momento. Esta abordagem permite analisar os níveis de expressão dos genes, compreender os mecanismos de regulação e explorar a diversidade das isoformas de ARNm. Os estudos transcriptómicos aprofundados implicam a utilização de várias técnicas e tecnologias, incluindo a sequenciação de alto rendimento (NGS), os microarrays e a análise bioinformática.

1) **Técnicas de sequenciação**
   A sequenciação de alto rendimento revolucionou a transcriptómica ao permitir a sequenciação simultânea de milhões de fragmentos de ARN. Este facto oferece uma resolução sem precedentes para quantificar a expressão genética e identificar novas transcrições. Plataformas como a Illumina e a PacBio são normalmente utilizadas para gerar dados transcriptómicos.
2) **Microarrays**
   Os microarrays são outro método utilizado para estudar a expressão dos genes. São constituídos por chips que contêm sondas específicas que hibridizam com os ARN alvo. Embora menos sensíveis do que a sequenciação de alto rendimento, continuam a ser úteis para estudos orientados sobre conjuntos de genes específicos.
3) **Análise bioinformática**
   A análise bioinformática é crucial na transcriptómica para processar e interpretar as vastas quantidades de dados gerados por sequenciação ou microarrays. Ferramentas como o DESeq2 ou o EdgeR são utilizadas para normalizar os dados e identificar genes diferencialmente expressos.
4) **Aplicações práticas**
   As aplicações práticas da transcriptómica são vastas e vão desde a investigação fundamental sobre a biologia celular até às aplicações clínicas, como o diagnóstico de doenças ou o desenvolvimento de terapias específicas. Por exemplo, a análise do transcriptoma pode ajudar a identificar biomarcadores para certas doenças, como o cancro.
5) **Desafios e perspectivas futuras**
   Apesar dos seus avanços, a transcriptómica enfrenta uma série de desafios, incluindo a complexidade dos dados, a variabilidade biológica entre amostras e a necessidade de uma validação experimental rigorosa. No futuro, a integração de dados multiómicos (genómica, proteómica) poderá oferecer uma visão mais completa do funcionamento celular.

c. <u>Proteómica</u>

A proteómica é uma disciplina científica que se centra no estudo das proteínas, em particular da sua estrutura, função, interações e modificações pós-traducionais. É essencial para compreender os mecanismos biológicos a nível celular e molecular. Os estudos proteómicos aprofundados envolvem várias técnicas analíticas avançadas, incluindo a espetrometria de massa, a eletroforese em gel e a cromatografia líquida de alta eficiência (HPLC). Estes métodos podem ser utilizados para identificar e quantificar proteínas em várias amostras biológicas.

1) **Técnicas proteómicas básicas:** As técnicas fundamentais utilizadas em proteómica incluem :

- **Espectrometria de massa (MS)**: Este método é utilizado para analisar a massa dos péptidos gerados pela digestão enzimática das proteínas. A espetrometria de massa pode ser utilizada para identificar as proteínas presentes numa amostra complexa, fornecendo informações sobre o seu peso molecular e estrutura.
- **Eletroforese em gel**: Esta técnica separa as proteínas de acordo com o seu tamanho e carga eléctrica. A eletroforese bidimensional (2D) é particularmente útil para a análise de misturas complexas de proteínas.
- **Cromatografia**: A cromatografia líquida de alta eficiência (HPLC) é frequentemente utilizada para purificar proteínas antes da análise por espetrometria de massa ou eletroforese.

2) **Aplicações proteómicas**

A proteómica tem uma vasta gama de aplicações em vários domínios:

- **Biologia celular**: Ao estudar o perfil proteico de uma célula, os investigadores podem compreender melhor as vias metabólicas e os mecanismos de regulação.
- **Medicina**: A proteómica desempenha um papel crucial no desenvolvimento de biomarcadores para o diagnóstico precoce de doenças, incluindo o cancro. Estudos demonstraram que certas modificações pós-traducionais podem estar associadas a condições patológicas específicas.
- **Farmacologia**: A compreensão do perfil proteico pode ajudar a identificar novos alvos terapêuticos e a desenvolver medicamentos mais eficazes.

3) **Desafios da proteómica:** Apesar dos seus avanços, a proteómica enfrenta uma série de desafios:

- **Complexidade do proteoma**: O grande número de proteínas expressas num organismo, bem como as suas isoformas e modificações pós-traducionais, torna a análise complexa.
- **Quantificação exacta**: Embora métodos como a espetrometria de massa sejam poderosos, a obtenção de uma quantificação exacta das proteínas continua a ser um desafio devido às variações biológicas naturais.

4) **Perspectivas futuras**

O futuro da proteómica parece promissor com o advento de novas tecnologias, como a inteligência artificial e a aprendizagem automática, que poderão melhorar a análise dos dados maciços gerados pelas experiências proteómicas. Além disso, a integração com outras ómicas (genómica, transcriptómica) poderá proporcionar uma visão mais completa do funcionamento biológico.

d. Metabolómica

A metabolómica é uma disciplina científica que se centra no estudo dos metabolitos, ou seja, as pequenas moléculas produzidas durante os processos metabólicos nos organismos vivos. Este ramo da biologia de sistemas permite analisar os perfis metabólicos de amostras biológicas, como o sangue, a urina ou os tecidos, para compreender os mecanismos biológicos subjacentes a várias condições fisiológicas e patológicas.

1) **Definição e importância da Metabolómica**
   A metabolómica é frequentemente definida como a análise quantitativa e qualitativa dos metabolitos de uma determinada amostra. Estes metabolitos podem incluir aminoácidos, ácidos gordos, açúcares, nucleótidos e outras pequenas moléculas. A importância da metabolómica reside na sua capacidade de fornecer uma visão global do estado biológico de um organismo num determinado momento. Ao contrário da genómica ou da transcriptómica, que se centram no ADN e no ARN, respetivamente, a metabolómica fornece uma panorâmica direta dos produtos finais do metabolismo.
2) **Técnicas utilizadas na metabolómica:** Os estudos metabolómicos baseiam-se em várias técnicas analíticas avançadas:

- **Espectrometria de massa (MS)**: Esta técnica é utilizada para medir a massa das moléculas e identificar os compostos presentes numa amostra.
- **Cromatografia gasosa (GC)**: Utilizada para separar compostos voláteis antes da análise por espetrometria de massa.
- **Cromatografia líquida de alta eficiência (HPLC)**: Utilizada para separar e analisar compostos não voláteis.
- **Ressonância Magnética Nuclear (RMN)**: Fornece informações estruturais sobre as moléculas presentes numa amostra.
- Estas técnicas são frequentemente combinadas para obter uma análise mais completa e exacta dos perfis metabólicos.

3) **Aplicações práticas da metabolómica:** A metabolómica tem encontrado aplicações em vários domínios:

- **Medicina**: É utilizada para identificar biomarcadores associados a certas doenças, permitindo um diagnóstico precoce ou uma melhor compreensão da progressão de uma doença.
- **Nutrição**: Os estudos metabolómicos podem ajudar-nos a compreender como os diferentes alimentos afectam o perfil metabólico humano.
- **Farmacologia**: A investigação dos efeitos farmacológicos pode beneficiar da análise das alterações do perfil metabólico após a administração de um medicamento.

4) **Desafios e perspectivas futuras**
Apesar das suas vantagens, a metabolómica enfrenta uma série de desafios:
- **Complexidade dos dados**: A interpretação dos dados gerados por técnicas analíticas pode ser complexa devido ao grande número de variáveis envolvidas.
- **Normalização**: Continua a haver uma necessidade urgente de protocolos normalizados para garantir que os resultados sejam comparáveis entre diferentes estudos.

No futuro, com os contínuos avanços tecnológicos e o desenvolvimento de algoritmos analíticos mais sofisticados, é provável que a metabolómica venha a desempenhar um papel ainda mais crucial na nossa compreensão da biologia humana e animal.

e. Integração de dados ómicos

A integração dos dados ómicos é um domínio em rápida expansão que desempenha um papel crucial na biologia moderna, na medicina personalizada e na investigação biomédica. O termo "ómica" refere-se a uma série de disciplinas científicas que estudam os conjuntos completos de moléculas de um organismo, incluindo o genoma (genómica), o transcriptoma (transcriptómica), o proteoma (proteómica) e o metaboloma (metabolómica). A integração destes diferentes níveis de informação permite uma compreensão mais holística dos sistemas biológicos.

1. Conceitos fundamentais: A integração dos dados ómicos baseia-se em vários conceitos-chave:

- **Multidisciplinaridade**: As abordagens ómicas exigem a colaboração entre várias disciplinas, como a biologia, a bioinformática, a estatística e a engenharia.
- **Big Data**: As tecnologias modernas geram enormes quantidades de dados. A análise e a interpretação destes dados requerem ferramentas avançadas de gestão e análise de dados.
- **Modelação de sistemas**: Ao integrar dados ómicos, é possível construir modelos de sistemas que podem prever o comportamento biológico com base na interação entre diferentes moléculas.

2. Métodos de integração: Existem vários métodos de integração dos dados ómicos:

- **Abordagens baseadas em redes**: Estes métodos utilizam gráficos para representar as interações entre diferentes tipos de moléculas. Por exemplo, as redes proteína-proteína podem ser utilizadas para compreender como as proteínas interagem num determinado contexto biológico.
- **Análise estatística multivariada**: Técnicas como a análise de componentes principais (PCA) ou a análise discriminante são frequentemente utilizadas para reduzir a dimensionalidade dos dados, preservando simultaneamente a sua estrutura informativa.
- **Aprendizagem** automática: Os algoritmos de aprendizagem automática são aplicados para identificar padrões complexos em conjuntos de dados integrados.

3. Aplicações práticas: As aplicações práticas da integração de dados ómicos são vastas:

- **Medicina personalizada**: Ao integrar informações genéticas, proteómicas e metabolómicas, é possível desenvolver tratamentos adaptados às caraterísticas específicas de cada doente.
- **Descoberta de biomarcadores**: A identificação de biomarcadores associados a determinadas doenças pode ser facilitada pela integração de diferentes camadas ómicas.
- **Investigação sobre o** cancro: No domínio do cancro, a integração de dados ómicos está a ajudar a compreender a complexidade dos tumores e a desenvolver terapias orientadas.

4. Desafios: Apesar das suas vantagens, a integração dos dados ómicos apresenta vários desafios:

- **Heterogeneidade dos dados**: As diferentes fontes de dados podem variar consideravelmente em termos de qualidade e formato.
- **Interpretação biológica**: A tradução dos resultados da análise integrada em conhecimentos biológicos utilizáveis continua a ser uma tarefa complexa.
- **Questões éticas**: A recolha e utilização de grandes quantidades de dados biológicos suscita também preocupações éticas sobre a confidencialidade e o consentimento.

5. Ensaios clínicos e regulamentação

Os ensaios clínicos são estudos de investigação realizados em participantes humanos para avaliar a eficácia e a segurança de um novo tratamento ou medicamento. Seguem um processo rigoroso, muitas vezes dividido em várias fases, cada uma com objectivos específicos.

Fases dos ensaios clínicos

- **Fase I**: Esta fase envolve um pequeno número de participantes (normalmente entre 20 e 100) e tem como objetivo avaliar a segurança do medicamento, determinar uma dose adequada e identificar potenciais efeitos secundários. Os investigadores monitorizam cuidadosamente os participantes para detetar quaisquer reacções adversas.

- **Fase II**: Quando o medicamento é considerado seguro na fase I, passa à fase II, onde é administrado a um grupo maior (cerca de 100 a 300 pessoas) para avaliar a sua eficácia contra a doença visada, continuando a monitorizar a sua segurança.

- **Fase III**: Esta fase envolve milhares de participantes (frequentemente vários milhares) e compara o novo tratamento com o tratamento padrão ou um placebo. O principal objetivo é confirmar a eficácia do medicamento, analisar os efeitos secundários e recolher informações que permitam aos investigadores compreender como o medicamento funciona numa população mais vasta.

- **Fase IV**: Após a aprovação pelas autoridades reguladoras, o medicamento pode ser comercializado. A Fase IV consiste na vigilância pós-comercialização para detetar quaisquer efeitos secundários raros ou a longo prazo que não tenham sido observados durante as fases anteriores.

Regulamentos

A regulamentação dos ensaios clínicos é essencial para garantir que os estudos são efectuados de forma ética e científica. Organismos como a Food and Drug Administration (FDA), nos Estados Unidos, ou a European Medicines Agency (EMA), na Europa, estabelecem diretrizes rigorosas relativamente a :

- Conceção dos ensaios
- Consentimento informado dos participantes
- Proteção dos direitos e do bem-estar dos sujeitos

- Transparência na comunicação dos resultados

Os comités de ética também desempenham um papel crucial na revisão e aprovação dos protocolos de ensaios clínicos antes de serem implementados.

Importância ética

A ética nos ensaios clínicos é essencial para garantir a proteção dos direitos e do bem-estar dos participantes. Isto inclui o respeito pelo consentimento informado, em que os participantes devem ser plenamente informados dos potenciais riscos e benefícios antes de participarem no estudo.

6. Desafios éticos e sociais da biotecnologia

A biotecnologia, que engloba uma vasta gama de técnicas que utilizam organismos vivos ou os seus sistemas para desenvolver ou criar produtos, coloca muitos desafios éticos e sociais. Estes desafios são de importância crucial porque afectam a saúde pública, o ambiente, a economia e os direitos humanos. Os estudos aprofundados neste domínio centram-se em vários aspectos fundamentais:

1. Ética da manipulação genética

Um dos principais desafios éticos da biotecnologia é a manipulação genética, particularmente no contexto da engenharia genética e da edição de genes (como o CRISPR). As questões que se colocam incluem: Quem tem o direito de modificar genes? Quais são os riscos potenciais para a biodiversidade? Poderá a modificação genética conduzir a maiores desigualdades sociais se não for acessível a todos?

2. Consequências sociais dos OGM

Os organismos geneticamente modificados (OGM) estão a gerar um intenso debate sobre a sua segurança alimentar, o seu impacto na agricultura tradicional e os seus efeitos nas comunidades rurais. As preocupações incluem o aumento da dependência dos agricultores em relação às grandes empresas biofarmacêuticas e as implicações económicas para os pequenos agricultores.

3. Direitos humanos e acesso à tecnologia

Outro grande desafio diz respeito aos direitos humanos, nomeadamente no que se refere ao acesso equitativo às tecnologias biotecnológicas. Isto levanta questões sobre justiça social: como podemos garantir que os avanços na biotecnologia beneficiam toda a gente, incluindo as populações marginalizadas?

4. Regulamentação e governação

A regulamentação da biotecnologia é complexa e varia consideravelmente de país para país. As questões de governação incluem: Como podem ser estabelecidas normas éticas para a investigação biotecnológica? Que papel desempenham os comités de ética no processo de tomada de decisões? A transparência no desenvolvimento e aplicação de tecnologias é essencial para manter a confiança do público.

5. Impacto ambiental

As implicações ambientais da biotecnologia são também um importante objeto de estudo. A utilização de organismos modificados pode ter efeitos imprevistos nos ecossistemas locais, incluindo a possibilidade de efeitos indesejáveis em espécies não visadas ou no ecossistema como um todo.

Trabalho prático: O papel dos genes modificadores na síndrome das células falciformes: uma perspetiva terapêutica

Introdução

A síndrome das células falciformes, também conhecida como anemia falciforme, é uma doença genética hereditária causada por uma mutação no gene da beta-globina. Esta condição resulta na formação de glóbulos vermelhos em forma de foice, que podem causar uma variedade de problemas de saúde, incluindo dor, infeção e complicações orgânicas. Os genes modificadores desempenham um papel crucial na variabilidade fenotípica observada em pacientes com esta doença. O objetivo deste trabalho prático é explorar o impacto dos genes modificadores na síndrome das células falciformes e discutir as perspectivas terapêuticas que oferecem.

1. Compreender a síndrome das células falciformes

A síndrome das células falciformes resulta principalmente de uma mutação no gene HBB, que codifica a cadeia beta da hemoglobina. No entanto, outros genes podem influenciar a gravidade e as manifestações clínicas da doença. Estes genes modificadores podem afetar a produção de hemoglobina fetal (HbF), a inflamação e outros processos biológicos.

2. Identificação de genes modificadores

Estudos identificaram vários genes modificadores que influenciam o fenótipo da síndrome das células falciformes:

- **HBG1 e HBG2**: Estes genes codificam as cadeias gama da hemoglobina fetal, cujo aumento pode reduzir os sintomas.
- **BCL11A**: Este fator de transcrição inibe a expressão dos genes da hemoglobina fetal; a sua regulação poderia ser um alvo terapêutico.
- **KLF1**: Outro fator de transcrição envolvido na regulação das globinas.

3. Mecanismos de ação: Os genes modificadores actuam frequentemente através de mecanismos complexos, tais como :

- **Aumento da HbF**: a HbF tem um efeito protetor contra os efeitos nocivos da hemoglobina S (HbS).
- **Regulação da inflamação**: Certos genes moduladores podem influenciar as vias inflamatórias, reduzindo assim os ataques dolorosos.

4. Perspectivas terapêuticas: A identificação e a compreensão dos genes modificadores abrem várias vias terapêuticas:

- **Terapias genéticas**: Modificação ou substituição dos genes responsáveis pelo aumento da expressão da HbF.
- **Inibidores farmacológicos**: Desenvolver fármacos que visem o BCL11A ou o KLF1 para estimular a produção de HbF.
- **Transplante de células estaminais**: Esta abordagem é utilizada para tratar casos graves, substituindo as células sanguíneas doentes por células saudáveis.

Conclusão

Os genes modificadores representam uma dimensão essencial na nossa compreensão da síndrome das células falciformes e oferecem um potencial significativo para o desenvolvimento de novas estratégias terapêuticas. Ao integrar estes conhecimentos na prática clínica, é possível melhorar consideravelmente a qualidade de vida dos doentes afectados.

Capítulo 2: Imunoterapia

Introdução

A imunoterapia é uma abordagem terapêutica que utiliza o sistema imunitário do organismo para combater doenças, incluindo o cancro. Ao contrário dos tratamentos tradicionais, como a quimioterapia e a radioterapia, que visam diretamente as células tumorais, a imunoterapia visa reforçar ou restaurar a capacidade natural do sistema imunitário para reconhecer e destruir as células cancerígenas.

A. Mecanismos imunitários

Os estudos aprofundados e práticos dos mecanismos imunitários abrangem uma vasta gama de investigação e aplicações destinadas a compreender o modo como o sistema imunitário funciona, interage com os agentes patogénicos e mantém a homeostasia no organismo. O sistema imunitário é uma rede complexa de células, tecidos e órgãos que trabalham em conjunto para defender o corpo contra infecções, doenças e outras ameaças.

1. Componentes do sistema imunitário

O sistema imunitário pode ser dividido em duas categorias principais: imunidade inata e imunidade adaptativa. A imunidade inata é a primeira linha de defesa contra as infecções. É constituída por barreiras físicas (como a pele), células fagocíticas (como os macrófagos) e proteínas plasmáticas (como o complemento). A imunidade adaptativa, por outro lado, é específica para os agentes patogénicos previamente encontrados e envolve a produção de anticorpos pelos linfócitos B e a resposta dos linfócitos T.

2. Mecanismos de reconhecimento

Os mecanismos de reconhecimento são cruciais para o funcionamento do sistema imunitário. Os receptores de reconhecimento de padrões (PRRs) nas células imunitárias detectam padrões moleculares associados a agentes patogénicos (PAMPs) ou sinais de perigo (DAMPs). Este reconhecimento desencadeia uma cascata de eventos que conduzem a uma resposta imunitária adequada.

3. Resposta imunitária

A resposta imunitária pode ser dividida em várias fases: ativação, proliferação, diferenciação e memória. Quando um agente patogénico é reconhecido, as células apresentadoras de antigénios (APC) activam os linfócitos T naive, que se multiplicam e se diferenciam em células efectoras capazes de eliminar a infeção ou em células de memória que proporcionam uma proteção a longo prazo.

4. Aplicações práticas

O conhecimento dos mecanismos imunitários conduziu a aplicações práticas em vários domínios, como a vacinação, a imunoterapia contra o cancro e o desenvolvimento de medicamentos biológicos. Por exemplo, as vacinas exploram a memória imunológica para preparar o organismo para combater futuras infecções sem causar doenças.

5. Investigação atual

A investigação atual está também a explorar a forma como o microbioma humano influencia o sistema imunitário, bem como as implicações da disfunção do sistema imunitário em várias doenças auto-imunes e alérgicas. Estão a ser realizados estudos para compreender melhor a forma de modular estas respostas, a fim de melhorar a saúde humana.

1. A barreira física na imunidade inata

A imunidade inata é a primeira linha de defesa do organismo contra os agentes patogénicos. É constituída por barreiras físicas, químicas e biológicas que impedem a entrada de micróbios no organismo. As barreiras físicas desempenham um papel crucial nesta resposta imunitária inicial.

Barreiras físicas: As barreiras físicas incluem a pele, as membranas mucosas e os cílios do trato respiratório. A pele é uma barreira robusta que impede a penetração de agentes patogénicos graças à sua estrutura de várias camadas. As membranas mucosas, presentes nos sistemas respiratório, digestivo e urogenital, segregam muco que retém partículas estranhas e contém enzimas antimicrobianas.

- **Pele**: A camada córnea da epiderme é rica em queratina, o que dificulta a penetração dos micróbios nesta barreira. Além disso, a pele tem uma flora microbiana residente que pode inibir o crescimento de agentes patogénicos.

- **Membranas** mucosas: As membranas mucosas segregam muco, que captura os agentes patogénicos. Por exemplo, no sistema respiratório, o muco é transportado pelos cílios até à garganta, onde pode ser expelido ou engolido.

- **Flora microbiana**: A presença de bactérias comensais na pele e no trato intestinal também contribui para a imunidade inata, ocupando nichos ecológicos que, de outra forma, poderiam ser colonizados por agentes patogénicos.

Doenças associadas a falhas nas barreiras físicas: Quando estas barreiras estão comprometidas, podem dar origem a uma série de doenças infecciosas. Por exemplo:

- **Infecções da pele**: Um corte ou queimadura pode permitir a entrada de bactérias no corpo.
- **Infecções respiratórias**: Uma função mucociliar deficiente pode levar a uma acumulação de muco e favorecer a infeção por vírus ou bactérias.
- **Doenças gastrointestinais**: Uma alteração da flora intestinal (disbiose) pode tornar o hospedeiro mais suscetível a infecções como as causadas pelo Clostridium difficile.

Tratamento: O tratamento das doenças resultantes da falha das barreiras físicas depende frequentemente do tipo de infeção:

- **Antibióticos**: Utilizados para tratar infecções bacterianas quando a pele ou outras barreiras estão comprometidas.
- **Antivirais**: prescritos para tratar certas infecções virais quando o trato respiratório é afetado.
- **Probióticos**: Utilizados para restabelecer uma flora intestinal saudável após um desequilíbrio causado por um tratamento com antibióticos ou por uma doença.

Existem também abordagens preventivas, como as vacinas, que reforçam o sistema imunitário contra determinados agentes patogénicos antes de estes terem oportunidade de ultrapassar estas barreiras físicas.

2. Células imunitárias

As células imunitárias desempenham um papel crucial na defesa do organismo contra as infecções e as doenças. Estudá-las em profundidade implica compreender os diferentes tipos de células e as suas funções, bem como as doenças que podem resultar de uma disfunção imunitária e os tratamentos disponíveis.

Estudos aprofundados das células imunitárias

As células imunitárias dividem-se em duas categorias principais: células inatas e células adaptativas. As células inatas incluem os macrófagos, os neutrófilos e as células dendríticas, que reagem rapidamente aos agentes patogénicos. As células adaptativas incluem os linfócitos B e T, que são responsáveis pela memória imunitária e pela resposta específica ao antigénio.

- **Células inatas**: Estas células constituem a primeira linha de defesa. Os macrófagos fagocitam (ingerem) os agentes patogénicos, enquanto os neutrófilos libertam enzimas para destruir estes agentes estranhos. As células dendríticas desempenham um papel fundamental na ativação dos linfócitos T através da apresentação de antigénios.

- **Células adaptativas**: os linfócitos B produzem anticorpos específicos que neutralizam os agentes patogénicos, enquanto os linfócitos T citotóxicos destroem diretamente as células infectadas ou cancerosas. A memória imunitária é essencial para uma resposta rápida a uma exposição subsequente ao mesmo agente patogénico.

Doenças relacionadas com o sistema imunitário: As doenças podem ocorrer quando o sistema imunitário está demasiado ativo (doenças auto-imunes) ou não está suficientemente ativo (imunodeficiências).

- **Doenças auto-imunes**: Nestas condições, o sistema imunitário ataca erradamente os seus próprios tecidos. Exemplos incluem o lúpus eritematoso sistémico e a esclerose múltipla.

- **Imunodeficiências**: Podem ser congénitas (como a Síndrome de Imunodeficiência Combinada) ou adquiridas (como o VIH/SIDA), em que o organismo não consegue combater eficazmente as infecções.

Tratamentos : O tratamento das doenças relacionadas com o sistema imunitário varia em função da natureza da doença:

- **Imunossupressores**: Utilizados em doenças auto-imunes para reduzir a atividade do sistema imunitário.

- **Terapias biológicas**: Estes tratamentos visam especificamente determinadas vias do sistema imunitário para tratar doenças como a artrite reumatoide ou determinados cancros.

- **Vacinas**: estimulam o sistema imunitário a reconhecer e combater agentes patogénicos específicos sem causar doença.

- **Terapias genéticas**: Estão a ser estudadas para tratar certas formas de imunodeficiência através da correção ou substituição de genes defeituosos.

- **Transplante de células estaminais**: Utilizado para tratar certas formas de imunodeficiência grave através do restabelecimento de um sistema imunitário funcional.

3. Mediadores químicos

Os mediadores químicos desempenham um papel crucial na imunidade inata, a primeira linha de defesa do organismo contra os agentes patogénicos. Estes mediadores, que incluem citocinas, quimiocinas, proteínas de fase aguda e outras moléculas de sinalização, são essenciais para orquestrar a resposta imunitária e regular a inflamação. Nesta análise aprofundada, examinaremos os diferentes tipos de mediadores químicos, o seu mecanismo de ação na imunidade inata, o seu envolvimento em várias doenças e tratamentos associados.

1. Tipos de mediadores químicos: Os mediadores químicos podem ser classificados em várias categorias:

- **Citocinas**: São proteínas produzidas pelas células imunitárias que modulam a resposta imunitária. As interleucinas (IL), os factores de necrose tumoral (TNF) e os interferões (IFN) contam-se entre as mais conhecidas.

- **Quimiocinas**: Estas pequenas proteínas orientam o movimento das células imunitárias para o local da infeção ou inflamação.

- **Proteínas de fase aguda**: Sintetizadas principalmente pelo fígado em resposta à inflamação, incluem a proteína C-reactiva (PCR) e o fibrinogénio.

- **Mediadores lipídicos**: Os eicosanóides, como as prostaglandinas e os leucotrienos derivados de ácidos gordos polinsaturados, também desempenham um papel fundamental na inflamação.

2. Mecanismos de ação: Os mediadores químicos actuam ligando-se a receptores específicos nas células-alvo, desencadeando uma cascata de sinais intracelulares. Por exemplo:

- As citocinas como o TNF-α podem induzir a apoptose (morte celular programada) em determinadas células infectadas.
- As quimiocinas atraem os neutrófilos e outros leucócitos para o local da infeção, criando um gradiente químico.
- Estas interações são essenciais para uma resposta rápida e eficaz às infecções.

3. Implicações para a doença: A desregulação dos mediadores químicos pode conduzir a uma série de doenças:

- **Doenças auto-imunes**: A produção excessiva de citocinas pró-inflamatórias pode contribuir para doenças como a artrite reumatoide ou o lúpus eritematoso sistémico.
- **Alergias**: Mediadores como a histamina desempenham um papel central nas reacções alérgicas.
- **Doenças infecciosas**: Uma resposta inflamatória inadequada pode levar a danos nos tecidos durante infecções virais ou bacterianas.

4. Tratamentos associados : A compreensão do papel dos mediadores químicos conduziu ao desenvolvimento de tratamentos específicos:

- **Inibidores de citocinas**: Medicamentos como o adalimumab visam especificamente determinadas citocinas para tratar doenças auto-imunes.
- **Anti-histamínicos**: utilizados para tratar alergias, bloqueando a ação da histamina.

- **Terapias imunomoduladoras**: Estes tratamentos têm como objetivo restabelecer o equilíbrio na produção de mediadores químicos, a fim de reduzir a inflamação excessiva ou insuficiente.

4. Imunidade adaptativa

a) Linfócitos B

Os linfócitos B desempenham um papel central na imunidade adaptativa, que é a resposta imunitária específica aos agentes patogénicos. Ao contrário da imunidade inata, que constitui a primeira linha de defesa contra as infecções, a imunidade adaptativa caracteriza-se pela sua capacidade de reconhecer antigénios específicos e de desenvolver uma memória imunológica. Os linfócitos B são responsáveis pela produção de anticorpos, que são proteínas capazes de neutralizar os agentes patogénicos ou de os marcar para serem destruídos por outras células do sistema imunitário.

1. Desenvolvimento e ativação dos linfócitos B

Os linfócitos B desenvolvem-se na medula óssea e passam por várias fases de maturação antes de serem libertados na corrente sanguínea. Quando um linfócito B encontra um antigénio específico, pode ser ativado com a ajuda de linfócitos T helper. Esta ativação leva à proliferação dos linfócitos B e à sua diferenciação em células plasmáticas, que segregam anticorpos. Os linfócitos B também podem formar células de memória, permitindo uma resposta mais rápida quando expostos novamente ao mesmo antigénio.

2. Papel na doença

A disfunção das células B pode levar a várias doenças auto-imunes, em que o sistema imunitário ataca os tecidos saudáveis do corpo. Por exemplo, no lúpus eritematoso sistémico (LES), os linfócitos B produzem autoanticorpos que têm como alvo as células e os tecidos do próprio organismo. Além disso, algumas formas de cancro, como o linfoma não Hodgkin ou a leucemia linfocítica crónica, envolvem a proliferação anormal de linfócitos B.

3. Tratamentos que visam os linfócitos B

O tratamento das doenças ligadas à disfunção das células B pode incluir a utilização de agentes biológicos, como os anticorpos monoclonais. Estes tratamentos visam especificamente as células B malignas ou regulam a sua atividade no caso de doenças auto-imunes. Por exemplo, o rituximab é um anticorpo monoclonal utilizado para tratar certos tipos de cancro do sangue, bem como certas doenças auto-imunes, visando o CD20 nas células B.

4. Pesquisa atual

A investigação continua a explorar a forma de modular a atividade dos linfócitos B para melhorar os tratamentos de várias doenças. Os estudos centram-se na manipulação genética para criar linhas celulares de linfócitos B capazes de produzir anticorpos terapêuticos específicos, ou no desenvolvimento de vacinas que explorem a memória imunológica induzida por estas células.

b) Linfócitos T

Os linfócitos T desempenham um papel central na imunidade adaptativa, que é a resposta imunitária específica e de longa duração do organismo aos agentes patogénicos. Estas células são derivadas de células estaminais hematopoiéticas da medula óssea e sofrem maturação no timo, onde adquirem receptores específicos denominados receptores de células T (TCR). Os linfócitos T dividem-se em duas categorias principais: linfócitos T auxiliares (CD4+) e linfócitos T citotóxicos (CD8+), cada um com funções distintas mas complementares.

Como funcionam os linfócitos T

- **Ativação**: A ativação das células T requer o reconhecimento específico do antigénio apresentado pelas células apresentadoras de antigénios (APC) através do complexo principal de histocompatibilidade (MHC). Os linfócitos T CD4+ reconhecem os antigénios apresentados pelo MHC de classe II, enquanto os linfócitos T CD8+ reconhecem os apresentados pelo MHC de classe I.

- **Proliferação e diferenciação**: Uma vez activados, os linfócitos T proliferam e diferenciam-se em subtipos efectores. Os linfócitos T CD4+ podem transformar-se em diferentes tipos de células auxiliares (Th1, Th2, Th17, etc.), cada uma desempenhando um papel específico na regulação da resposta imunitária. Os linfócitos T CD8+ transformam-se em células citotóxicas capazes de destruir diretamente as células infectadas ou tumorais.

- **Memória imunológica**: Após a eliminação do agente patogénico, certos linfócitos T persistem sob a forma de células de memória. Estas células permitem uma resposta rápida e eficaz em caso de reexposição ao mesmo antigénio.

Papel nas doenças : A disfunção das células T pode contribuir para uma série de doenças:

1. **Doenças auto-imunes**: Nestas doenças, como o lúpus eritematoso sistémico ou a esclerose múltipla, a ativação inadequada ou a tolerância alterada dos linfócitos T pode levar a um ataque aos tecidos saudáveis.

2. **Infecções virais**: As infecções crónicas com determinados vírus, como o VIH, podem esgotar ou alterar a função dos linfócitos T, tornando o indivíduo mais vulnerável a infecções oportunistas.

3. **Cancro**: Os tumores podem desenvolver mecanismos para escapar à vigilância imunitária mediada pelos linfócitos T. No entanto, a imunoterapia dirigida a estas células surgiu como um tratamento promissor para vários cancros.

Tratamentos : O tratamento baseado nos linfócitos T inclui várias abordagens:

- **Imunoterapia**: Tratamentos como os inibidores do ponto de controlo imunitário (como o pembrolizumab) aumentam a atividade dos linfócitos T contra os tumores.

- **Terapias celulares**: A terapia CAR-T consiste em modificar geneticamente os linfócitos T do doente para que expressem um recetor quimérico capaz de reconhecer e atacar especificamente as células cancerígenas.

- **Vacinas terapêuticas**: Estas vacinas visam estimular uma resposta imunitária específica contra certas doenças infecciosas ou cancros através da ativação eficaz dos linfócitos T.

B. Vacinas terapêuticas

As vacinas terapêuticas contra as infecções virais representam uma abordagem promissora no domínio da imunoterapia. Ao contrário das vacinas profilácticas, que visam prevenir a infeção antes de esta ocorrer, as vacinas terapêuticas são concebidas para tratar infecções estabelecidas através do reforço da resposta imunitária do hospedeiro.

Mecanismos de ação das vacinas terapêuticas: As vacinas terapêuticas actuam principalmente através dos seguintes mecanismos:

- **Estimulação da resposta imunitária**: Estas vacinas são formuladas para ativar especificamente os linfócitos T e B, que desempenham um papel crucial no reconhecimento e eliminação das células infectadas pelo vírus. Por exemplo, algumas vacinas utilizam péptidos virais para induzir uma resposta TCD8+ (linfócito T citotóxico) capaz de destruir as células infectadas.

- **Produção de anticorpos neutralizantes**: As vacinas podem também induzir a produção de anticorpos que se ligam aos vírus e os impedem de entrar nas células hospedeiras. Isto é particularmente relevante no caso de infecções virais como o VIH ou a hepatite C.

- **Educar o sistema imunitário**: As vacinas terapêuticas podem educar o sistema imunitário para reconhecer antigénios específicos associados aos vírus, o que pode ajudar a controlar ou eliminar a infeção.

- **Utilização de vectores virais ou não virais**: Algumas vacinas utilizam vectores (como vírus modificados) para transportar antigénios virais para o organismo, a fim de estimular uma resposta imunitária robusta.

- **Adjuvantes** : A adição de adjuvantes pode reforçar a resposta imunitária, aumentando a apresentação de antigénios e activando vários tipos de células imunitárias.

Lista de vacinas terapêuticas contra infecções virais: Eis alguns exemplos de vacinas terapêuticas atualmente em desenvolvimento ou utilizadas:

- **Vacina contra o VIH (VIH-1)**: Utiliza péptidos ou vectores virais para induzir uma resposta imunitária específica contra o VIH.

- **Vacina contra a hepatite B (VHB)**: Estão a ser utilizadas abordagens baseadas no ADN e em proteínas recombinantes para estimular uma resposta imunitária em doentes cronicamente infectados.

- **Vacina contra a hepatite C (VHC)**: Os ensaios clínicos estão a explorar várias vacinas candidatas com o objetivo de gerar uma resposta T celular eficaz.

- **Vacina contra o cancro provocado pelo vírus HPV (Papilomavírus Humano)**: Embora essencialmente preventivos, alguns tratamentos visam tratar as lesões precoces causadas pelo HPV, estimulando uma resposta imunitária.

- **Vacina contra o citomegalovírus (CMV)**: Estão em curso estudos sobre uma vacina que poderá reduzir a reativação do CMV em indivíduos imunocomprometidos.

1. Antigénios tumorais

As vacinas terapêuticas contra antigénios tumorais representam uma abordagem promissora para o tratamento do cancro. Ao contrário das vacinas profilácticas, que visam prevenir a doença estimulando uma resposta imunitária antes da exposição a um agente patogénico, as vacinas terapêuticas são concebidas para tratar doenças já estabelecidas, nomeadamente o cancro. Estas vacinas exploram a capacidade do sistema imunitário para reconhecer e atacar as células tumorais, visando antigénios específicos associados ao tumor.

Como funcionam as vacinas terapêuticas

- **Identificação de antigénios** tumorais: Os antigénios tumorais podem ser classificados em duas categorias principais: antigénios específicos do tumor (TSA), que são expressos apenas por células cancerígenas, e antigénios associados ao tumor (TAA), que também podem estar presentes em células normais, mas são sobre-expressos nos tumores. Os TSA e os TAA servem de alvos para a vacina.

- **Ativação do sistema imunitário**: As vacinas terapêuticas contêm geralmente péptidos ou proteínas derivados de antigénios tumorais, frequentemente combinados com um adjuvante para reforçar a resposta imunitária. Quando administrados, estes componentes estimulam uma resposta imunitária adaptativa, levando à produção de linfócitos T citotóxicos capazes de reconhecer e destruir as células cancerígenas que expressam estes antigénios.

- **Memória imunológica**: Um aspeto fundamental das vacinas é a sua capacidade de induzir memória imunológica. Isto significa que o sistema imunitário pode recordar o antigénio do tumor e responder mais rápida e eficazmente a uma exposição futura.

Lista de vacinas terapêuticas contra antigénios tumorais

1. **Sipuleucel-T (Provenge)**: Utilizado para tratar o cancro da próstata metastático resistente à castração. Esta vacina é feita a partir das células dendríticas do próprio doente, que são activadas com um antigénio específico da próstata (PAP) antes de serem reintroduzidas no organismo.

2. **GVAX**: Uma vacina baseada em células cancerígenas geneticamente modificadas para expressar antigénios tumorais específicos, ao mesmo tempo que segregam citocinas estimuladoras para atrair e ativar os linfócitos T.

3. **OncoVax**: Concebida para o tratamento do melanoma, esta vacina utiliza uma mistura de antigénios tumorais extraídos do tumor do doente para estimular uma resposta imunitária específica contra o mesmo.

4. **Vacina NY-ESO-1**: Tendo como alvo o antigénio NY-ESO-1, esta vacina demonstrou eficácia em vários tipos de cancro, incluindo o melanoma e o cancro do pulmão de células não pequenas.

5. **DCVAC**: Uma vacina baseada em células dendríticas concebida para tratar o cancro colorrectal através da apresentação de vários antigénios tumorais aos linfócitos T para induzir uma resposta imunitária direcionada contra o tumor.

2. Infecções virais

As vacinas terapêuticas contra as infecções virais representam uma abordagem promissora no domínio da imunoterapia. Ao contrário das vacinas profilácticas, que visam prevenir a infeção antes de esta ocorrer, as vacinas terapêuticas são concebidas para tratar infecções estabelecidas através do reforço da resposta imunitária do hospedeiro.

Mecanismos de ação das vacinas terapêuticas: As vacinas terapêuticas actuam principalmente através dos seguintes mecanismos:

- **Estimulação da resposta imunitária**: Estas vacinas são formuladas para ativar especificamente os linfócitos T e B, que desempenham um papel crucial no reconhecimento e eliminação das células infectadas pelo vírus. Por exemplo, algumas vacinas utilizam péptidos virais para induzir uma resposta TCD8+ (linfócito T citotóxico) capaz de destruir as células infectadas.

- **Produção de anticorpos neutralizantes**: As vacinas podem também induzir a produção de anticorpos que se ligam aos vírus e os impedem de entrar nas células hospedeiras. Isto é particularmente relevante no caso de infecções virais como o VIH ou a hepatite C.

- **Educar o sistema imunitário**: As vacinas terapêuticas podem educar o sistema imunitário para reconhecer antigénios específicos associados aos vírus, o que pode ajudar a controlar ou eliminar a infeção.

- **Utilização de vectores virais ou não virais**: Algumas vacinas utilizam vectores (como vírus modificados) para transportar antigénios virais para o organismo, a fim de estimular uma resposta imunitária robusta.

- **Adjuvantes** : A adição de adjuvantes pode reforçar a resposta imunitária, aumentando a apresentação de antigénios e activando vários tipos de células imunitárias.

Lista de vacinas terapêuticas contra infecções virais: Eis alguns exemplos de vacinas terapêuticas atualmente em desenvolvimento ou utilizadas:

1. **Vacina contra o VIH (VIH-1)**: Utiliza péptidos ou vectores virais para induzir uma resposta imunitária específica contra o VIH.

2. **Vacina contra a hepatite B (VHB)**: Estão a ser utilizadas abordagens baseadas no ADN e em proteínas recombinantes para estimular uma resposta imunitária em doentes cronicamente infectados.

3. **Vacina contra a hepatite C (VHC)**: Os ensaios clínicos estão a explorar várias vacinas candidatas com o objetivo de gerar uma resposta T celular eficaz.

4. **Vacina contra o cancro causado pelo vírus HPV (Papilomavírus Humano)**: Embora essencialmente preventivos, alguns tratamentos visam

tratar as lesões precoces causadas pelo HPV, estimulando uma resposta imunitária.

5. **Vacina contra o citomegalovírus (CMV)**: Estão em curso estudos sobre uma vacina que poderá reduzir a reativação do CMV em indivíduos imunocomprometidos.

C. Terapias celulares, como as células CAR-T

As terapias celulares representam uma área de investigação e aplicação em rápida expansão no sector médico, com o objetivo de tratar várias doenças através da utilização de células vivas. Estas terapias podem envolver células estaminais, células imunitárias modificadas ou outros tipos específicos de células que são manipuladas para melhorar a saúde do doente.

1. Definição e tipos de terapias celulares: As terapias celulares são definidas como tratamentos que utilizam células para restaurar, substituir ou reparar tecidos ou órgãos danificados. Os principais tipos incluem :

- **Terapia com células estaminais**: a utilização de células estaminais para regenerar tecidos danificados. As células estaminais podem ser derivadas de uma variedade de fontes, incluindo embriões (células estaminais embrionárias) e tecidos adultos (células estaminais adultas).

- **Terapia genética**: Embora distinta, é frequentemente associada à terapia celular porque envolve a modificação genética das células antes de serem reintroduzidas no corpo do doente.

- **Imunoterapia**: Utilização de células imunitárias, tais como linfócitos T modificados (como CAR-T), para atingir e destruir células cancerígenas.

2. Aplicações clínicas: As aplicações clínicas das terapias celulares são vastas:

- **Oncologia**: Tratamentos como a terapia CAR-T demonstraram uma eficácia notável no tratamento de certos tipos de leucemia e linfoma.

- **Doenças degenerativas**: As terapias que utilizam células estaminais revelam potencial para o tratamento de doenças como a doença de Alzheimer ou a esclerose múltipla.

- **Regeneração dos tecidos**: No caso de lesões graves ou doenças crónicas, a injeção de células estaminais pode promover a cura e a regeneração dos tecidos.

3. Desafios éticos e técnicos: Embora promissoras, estas terapias levantam também uma série de desafios:

- **Ética**: A utilização de células estaminais embrionárias levanta questões éticas sobre o estatuto moral dos embriões.

- **Segurança e eficácia**: A manipulação de células pode implicar riscos como a rejeição imunitária ou a formação de tumores.

4. Perspectivas futuras

O futuro das terapias celulares parece prometedor com os avanços tecnológicos da biologia celular e da engenharia de tecidos. A investigação continua a explorar formas de otimizar estes tratamentos para os tornar mais seguros e eficazes.

1. A biologia celular e os seus mecanismos de ação

A biologia celular é um ramo fundamental da biologia que se centra no estudo das células, da sua estrutura, função, interações e mecanismos de ação. Desempenha um papel crucial na nossa compreensão dos processos biológicos a todos os níveis, desde o funcionamento dos organismos unicelulares até aos sistemas complexos dos organismos multicelulares.

1. Estrutura celular

As células são consideradas as unidades básicas da vida. Têm várias estruturas chamadas organelos, cada uma com uma função específica. Por exemplo, o núcleo contém o ADN e regula as actividades celulares, enquanto as mitocôndrias são responsáveis pela produção de energia através da respiração celular. A membrana plasmática também desempenha um papel essencial no controlo da passagem de substâncias para dentro e para fora da célula.

2. Mecanismos de ação

Os mecanismos de ação no interior das células incluem vários processos bioquímicos, como a sinalização celular, a divisão celular (mitose e meiose) e a síntese proteica. A sinalização celular permite que as células comuniquem entre si e respondam a estímulos ambientais. Isto envolve frequentemente receptores de membrana que detectam sinais externos e desencadeiam uma cascata de reacções intracelulares.

3. Ciclo celular

O ciclo celular é um processo complexo que compreende várias fases: G1 (crescimento), S (síntese de ADN), G2 (preparação para a divisão) e M (mitose). Cada fase é regulada por proteínas específicas chamadas ciclinas e cinases dependentes de ciclinas (CDKs). Os erros neste ciclo podem conduzir a doenças como o cancro.

4. Técnicas de biologia celular

Os estudos de biologia celular utilizam uma variedade de técnicas para observar e manipular as células. Estas incluem a microscopia eletrónica, que permite uma visão detalhada das estruturas celulares, e técnicas de cultura de células, que permitem aos investigadores estudar o comportamento das células num ambiente controlado.

5. Aplicações práticas

O conhecimento adquirido através da biologia celular tem aplicações práticas em vários domínios, como a medicina, onde contribui para o desenvolvimento de terapias genéticas e celulares para tratar várias doenças. Desempenha também um papel fundamental na investigação biomédica para compreender os mecanismos subjacentes às doenças humanas.

2. Aplicações clínicas de terapias baseadas em células

As terapias celulares são um domínio em rápida expansão da medicina regenerativa e do tratamento clínico. Envolvem a utilização de células vivas para tratar ou prevenir doenças, centrando-se na reparação ou substituição de tecidos danificados. Os estudos aprofundados e práticos das aplicações clínicas das terapias celulares abrangem vários aspectos, incluindo os tipos de células utilizadas, os mecanismos de ação, as indicações clínicas e os desafios éticos e regulamentares associados.

Tipos de células utilizadas : As terapias celulares podem envolver uma variedade de fontes de células, incluindo:

- **Células estaminais**: Estas células têm a capacidade de se diferenciar em vários tipos de células. As células estaminais embrionárias e as células estaminais adultas (como as que se encontram na medula óssea) são normalmente estudadas.

- **Células imunitárias**: As terapias baseadas em linfócitos T, como a CAR-T (Chimeric Antigen Recetor T-cell therapy), são utilizadas para tratar certos tipos de cancro.
- **Células somáticas**: Células específicas do doente podem ser colhidas, modificadas e reintroduzidas para tratar doenças como a diabetes ou certas doenças cardíacas.

Mecanismos de ação: Os mecanismos pelos quais estas terapias exercem o seu efeito terapêutico incluem :

- **Reparação dos tecidos**: As células injectadas podem migrar para o local da lesão e promover a regeneração dos tecidos.
- **Modulação imunitária**: Algumas terapêuticas visam o sistema imunitário para reduzir a inflamação ou melhorar a resposta imunitária contra os tumores.
- **Secreção de factores tróficos**: As células podem segregar moléculas que promovem a sobrevivência e a proliferação celular.

Indicações clínicas: As terapias celulares têm uma variedade de aplicações clínicas:

- **Oncologia**: tratamentos inovadores para diferentes tipos de cancro que utilizam a imunoterapia.
- **Doenças degenerativas**: Utilizar em doenças como a doença de Alzheimer ou de Parkinson.
- **Doenças cardiovasculares**: reparação do músculo cardíaco após um ataque cardíaco.

Desafios éticos e regulamentares: A utilização de terapias celulares levanta também uma série de questões éticas:

- **Consentimento** informado: A necessidade de obter um consentimento informado adequado quando se utilizam células estaminais embrionárias.
- **Regulamentação**: A necessidade de um quadro regulamentar sólido para garantir a segurança e a eficácia dos tratamentos.

3. Desafios éticos e regulamentares na terapia celular

As terapias baseadas em células, que englobam abordagens inovadoras como as células estaminais, a engenharia de tecidos e os tratamentos baseados em células imunitárias, representam um campo em rápida expansão na medicina regenerativa e no tratamento de doenças. No entanto, estes avanços tecnológicos levantam desafios éticos e regulamentares significativos que exigem uma atenção cuidada.

Desafios éticos

- **Consentimento** informado: Um dos principais desafios éticos reside no consentimento informado dos doentes. As terapias celulares implicam frequentemente a utilização de células de dadores ou de tecido embrionário, o que levanta questões sobre a origem dessas células e sobre se os doentes compreendem os riscos associados a estes tratamentos.

- **Equidade de acesso**: As terapias celulares podem ser dispendiosas e nem sempre são acessíveis a todos os doentes. Isto coloca um dilema ético relativamente à equidade de acesso a cuidados de saúde avançados, em que certos grupos podem estar em desvantagem devido a factores socioeconómicos.

- **Manipulação genética**: Com o advento de tecnologias como a CRISPR, a manipulação genética no contexto da terapia celular levanta preocupações éticas sobre as modificações hereditárias e as implicações para as gerações futuras.

- **Utilização de embriões** : A investigação que utiliza células estaminais embrionárias dá origem a um intenso debate ético sobre o estatuto moral do embrião humano e as implicações morais da sua destruição para obter essas células.

- **Excesso de promessas clínicas**: Existe também o risco de certas terapias celulares serem comercializadas com promessas exageradas de eficácia, o que pode induzir os doentes em erro e comprometer o seu bem-estar.

Desafios regulamentares

- **Quadro regulamentar inadequado**: O rápido desenvolvimento das terapias celulares ultrapassou frequentemente a capacidade dos organismos reguladores para estabelecer um quadro adequado para a sua avaliação e aprovação. Este facto pode levar a uma variabilidade na qualidade e segurança dos tratamentos disponíveis no mercado.

- **Normas de fabrico**: O fabrico de produtos biológicos, como as terapias celulares, deve respeitar normas rigorosas para garantir a sua segurança e eficácia. No entanto, ainda existem lacunas na aplicação uniforme destas normas nos diferentes países.

- **Acompanhamento pós-comercialização**: Uma vez aprovada uma terapia celular, é crucial assegurar um acompanhamento adequado para monitorizar os seus efeitos a longo prazo nos doentes. Para tal, é necessária uma infraestrutura sólida que nem sempre existe.

- **Propriedade intelectual**: As questões de propriedade intelectual relacionadas com as descobertas científicas no domínio da terapia celular podem entravar a inovação e suscitar preocupações éticas quanto ao direito de acesso aos tratamentos.

- **Colaboração internacional**: Dado que a investigação sobre terapias baseadas em células é realizada à escala mundial, é essencial estabelecer uma colaboração internacional para harmonizar a regulamentação, a fim de garantir uma proteção adequada dos participantes em ensaios clínicos, promovendo simultaneamente a inovação.

4. Perspectivas futuras para as terapias celulares

As terapias celulares são um campo de investigação em rápida expansão, oferecendo perspectivas promissoras para o tratamento de uma variedade de doenças, incluindo doenças degenerativas, cancros e perturbações imunitárias. Estas abordagens terapêuticas baseiam-se na utilização de células vivas para reparar ou substituir tecidos danificados, modular a resposta imunitária ou administrar medicamentos diretamente às células-alvo.

1. História e desenvolvimento da terapia celular

A história das terapias celulares remonta a várias décadas, com avanços significativos na compreensão do papel das células estaminais e do seu potencial terapêutico. As primeiras aplicações clínicas foram observadas no contexto dos transplantes de medula óssea para tratar certas formas de leucemia. Desde então, a investigação evoluiu para a utilização de células estaminais pluripotentes induzidas (iPS) e de outros tipos de células especializadas.

2. Tipos de terapia celular: As terapias celulares podem ser classificadas em várias categorias:

- **Terapia com células estaminais**: a utilização de células estaminais embrionárias ou adultas para regenerar tecidos.
- **Imunoterapia celular**: Utilização de linfócitos T modificados (como os CAR-T) para atingir especificamente as células cancerígenas.
- **Terapia genética**: Integração de genes nas células para corrigir anomalias genéticas.

3. Avanços tecnológicos

Os avanços tecnológicos estão a desempenhar um papel crucial no desenvolvimento de terapias celulares. Técnicas como a edição de genes CRISPR-Cas9 permitem uma manipulação precisa do genoma, abrindo caminho a tratamentos mais direcionados e eficazes. Além disso, a bioengenharia permite o desenvolvimento de matrizes tridimensionais que suportam o crescimento celular in vitro.

4. Desafios éticos e regulamentares

Apesar de promissoras, as terapias celulares colocam também grandes desafios éticos e regulamentares. As questões sobre a origem das células estaminais, o consentimento informado e a segurança a longo prazo continuam no centro do debate científico e público. Os organismos reguladores têm de estabelecer diretrizes claras para garantir que estes tratamentos são seguros e eficazes antes de serem colocados no mercado.

5. Perspectivas futuras

O futuro das terapias celulares é prometedor, graças à investigação e à inovação tecnológica em curso. Os estudos clínicos actuais estão a explorar a aplicação destes tratamentos em vários domínios médicos, incluindo as doenças neurodegenerativas, como a doença de Alzheimer ou a doença de Parkinson, bem como no domínio do envelhecimento celular. Os tratamentos personalizados baseados no perfil genético de um indivíduo poderão também transformar a forma como abordamos os cuidados médicos.

Trabalho prático: Identificação dos mecanismos cerebrais ligados à especialização e às consequências educativas

Introdução

A perícia num determinado domínio é frequentemente o resultado de anos de prática deliberada, aprendizagem e experiência. Os mecanismos cerebrais subjacentes a esta especialização são complexos, envolvendo várias regiões cerebrais e processos cognitivos específicos. Este trabalho prático tem por objetivo explorar estes mecanismos e examinar as suas implicações para a educação.

Objectivos do trabalho prático

- **Compreender a base neurológica da competência**: Os alunos irão investigar as diferentes regiões do cérebro envolvidas no desenvolvimento da competência, incluindo o córtex pré-frontal, o córtex motor e estruturas subcorticais como o striatum.

- **Analisar os processos cognitivos associados à perícia**: Será essencial explorar a forma como a memória, a atenção e a perceção evoluem com a perícia. Os estudantes terão de identificar a forma como estes processos são modulados pela prática.

- **Examinar as implicações educativas**: Os alunos serão convidados a considerar as implicações destas descobertas para os métodos de ensino. Como é que o ensino pode ser adaptado para tirar partido dos mecanismos cerebrais ligados à perícia?

Metodologia

- **Pesquisa bibliográfica**: Os alunos utilizarão enciclopédias, livros académicos e artigos de revistas científicas para recolher informações sobre os mecanismos cerebrais associados à perícia.

- **Estudo de caso**: cada aluno escolhe uma área de especialização (música, desporto, matemática, etc.) e analisa a relação entre a investigação neurocientífica e essa área.

- **Elaboração de um** relatório: No final dos trabalhos práticos, cada aluno deverá redigir um relatório que descreva em pormenor as suas descobertas sobre os mecanismos cerebrais relacionados com o domínio que escolheu, bem como as suas reflexões sobre as consequências pedagógicas.

- **Apresentação oral**: Por fim, cada aluno apresentará os seus resultados perante a turma para favorecer um debate coletivo sobre o tema.

Conclusão

Este trabalho prático permitirá aos estudantes não só compreender a base neurológica da perícia, mas também considerar como este conhecimento pode ser aplicado num contexto educativo para melhorar a aprendizagem e o desempenho.

Capítulo 3: Terapia genética

Introdução

A terapia génica é uma abordagem inovadora e promissora da medicina, que tem como objetivo tratar ou prevenir doenças através da modificação dos genes de um indivíduo. Esta técnica baseia-se na ideia de que muitas doenças, nomeadamente as doenças genéticas hereditárias, são causadas por anomalias no material genético de uma pessoa. Introduzindo, eliminando ou modificando genes nas células de um paciente, é possível corrigir essas anomalias e, assim, melhorar a saúde do paciente.

História e desenvolvimento

A terapia génica surgiu na década de 1970 com a primeira investigação sobre ADN recombinante. Os cientistas começaram a explorar a forma de inserir genes saudáveis em células doentes para restaurar a sua função normal. O primeiro ensaio clínico de terapia genética teve lugar em 1990, quando os investigadores trataram uma rapariga com uma doença genética rara chamada imunodeficiência combinada grave (SCID). Embora este ensaio tenha tido um sucesso limitado, abriu caminho a muitos outros estudos e ensaios clínicos.

Mecanismos da terapia génica: Existem várias abordagens à terapia génica:

- **Inserção de um gene**: consiste na introdução de um gene funcional nas células do doente para substituir um gene defeituoso.
- **Inibição de genes**: Em alguns casos, pode ser necessário bloquear a expressão de um gene que contribui para uma doença.
- **Edição do genoma**: Técnicas como a CRISPR-Cas9 permitem que os cientistas modifiquem diretamente o material genético, selecionando e modificando sequências específicas.

Aplicações clínicas: A terapia genética demonstrou um potencial significativo no tratamento de uma variedade de doenças, incluindo :

- Doenças hereditárias como a fibrose quística e a hemofilia.
- Cancro, onde pode ser utilizado para reforçar o sistema imunitário do doente de modo a que este possa combater as células cancerígenas de forma mais eficaz.

➢ Infecções virais como o VIH.

Desafios e considerações éticas

Apesar de promissora, a terapia genética também suscita preocupações éticas e técnicas. Os riscos potenciais incluem reacções imunitárias adversas ou efeitos fora do alvo durante a edição do genoma. Além disso, as questões éticas que envolvem a modificação genética em embriões humanos continuam a ser debatidas na comunidade científica e pelo público em geral.

1. Vectores virais e não virais

Os vectores virais e não virais são ferramentas essenciais na biotecnologia e na medicina, nomeadamente para a entrega de genes a células-alvo. O seu estudo aprofundado envolve a compreensão dos mecanismos subjacentes à sua função, bem como aplicações práticas em domínios como a terapia genética, as vacinas e a engenharia de tecidos.

A. Vectores virais

Os vectores virais são derivados de vírus que foram modificados para transportar material genético sem causar doenças. Os tipos comuns de vectores virais incluem :

1. Vectores de ADN :

Os vectores de ADN, enquanto ferramentas biotecnológicas, desempenham um papel crucial na investigação biomédica e no desenvolvimento de terapias genéticas. Estes vectores são frequentemente utilizados para introduzir genes específicos nas células, a fim de corrigir anomalias genéticas ou induzir uma resposta imunitária contra determinadas doenças. Os vectores de ADN podem ser classificados em várias categorias, incluindo os plasmídeos, os vírus modificados (como os lentivírus e os adenovírus) e outros sistemas de entrega.

Doenças causadas por vectores de ADN: Embora os vectores de ADN sejam utilizados principalmente para tratar doenças, a sua utilização também pode causar complicações. Por exemplo:

- **Reacções imunitárias**: A introdução de um vetor estranho pode desencadear uma resposta imunitária indesejável em alguns doentes, conduzindo a uma inflamação ou a uma reação alérgica.

- **Inserção mutagénica**: A integração de material genético estranho no genoma do hospedeiro pode provocar mutações que podem levar ao cancro ou a outras doenças genéticas.

- **Transmissão viral**: Quando é utilizado um vetor viral, existe o risco de o vetor se replicar ou transmitir agentes patogénicos.

- **Doenças hereditárias**: certas abordagens que utilizam vectores de ADN foram associadas a efeitos secundários imprevistos em doentes que sofrem de doenças hereditárias, como a fibrose quística ou certas formas de distrofia muscular.

Tratamentos associados a vectores de ADN: Os tratamentos baseados em vectores de ADN incluem:

1) **Terapia génica**: A terapia génica é uma abordagem inovadora que visa tratar ou prevenir doenças através da introdução, modificação ou eliminação de genes nas células de um doente. Esta técnica baseia-se na utilização de vectores de ADN, que são veículos biológicos concebidos para transportar material genético para as células alvo. Os vectores podem ser derivados de vírus, mas também podem ser sintéticos. O principal objetivo da terapia genética é corrigir as anomalias genéticas responsáveis por doenças hereditárias, melhorar a resposta imunitária contra os cancros ou induzir efeitos terapêuticos em diversas patologias.

   Estudos aprofundados e práticos

   - **Doenças hereditárias**: A terapia genética demonstrou um potencial significativo no tratamento de doenças genéticas como a fibrose quística, a hemofilia e certas formas de distrofia muscular. Por exemplo, no caso da hemofilia A, um vetor viral pode ser utilizado para introduzir um gene que codifica o fator VIII em falta, permitindo a produção endógena do fator e reduzindo os episódios de hemorragia.
   - **Cancro**: Em oncologia, a terapia genética é utilizada para modificar as células imunitárias de modo a que estas reconheçam e ataquem as células tumorais de forma mais eficaz. Os vectores de ADN podem ser utilizados para introduzir genes que codificam proteínas imunoestimulantes ou para desativar genes inibitórios nos linfócitos T.

- **Doenças neurodegenerativas**: Está em curso investigação sobre a utilização da terapia genética para tratar doenças como as doenças de Parkinson e de Alzheimer. Neste caso, os vectores de ADN podem ser utilizados para fornecer genes que promovem a sobrevivência neuronal ou produzem factores neurotróficos.
- **Doenças cardiovasculares**: A terapia genética pode também desempenhar um papel no tratamento das doenças cardiovasculares, introduzindo genes que promovem a regeneração dos tecidos ou melhoram a função cardíaca após um ataque cardíaco.
- **Infecções virais**: Outra área promissora é a utilização da terapia genética para tratar infecções virais crónicas, como o VIH. As estratégias incluem a introdução de genes que codificam proteínas antivirais ou que modificam os receptores celulares para impedir a entrada do vírus.

Vectores de ADN: Os vectores de ADN desempenham um papel crucial nestas aplicações terapêuticas:

- **Vectores virais**: Estes vectores são muitas vezes derivados de vírus atenuados (como os lentivírus) capazes de infetar eficazmente as células humanas, mas modificados de modo a não causarem doenças.
- **Vectores não virais**: incluem lipossomas e outros sistemas baseados em nanopartículas que permitem a entrega mais segura de material genético sem a utilização de agentes infecciosos.

2) **Vacinas baseadas no ADN** :

As vacinas genéticas, particularmente as que utilizam vectores de ADN, representam um avanço significativo no domínio da vacinação e da imunologia. Estas vacinas funcionam através da introdução de um fragmento de ADN que codifica um antigénio específico de um agente patogénico, permitindo que o sistema imunitário reconheça e combata esse agente patogénico em futuras exposições. A utilização de vectores de ADN tem várias vantagens, incluindo a estabilidade, a capacidade de induzir uma resposta imunitária robusta e a possibilidade de ser administrada por via intramuscular ou intradérmica.

Mecanismo de ação das vacinas de ADN

As vacinas de ADN são concebidas para fornecer plasmídeos que contêm o gene que codifica o antigénio alvo. Uma vez injetado nas células musculares ou nas células dendríticas, o plasmídeo é transcrito e traduzido numa proteína antigénica. Esta proteína é então apresentada às células T e B do sistema imunitário, conduzindo a uma resposta imunitária adaptativa. Este processo pode também incluir a ativação de linfócitos T citotóxicos, que são essenciais para eliminar as células infectadas.

Vantagens das vacinas de ADN

- **Estabilidade**: Os vectores de ADN são geralmente mais estáveis do que os seus homólogos de ARN ou proteínas, o que facilita o seu armazenamento e transporte.
- **Segurança**: Uma vez que não contêm vírus vivos, os riscos associados à infeção pela vacina são consideravelmente reduzidos.
- **Indução de uma resposta imunitária duradoura**: as vacinas de ADN podem induzir respostas humorais (anticorpos) e celulares (linfócitos T), oferecendo uma proteção completa contra a infeção.

Aplicações clínicas

As vacinas genéticas que utilizam vectores de ADN têm sido exploradas em vários contextos clínicos. Por exemplo, têm sido utilizadas no desenvolvimento de vacinas contra doenças como a hepatite B, o VIH e, mais recentemente, contra a COVID-19. Os ensaios clínicos demonstraram que estas vacinas podem ser eficazes, apresentando simultaneamente um perfil de segurança favorável.

Desafios e perspectivas

Apesar das suas vantagens promissoras, as vacinas de ADN enfrentam uma série de desafios técnicos. A eficiência da entrega do plasmídeo às células-alvo é crucial; estão atualmente a ser estudados vários métodos, como a electroporação ou a utilização de nanopartículas, para melhorar esta etapa. Além disso, continuam a existir preocupações quanto à resposta imunitária potencialmente fraca em determinadas populações.

3) **Tratamentos do cancro** :

A oncologia, o ramo da medicina que se dedica ao diagnóstico e ao tratamento do cancro, registou progressos significativos graças à utilização de vectores de ADN. Estes vectores são ferramentas essenciais na investigação e desenvolvimento de terapias genéticas, permitindo a introdução de genes específicos nas células cancerosas para modificar o seu comportamento ou destruí-las. Os estudos aprofundados e práticos em oncologia utilizando vectores de ADN abrangem vários aspectos, incluindo a conceção do vetor, os mecanismos de ação, as aplicações clínicas e os desafios associados.

a. **Conceção de vectores de ADN**

Os vectores de ADN podem ser derivados de uma variedade de sistemas biológicos, incluindo vírus (como os lentivírus ou adenovírus) ou plasmídeos bacterianos. A conceção destes vectores exige um conhecimento profundo dos elementos reguladores que controlam a expressão dos genes. Os investigadores devem garantir que o vetor é capaz de entrar nas células alvo de forma eficiente, minimizando a imunogenicidade.

b. Mecanismos de ação

Uma vez introduzidos nas células cancerosas, os vectores de ADN podem desempenhar várias funções. Por exemplo, podem fornecer genes pró-apoptóticos que promovem a morte celular programada ou inibir a expressão de genes oncogénicos responsáveis pela proliferação do tumor. Além disso, alguns vectores são concebidos para produzir proteínas terapêuticas que visam especificamente as células tumorais.

c. Aplicações clínicas

As terapias genéticas baseadas em vectores de ADN foram testadas em vários ensaios clínicos para tratar diferentes tipos de cancro. Os ensaios mostraram que estas abordagens podem melhorar a resposta ao tratamento e prolongar a sobrevivência em doentes com cancros avançados. Por exemplo, a utilização de vectores virais para a libertação de genes que codificam citocinas imunoestimuladoras demonstrou um potencial promissor no reforço da resposta imunitária contra os tumores.

d. Desafios associados

Apesar das suas potenciais vantagens, a utilização de vectores de ADN em oncologia apresenta uma série de desafios. Um dos principais problemas é o risco de integração aleatória de material genético no genoma do hospedeiro, o que pode levar a mutações indesejáveis ou mesmo promover a carcinogénese. Existem também preocupações quanto à segurança e eficácia a longo prazo destes tratamentos.

e. Perspectivas futuras

A investigação contínua sobre o aperfeiçoamento dos vectores de ADN e a sua aplicação em oncologia é essencial para desenvolver tratamentos mais seguros e eficazes contra o cancro . As novas tecnologias, como a CRISPR-Cas9, oferecem também um enorme potencial para atacar com precisão os genes envolvidos no cancro, reduzindo simultaneamente os efeitos secundários.

4) **Modificações epigenéticas**: Alguns investigadores estão a explorar a utilização de vectores para modificar a expressão genética sem alterar a

própria sequência de ADN, oferecendo uma nova forma de tratar várias doenças sem o risco de inserção mutagénica.

5) **Regeneração de tecidos**: Os vectores podem também ser utilizados para introduzir genes que promovam a regeneração celular como parte de tratamentos para lesões graves ou degenerativas.

2. **Vectores de ARN** :

Os vectores de ARN são ferramentas essenciais na biologia molecular e na genética. Desempenham um papel crucial na expressão genética, na terapia genética e nos estudos funcionais dos genes. Os vectores de ARN podem ser classificados em vários tipos, incluindo vectores de ARN mensageiro (ARNm), vectores de ARN de interferência (ARNi) e vectores de vírus de ARN.

a. Vectores de ARN mensageiro (mRNA)

Os vectores de ARNm são utilizados para introduzir sequências de ADN que codificam proteínas específicas nas células. Estes vectores são frequentemente derivados de plasmídeos ou vírus e contêm elementos reguladores que permitem a expressão eficiente do gene alvo. A utilização destes vectores é particularmente importante no desenvolvimento de vacinas, como as baseadas em ARNm contra a COVID-19.

b. Vectores de interferência de ARN (RNAi)

Os vectores de RNAi são concebidos para induzir a degradação orientada de mRNAs específicos através de um mecanismo conhecido como interferência de RNA. Este processo é essencial para estudar a função dos genes, permitindo aos investigadores reduzir a expressão de um determinado gene num organismo modelo. As aplicações incluem a investigação sobre o cancro, em que a inibição de genes oncogénicos pode fornecer informações sobre o seu papel na progressão do tumor.

c. Vectores virais

Os vectores virais, como os lentivírus e os vírus adeno-associados, são utilizados para introduzir sequências de ADN ou ARN nas células hospedeiras. Estes sistemas são frequentemente utilizados na terapia genética para corrigir mutações genéticas responsáveis por doenças hereditárias. Os lentivírus, por exemplo, têm a capacidade de transduzir células que não se dividem, o que alarga a sua utilização potencial.

d. Aplicações práticas

As aplicações práticas dos vectores de ARN vão para além da investigação fundamental. No domínio da medicina, estão a ser utilizados para desenvolver tratamentos inovadores para várias doenças, incluindo doenças infecciosas e cancros. Além disso, com o advento de tecnologias como a CRISPR-Cas9, a utilização combinada de vectores de ARN com estas ferramentas permite uma manipulação genética precisa e eficaz.

e. Considerações éticas

A utilização crescente de vectores de ARN levanta também questões éticas sobre a sua aplicação na medicina humana e animal. A possibilidade de modificar geneticamente organismos vivos exige uma regulamentação rigorosa para garantir a segurança e a eficácia dos tratamentos propostos.

Electroporação de vectores não virais

A electroporação é uma técnica que utiliza campos eléctricos para aumentar a permeabilidade das membranas celulares, permitindo a introdução de moléculas, como os ácidos nucleicos, nas células. Este método é particularmente relevante no contexto dos vectores não virais, que são frequentemente utilizados para a entrega de genes devido à sua segurança e eficácia relativa em comparação com os vectores virais.

- **Princípios da electroporação:** A electroporação baseia-se no princípio de que a aplicação de um campo elétrico a uma célula pode induzir a formação de poros transitórios na membrana plasmática. Estes poros permitem que macromoléculas, como o ADN ou o ARN, entrem na célula sem danificar a sua estrutura geral. O tamanho e a duração dos poros dependem de uma série de factores, incluindo a intensidade do campo elétrico, a duração do impulso e as propriedades físicas da membrana celular.
- **Aplicações de vectores não virais:** Os vectores não virais incluem lipossomas, nanopartículas e outros sistemas à base de polímeros. A electroporação é frequentemente utilizada para facilitar a sua entrada nas células. Por exemplo, os lipossomas podem encapsular ácidos nucleicos e ser introduzidos nas células por electroporação, melhorando consideravelmente a eficiência da transfecção.
- **Vantagens e desvantagens:** As principais vantagens da utilização da electroporação com vectores não virais incluem
  - **Segurança**: Ao contrário dos vectores virais, não há risco de infeção.
  - **Flexibilidade**: Os investigadores podem facilmente modificar as formulações para otimizar a distribuição.
  - **Eficácia**: Em alguns casos, a electroporação pode superar os métodos tradicionais, como a lipofecção.

No entanto, também existem desvantagens:

- o **Toxicidade celular**: Os campos eléctricos demasiado fortes ou demasiado longos podem danificar as células.
- o **Variabilidade**: A eficácia pode variar consoante o tipo de célula e as condições experimentais.

- **Perspectivas futuras:** A investigação continua a explorar a forma como esta técnica pode ser melhorada para maximizar a sua eficácia e minimizar os seus efeitos secundários. Estudos recentes centram-se no desenvolvimento de protocolos normalizados para diferentes tipos de células, a fim de normalizar os resultados obtidos pela electroporação.

3. Vectores retrovirais

Os vectores retrovirais são ferramentas essenciais na biologia molecular e na terapia genética. São derivados dos retrovírus, uma classe de vírus que utiliza o ARN como material genético e pode integrar este material no genoma das células hospedeiras. Os estudos sobre vectores retrovirais centram-se principalmente na sua utilização para introduzir genes terapêuticos em células-alvo, o que tem implicações significativas para o tratamento de doenças genéticas, cancros e infecções virais.

a. Mecanismo de ação dos vectores retrovirais

Os vectores retrovirais funcionam num processo de várias etapas. Em primeiro lugar, o vírus tem de se ligar à superfície da célula hospedeira através de receptores específicos. Uma vez ligado, o vírus entra na célula e liberta o seu ARN viral. Este ARN é então convertido em ADN pela enzima transcriptase reversa, uma caraterística essencial dos retrovírus. O ADN viral é então integrado no genoma da célula hospedeira pela enzima integrase.

b. Tipos de vectores retrovirais

Existem vários tipos de vectores retrovirais, incluindo os vectores baseados no VIH (Vírus da Imunodeficiência Humana), os vectores baseados no VLM (Vírus da Leucemia Murina) e os vectores lentivirais. Cada um tem as suas vantagens e desvantagens, consoante a aplicação pretendida:

- **Vectores baseados no VIH**: Estes vectores são capazes de infetar células que não se dividem, o que alarga a sua utilização potencial.
- **Vectores de MLV**: Embora menos eficazes na infeção de células que não se dividem, são frequentemente utilizados pela sua simplicidade e segurança.

c. Aplicações clínicas

As aplicações clínicas dos vectores retrovirais incluem a terapia genética para corrigir mutações genéticas responsáveis por doenças hereditárias como a fibrose cística ou certas formas de anemia. Estão também a ser explorados no tratamento do cancro através da introdução de genes pró-apoptóticos ou imunomoduladores.

d. Desafios e considerações éticas

Apesar das suas potenciais vantagens, a utilização de vectores retrovirais levanta uma série de desafios técnicos e éticos. Estes incluem o risco de integração aleatória no genoma do hospedeiro, o que poderia levar a mutações oncogénicas ou a outros efeitos indesejáveis. Existe também um debate ético em torno da modificação genética em seres humanos.

e. Perspectivas futuras

A investigação em curso sobre os vectores retrovirais visa melhorar a sua eficácia e segurança, minimizando simultaneamente os riscos associados à sua utilização clínica. Abordagens inovadoras, como a utilização de CRISPR/Cas9 combinada com vectores retrovirais, poderão revolucionar a terapia genética, permitindo uma edição precisa do genoma.

B. Vectores não virais

Os vectores não virais oferecem uma alternativa aos vectores virais e incluem vários métodos diferentes:

1. Lipossomas: Os lipossomas são estruturas vesiculares esféricas compostas por uma ou mais camadas de fosfolípidos. São utilizados como vectores não virais para a administração de medicamentos, ADN e outras biomoléculas. A sua conceção e utilização em produtos biofarmacêuticos têm atraído um interesse considerável devido à sua capacidade de encapsular substâncias hidrofílicas e hidrofóbicas, melhorar a biodisponibilidade dos fármacos e visar especificamente tecidos ou células.

a) Estrutura e composição dos lipossomas

Os lipossomas são constituídos principalmente por fosfolípidos, que formam uma bicamada lipídica semelhante à das membranas celulares. Esta estrutura permite aos lipossomas encapsular moléculas activas no seu núcleo aquoso ou na própria bicamada lipídica. Os lipossomas podem ser classificados em função do seu tamanho (pequenos lipossomas unilamelares, grandes lipossomas multilamelares) e da sua composição lipídica (lipossomas neutros, catiónicos ou aniónicos).

b) **Mecanismos de entrega**
Os lipossomas actuam como vectores não virais, facilitando a administração orientada de medicamentos. Podem fundir-se com as membranas celulares, permitindo que o conteúdo encapsulado seja libertado diretamente no citoplasma da célula. Além disso, os lipossomas podem ser modificados através da adição de ligandos específicos à sua superfície para melhorar o direcionamento para as células.

c) **Vantagens dos lipossomas**
- **Biodisponibilidade melhorada**: Os lipossomas aumentam a solubilidade e a estabilidade dos fármacos hidrofóbicos.
- **Toxicidade reduzida**: Ao encapsularem os fármacos, os lipossomas reduzem a exposição sistémica a agentes tóxicos.
- **Direcionamento específico**: Graças às modificações da superfície, os lipossomas podem direcionar-se especificamente para determinadas células ou tecidos.

d) **Aplicações clínicas**
- Os lipossomas são utilizados numa variedade de aplicações clínicas, tais como :
- Quimioterapia dirigida para o tratamento de vários tipos de cancro.
- Vacinação, onde são utilizados como adjuvantes para reforçar a resposta imunitária.
- Entrega de genes, em que transportam ADN plasmídico para células-alvo.

e) **Desafios e perspectivas futuras**
Apesar das suas vantagens, a utilização clínica de lipossomas apresenta alguns desafios, como a estabilidade física e química, o controlo da taxa de libertação do fármaco e o custo de produção. A investigação em curso tem como objetivo ultrapassar estes obstáculos através do desenvolvimento de formulações mais eficazes e da exploração de novos métodos de administração.

2. **Nanopartículas**: As nanopartículas são estruturas de dimensão nanométrica que têm suscitado um interesse considerável no domínio da biotecnologia e da medicina, nomeadamente pela sua utilização como vectores não virais na terapia genética e na administração de medicamentos. Ao contrário dos vectores virais, que podem apresentar riscos de imunogenicidade e toxicidade, os vectores não virais oferecem uma alternativa mais segura para o transporte de ácidos nucleicos e outras biomoléculas.

   a. **Caraterísticas das nanopartículas**

As nanopartículas podem ser classificadas de acordo com a sua composição (lipídica, polimérica, inorgânica) e método de fabrico (top-down ou bottom-up). A sua pequena dimensão confere-lhes propriedades únicas, como uma grande área de superfície específica, que melhora a adsorção de moléculas biológicas. Podem também ser modificados quimicamente para melhorar o seu direcionamento celular e a sua biodisponibilidade.

b. Mecanismos de ação

Os vectores não virais que utilizam nanopartículas funcionam geralmente por endocitose, em que a célula absorve as partículas que contêm o material genético ou terapêutico. Os mecanismos de entrada podem variar em função da natureza das nanopartículas; por exemplo, os lipossomas favorecem frequentemente a fusão das membranas, enquanto as nanopartículas poliméricas podem ser internalizadas através de receptores específicos.

c. Aplicações clínicas

As aplicações clínicas das nanopartículas como vectores não virais incluem a terapia genética para tratar várias doenças genéticas, bem como a administração orientada de medicamentos anticancerígenos. Estudos demonstram que estes sistemas podem melhorar a eficácia do tratamento, reduzindo simultaneamente os efeitos secundários associados à quimioterapia tradicional.

d. Desafios e perspectivas

Apesar das suas potenciais vantagens, subsistem vários desafios na utilização clínica de nanopartículas como vectores não virais. Estes incluem a necessidade de otimizar a formulação para garantir a libertação controlada do medicamento ou gene alvo. Além disso, é crucial ultrapassar as barreiras biológicas, como o sistema imunitário e a degradação enzimática.

e. Investigação futura

A investigação em curso sobre nanopartículas centra-se na melhoria da sua eficácia e segurança através de novas estratégias de conceção e engenharia. A integração de tecnologias avançadas como a edição do genoma CRISPR com sistemas baseados em nanopartículas poderá abrir novas vias para o tratamento personalizado de doenças.

3. **Electroporação**: A electroporação é uma técnica que utiliza campos eléctricos para aumentar a permeabilidade das membranas celulares, permitindo a introdução de moléculas, como os ácidos nucleicos, nas células. Este método é particularmente relevante no contexto dos vectores não virais, que são frequentemente utilizados para a entrega de genes

devido à sua segurança e eficácia relativa em comparação com os vectores virais.

Princípios da electroporação: A electroporação baseia-se no princípio de que a aplicação de um campo elétrico a uma célula pode induzir a formação de poros transitórios na membrana plasmática. Estes poros permitem que macromoléculas, como o ADN ou o ARN, entrem na célula sem danificar a sua estrutura geral. O tamanho e a duração dos poros dependem de uma série de factores, incluindo a intensidade do campo elétrico, a duração do impulso e as propriedades físicas da membrana celular.

Aplicações de vectores não virais: Os vectores não virais incluem lipossomas, nanopartículas e outros sistemas à base de polímeros. A electroporação é frequentemente utilizada para facilitar a sua entrada nas células. Por exemplo, os lipossomas podem encapsular ácidos nucleicos e ser introduzidos nas células por electroporação, melhorando consideravelmente a eficiência da transfecção.

Vantagens e desvantagens: As principais vantagens da utilização da electroporação com vectores não virais incluem

- **Segurança**: Ao contrário dos vectores virais, não há risco de infeção.
- **Flexibilidade**: Os investigadores podem facilmente modificar as formulações para otimizar a distribuição.
- **Eficácia**: Em alguns casos, a electroporação pode superar os métodos tradicionais, como a lipofecção.

No entanto, também existem desvantagens:

- **Toxicidade celular**: Os campos eléctricos demasiado fortes ou demasiado longos podem danificar as células.
- **Variabilidade**: A eficácia pode variar consoante o tipo de célula e as condições experimentais.

Perspectivas futuras

A investigação continua a explorar a forma como esta técnica pode ser melhorada para maximizar a sua eficácia e minimizar os seus efeitos secundários. Estudos recentes centram-se no desenvolvimento de protocolos normalizados para diferentes tipos de células, a fim de normalizar os resultados obtidos pela electroporação.

4. **Micro-injeção**: Um método direto em que o material genético é injetado diretamente no núcleo da célula utilizando uma micropipeta fina.

2. <u>Técnicas de edição de genes (CRISPR-Cas 9)</u>

A edição de genes é uma técnica revolucionária que permite modificar o genoma de um organismo de forma precisa e eficiente. Entre os vários métodos de edição de genes, o sistema CRISPR-Cas9 surgiu como um dos mais promissores devido à sua simplicidade, flexibilidade e eficácia. Este sistema baseia-se num mecanismo imunitário natural observado em certas bactérias, que utilizam a CRISPR (Clustered Regularly Interspaced Short Palindromic Repeats) e a Cas9 (CRISPR-associated protein 9) para se defenderem dos vírus.

Mecanismo CRISPR-Cas9

O sistema CRISPR-Cas9 é uma tecnologia revolucionária de edição de genes que surgiu a partir de estudos sobre o sistema imunitário das bactérias. O termo "CRISPR" significa "Clustered Regularly Interspaced Short Palindromic Repeats", enquanto "Cas" se refere às proteínas associadas ao CRISPR. Este sistema foi descoberto como um meio através do qual as bactérias se protegem contra os vírus, integrando sequências de ADN viral no seu próprio genoma, permitindo uma resposta imunitária adaptativa.

Origens do CRISPR-Cas9: A investigação sobre o sistema CRISPR começou nos anos 80, mas só no início dos anos 2000 é que o seu papel na defesa bacteriana foi totalmente compreendido. Os cientistas descobriram que as bactérias podiam armazenar fragmentos de ADN viral nas suas sequências CRISPR, o que lhes permitia reconhecer e atacar esses vírus em infecções subsequentes. Esta descoberta foi essencial para compreender o funcionamento do sistema enquanto ferramenta de edição de genes.

Mecanismo CRISPR-Cas9: O mecanismo CRISPR-Cas9 baseia-se em dois componentes principais: o ARN-guia (ARNg) e a proteína Cas9. O ARN guia é concebido para corresponder a uma sequência de ADN alvo específica no genoma do organismo a modificar. Quando o ARN guia se combina com a proteína Cas9, forma um complexo que se pode ligar ao ADN alvo. Uma vez ligado, a Cas9 cria uma quebra de cadeia dupla no ADN alvo.

Este corte desencadeia então os mecanismos de reparação do ADN da célula, que podem ser explorados para introduzir modificações específicas no genoma. Os investigadores podem inserir um novo gene ou desativar um já existente, explorando estas vias de reparação.

Aplicações do CRISPR-Cas9: O sistema CRISPR-Cas9, uma tecnologia revolucionária de edição de genes, atraiu um interesse considerável nos domínios da investigação biomédica e da medicina. O seu desenvolvimento baseia-se em descobertas fundamentais da biologia molecular, nomeadamente o mecanismo imunitário das bactérias que utilizam o CRISPR para se defenderem dos vírus. Esta tecnologia permite modificar sequências específicas de ADN com uma precisão notável, abrindo caminho a uma vasta gama de aplicações.

a. Mecanismo de funcionamento

O sistema CRISPR-Cas9 funciona através de dois componentes principais: a enzima Cas9 e um RNA guia (gRNA). O ARN guia é concebido para corresponder a uma sequência de ADN alvo no genoma. Quando o ARN guia se liga a esta sequência, a enzima Cas9 é activada e cria uma quebra de cadeia dupla no ADN. Este processo desencadeia os mecanismos naturais de reparação do ADN da célula, que podem ser explorados para introduzir modificações genéticas.

b. Aplicações de investigação

No domínio da investigação, o CRISPR-Cas9 tem sido utilizado para criar modelos animais geneticamente modificados para estudar doenças humanas. Por exemplo, permitiu aos investigadores explorar os mecanismos subjacentes ao cancro, às doenças neurodegenerativas, como a doença de Alzheimer, e às doenças genéticas, como a fibrose quística. Ao facilitar o estudo dos genes específicos envolvidos nestas condições, o CRISPR-Cas9 acelerou consideravelmente a nossa compreensão das doenças.

c. Aplicações em medicina

As aplicações clínicas do CRISPR-Cas9 são também prometedoras. Estão em curso ensaios clínicos para avaliar a sua eficácia no tratamento de doenças hereditárias, como a anemia falciforme e certas formas de cegueira hereditária. Além disso, esta tecnologia pode potencialmente ser utilizada para tratar certas infecções virais, visando diretamente o material genético do vírus.

d. Desafios éticos e regulamentares

Apesar das suas inegáveis vantagens, a utilização do CRISPR-Cas9 também suscita grandes preocupações éticas. As questões relativas às modificações da linha germinal (alterações no ADN que podem ser transmitidas às gerações futuras) são objeto de um intenso debate entre cientistas, especialistas em ética e o público em geral. A necessidade de um quadro regulamentar forte é crucial para garantir que esta tecnologia seja utilizada de forma responsável.

e. Perspectivas futuras

À medida que a tecnologia continua a evoluir, é provável que assistamos ao aparecimento de novas variantes do sistema CRISPR que irão melhorar ainda mais a sua precisão e eficiência. Está também em curso investigação para alargar a sua utilização para além da edição de genes a outras áreas, como a terapia genética e mesmo a biologia sintética.

Desafios e considerações éticas

O sistema CRISPR-Cas9, que permite editar o genoma com uma precisão sem precedentes, suscitou um interesse considerável nos domínios da biologia, da medicina e da agricultura. No entanto, a sua utilização levanta desafios éticos e regulamentares complexos que exigem uma atenção especial.

Desafios éticos

Modificação genética humana: Um dos principais desafios éticos está ligado à modificação genética de embriões humanos. As implicações de tal prática são vastas, incluindo a possibilidade de criar "bebés de design" ou de introduzir alterações hereditárias que podem afetar as gerações futuras. Isto levanta questões sobre a identidade humana, a igualdade de acesso a tecnologias avançadas e consequências imprevistas para a biodiversidade humana.

Consentimento informado: Na investigação que envolve CRISPR-Cas9, o consentimento informado torna-se uma questão crucial. Os participantes na investigação devem ser plenamente informados sobre os potenciais riscos associados à edição do genoma, bem como sobre as implicações éticas das suas contribuições.

Justiça social: O acesso desigual às tecnologias CRISPR pode agravar as desigualdades sociais existentes. Os países desenvolvidos poderiam beneficiar mais destes avanços tecnológicos, enquanto os países em desenvolvimento poderiam ficar para trás, criando um fosso ainda maior entre as diferentes populações.

Desafios regulamentares

Quadro regulamentar inadequado: Atualmente, não existe um consenso internacional sobre a regulamentação da utilização do CRISPR-Cas9. As leis variam consideravelmente de país para país, complicando a investigação transfronteiriça e conduzindo a potenciais abusos em jurisdições menos rigorosas.

Controlo e responsabilidade: A questão de saber quem é responsável em caso de efeitos adversos ou acidentes relacionados com a utilização do CRISPR é igualmente preocupante. São essenciais mecanismos claros de controlo das aplicações CRISPR para garantir que os investigadores e os profissionais actuem de forma responsável.

Avaliação ética contínua: É imperativo que os comités de ética e os organismos reguladores continuem a avaliar regularmente as implicações éticas e sociais do CRISPR-Cas9 à medida que a tecnologia evolui. Isto inclui o desenvolvimento de diretrizes claras para a sua utilização em vários contextos.

3. Aplicações clínicas e éticas da terapia genética

A terapia genética é uma abordagem inovadora que tem como objetivo tratar ou prevenir doenças através da modificação dos genes de um indivíduo. Este método tem suscitado um interesse crescente no domínio da medicina, uma vez que oferece a possibilidade de tratar doenças genéticas hereditárias, cancros e outras doenças graves. No entanto, as aplicações clínicas da terapia génica levantam também questões éticas complexas.

Aplicações clínicas da terapia genética

Os estudos sobre a terapia genética centram-se principalmente em duas abordagens: a inserção de genes saudáveis para substituir os genes defeituosos e a utilização de técnicas como a CRISPR para modificar diretamente os genes existentes. Foram efectuados ensaios clínicos para tratar várias doenças, tais como :

- **Doenças monogénicas**: Estas doenças são causadas por uma mutação num único gene. A terapia genética pode potencialmente corrigir estas mutações, como no caso da atrofia muscular espinal ou de certas formas de distrofia muscular.

- **Cancros**: A terapia genética é utilizada para introduzir genes que podem estimular o sistema imunitário a atacar as células cancerígenas ou para tornar as células tumorais mais sensíveis ao tratamento.

- **Doenças virais**: Está em curso investigação sobre a utilização da terapia genética para tratar infecções virais crónicas como o VIH.

Práticas éticas relacionadas com a terapia genética: O rápido desenvolvimento da terapia genética levanta uma série de questões éticas:

- **Segurança e eficácia**: Os riscos associados à modificação genética, incluindo os efeitos fora do alvo e as reacções imunitárias, devem ser cuidadosamente avaliados antes de qualquer aplicação clínica.

- **Consentimento informado**: Os doentes devem ser plenamente informados dos potenciais riscos e benefícios antes de concordarem com o tratamento com terapia genética.

- **Equidade de acesso**: Existem preocupações quanto à desigualdade de acesso a tratamentos avançados, o que poderia agravar as desigualdades no domínio da saúde.

- **Modificação da linha germinativa versus modificação somática**: A distinção entre modificação genética somática (que afecta apenas o doente) e modificação da linha germinativa (que pode ser transmitida às gerações futuras) levanta questões éticas profundas sobre a potencial eugenia e o direito à integridade genética.

- **Regulamentação e vigilância**: As políticas públicas devem evoluir de forma a enquadrar estas novas tecnologias, protegendo simultaneamente os direitos dos indivíduos e garantindo uma investigação responsável.

Trabalho prático: Terapia genética de doenças inflamatórias

A terapia genética é uma abordagem inovadora que tem como objetivo tratar ou prevenir doenças através da modificação dos genes de um indivíduo. No contexto das doenças inflamatórias, esta técnica oferece um potencial promissor para atuar sobre os mecanismos subjacentes à inflamação e melhorar a qualidade de vida dos doentes. Eis um trabalho prático que pode dar aos alunos sobre este tema.

Objetivo: Compreender os princípios da terapia genética e a sua aplicação no tratamento de doenças inflamatórias.

Instruções :

- **Revisão da literatura:** Os alunos deverão efetuar uma investigação aprofundada sobre a terapia genética, centrando-se especificamente na sua utilização em doenças inflamatórias como a artrite reumatoide, a doença de Crohn e a colite ulcerosa.

Devem identificar, pelo menos, três estudos de casos em que a terapia genética tenha sido aplicada com êxito ou tenha demonstrado um potencial significativo.

- **Redação** de um relatório: Redigir um relatório de 2000 palavras que inclua:
    - Uma introdução à terapia genética e às doenças inflamatórias.
    - Uma explicação detalhada dos mecanismos de ação da terapia genética.
    - Uma análise crítica dos estudos de caso selecionados, incluindo os resultados alcançados e os desafios encontrados.
    - Uma discussão sobre o futuro da terapia genética no tratamento de doenças inflamatórias.
- **Apresentação:** Preparar uma apresentação PowerPoint de 10 minutos que resuma os pontos principais do relatório. A apresentação deve incluir:
    - Gráficos ou imagens que ilustrem os conceitos abordados.
    - No final, haverá tempo para perguntas e respostas.
- **Reflexão pessoal:** Incluir uma secção no relatório onde cada aluno reflicta sobre o potencial impacto da terapia genética na sua compreensão dos tratamentos médicos modernos e da ética.
- **Avaliação:** Os alunos serão avaliados em :
    - A profundidade e a pertinência da sua investigação (30%).
    - Clareza e organização do relatório escrito (30%).
    - Eficácia e empenhamento durante a apresentação (20%).
    - Reflexão pessoal e análise crítica (20%).

Capítulo 4: Nanomedicina

I. Conceção e aplicação de nanomateriais em medicina

A nanomedicina é um domínio emergente da medicina que utiliza tecnologias à escala nanométrica para diagnosticar, tratar e prevenir doenças. A nanomedicina baseia-se nos princípios da nanotecnologia, que é o estudo e a aplicação de estruturas, dispositivos e sistemas mais pequenos do que 100 nanómetros. A esta escala, as propriedades físicas e químicas dos materiais podem diferir consideravelmente das observadas a escalas maiores, abrindo novas possibilidades de intervenção médica.

Aplicações de nanomedicina

1. **Diagnóstico**:

Os nanomateriais, com as suas propriedades únicas, como uma grande área de superfície específica, maior reatividade química e caraterísticas ópticas particulares, oferecem vantagens significativas no diagnóstico precoce de doenças, na visualização de tecidos e na orientação de medicamentos.

Aplicações de nanomateriais em diagnósticos médicos

- **Imagiologia médica**: As nanopartículas são utilizadas como agentes de contraste em várias técnicas de imagiologia médica, incluindo a IRM (ressonância magnética) e a PET (tomografia por emissão de positrões). Por exemplo, as nanopartículas de ouro podem melhorar o contraste na RMN graças à sua capacidade de interagir com campos magnéticos.

- **Biomarcadores**: Os nanomateriais podem ser funcionalizados para se ligarem especificamente a determinados biomarcadores associados a doenças. Isto permite uma deteção mais precisa e sensível de doenças como o cancro. Estudos demonstram que os sensores baseados em nanotubos de carbono ou nanopartículas de prata podem detetar concentrações muito baixas de biomarcadores tumorais.

- **Sistemas de entrega orientada**: No diagnóstico e tratamento, os nanomateriais podem ser utilizados para entregar agentes terapêuticos diretamente às células doentes, permitindo simultaneamente a monitorização em tempo real através da imagiologia. Isto não só melhora a eficácia do tratamento como também reduz os efeitos secundários.

- **Testes de diagnóstico rápido**: Os dispositivos baseados em nanomateriais estão a permitir o desenvolvimento de testes de diagnóstico rápido para várias infecções ou condições médicas. Por exemplo, tornaram-se populares os testes que utilizam nanopartículas de ouro para detetar rapidamente a presença de antigénios ou anticorpos numa amostra biológica.

- **Nanosensores**: Estes dispositivos exploram as propriedades electrónicas e ópticas únicas dos nanomateriais para detetar alterações no ambiente biológico que possam indicar doenças. São capazes de dar uma resposta rápida e sensível às variações químicas associadas às patologias.

2. **Terapia direcionada**:

A terapia dirigida é uma abordagem inovadora para o tratamento de doenças, em particular do cancro. Ao contrário dos tratamentos tradicionais que afectam tanto as células saudáveis como as doentes, a terapia orientada visa especificamente as células cancerígenas, minimizando os efeitos secundários e melhorando a eficácia do tratamento. A integração de nanomateriais nesta abordagem abriu novas vias para o desenvolvimento de medicamentos mais eficazes.

1. Nanomateriais em medicina

Os nanomateriais, definidos como materiais com pelo menos uma dimensão na gama nanométrica (1 a 100 nm), têm propriedades únicas que os tornam particularmente adequados para utilização em medicina. A sua pequena dimensão permite-lhes interagir com biomoléculas a um nível fundamental, facilitando a administração de fármacos com objectivos específicos. Por exemplo, as nanopartículas podem ser concebidas para se ligarem especificamente a receptores presentes nas células tumorais, permitindo a libertação localizada do fármaco diretamente no tumor.

2. Mecanismos de ação: Os mecanismos pelos quais os nanomateriais exercem o seu efeito terapêutico são variados. Podem atuar de várias formas:

- **Entrega direcionada**: As nanopartículas podem ser modificadas para transportar agentes quimioterapêuticos ou genes terapêuticos para células específicas.

- **Imagiologia médica**: Os nanomateriais são também utilizados como agentes de contraste na imagiologia médica, permitindo a deteção precoce e precisa de tumores.
- **Terapias combinadas**: Ao integrar vários tipos de tratamento (como a quimioterapia e a imunoterapia) num único sistema de nanopartículas, é possível aumentar a eficácia global do tratamento.

3. Aplicações clínicas: Foram efectuados numerosos estudos clínicos para avaliar a eficácia de terapias específicas utilizando nanomateriais. Por exemplo, algumas formulações de nanopartículas lipídicas demonstraram uma maior capacidade de administrar eficazmente o paclitaxel (um agente quimioterapêutico), reduzindo simultaneamente os seus efeitos secundários sistémicos.

4. Desafios e perspectivas: Apesar das suas potenciais vantagens, a utilização de nanomateriais em terapias específicas apresenta também uma série de desafios. A biocompatibilidade, a toxicidade potencial e a estabilidade in vivo são preocupações que devem ser tidas em conta no desenvolvimento destes sistemas terapêuticos. Além disso, é essencial estabelecer protocolos regulamentares claros para garantir a segurança e a eficácia destas novas abordagens.

3. Vacinas e terapias imunológicas com aplicações de nanomateriais

As vacinas e as terapias imunológicas representam avanços significativos na medicina preventiva e terapêutica. O seu desenvolvimento baseia-se numa compreensão aprofundada do sistema imunitário, bem como na inovação tecnológica, em particular na utilização de nanomateriais.

Vacinas e terapias imunológicas: As vacinas funcionam estimulando o sistema imunitário a reconhecer e combater agentes patogénicos específicos. Contêm frequentemente antigénios derivados de vírus ou bactérias, que são administrados para induzir uma resposta imunitária sem causar doença. As terapias imunológicas, por outro lado, incluem uma vasta gama de abordagens destinadas a modular a resposta imunitária para tratar várias doenças, incluindo o cancro.

Mecanismos de ação: As vacinas dividem-se em várias categorias:

- **Vacinas vivas atenuadas**: contêm agentes patogénicos vivos mas enfraquecidos.
- **Vacinas inactivadas**: compostas por agentes patogénicos mortos.

- **Vacinas de subunidades**: Contêm apenas partes específicas do agente patogénico (antigénios).
- **Vacinas de ADN ou ARN**: Utilizam material genético para induzir uma resposta imunitária.

As terapias imunológicas incluem :

- **Imunoterapia com anticorpos monoclonais**: Utilização de anticorpos que visam especificamente as células tumorais.
- **Terapia celular**: Transplante de células imunitárias modificadas para melhorar a sua capacidade de combater o cancro.

Aplicações de nanomateriais: A integração de nanomateriais no desenvolvimento de vacinas e terapias imunológicas abriu novos caminhos promissores. Os nanomateriais podem melhorar a administração de antigénios, aumentar a eficácia dos adjuvantes (substâncias que estimulam a resposta imunitária) e permitir a libertação controlada de medicamentos.

Tipos de nanomateriais utilizados

- **Nanopartículas lipídicas**: Utilizadas para encapsular antigénios e facilitar a sua absorção pelas células apresentadoras de antigénios.
- **Nanopartículas poliméricas**: oferecem uma plataforma flexível para a administração direcionada de agentes terapêuticos.
- **Nanotubos de carbono**: têm propriedades únicas que podem ser exploradas para transportar medicamentos ou como vectores em vacinas.

Benefícios

- **Imunogenicidade melhorada**: As nanopartículas podem apresentar antigénios de uma forma que estimula o sistema imunitário de forma mais eficaz.
- **Administração direcionada**: Reduz os efeitos secundários ao concentrar o tratamento nas células-alvo.
- **Libertação controlada**: Assegura que o medicamento é libertado no momento certo e no local certo do organismo.

4. **Engenharia de tecidos**:

A engenharia de tecidos é um domínio interdisciplinar que combina princípios da biologia, engenharia, medicina e ciência dos materiais para desenvolver substitutos biológicos capazes de restaurar, manter ou melhorar a função de tecidos ou órgãos danificados. Este campo de estudo surgiu nos anos 80 e tem crescido exponencialmente graças aos avanços tecnológicos e a uma melhor compreensão dos mecanismos biológicos subjacentes.

Conceitos fundamentais

- **Biomateriais**: Os biomateriais são essenciais na engenharia de tecidos. Têm de ser biocompatíveis, o que significa que não provocam uma resposta imunitária indesejável quando implantados no corpo. Os biomateriais podem ser naturais (como o colagénio) ou sintéticos (como os polímeros biodegradáveis).

- **Células estaminais**: As células estaminais desempenham um papel crucial na engenharia de tecidos, uma vez que têm a capacidade de se diferenciar nos vários tipos de células necessários para a regeneração dos tecidos. A investigação sobre células estaminais embrionárias e adultas abriu novas vias para a terapia celular.

- **Scaffolds**: Os scaffolds são estruturas tridimensionais que suportam o crescimento celular e a formação de novos tecidos. Devem ter uma arquitetura adequada para promover a adesão, a proliferação e a diferenciação das células.

- **Factores de crescimento**: Estas proteínas regulam vários processos celulares, incluindo a proliferação, a migração e a diferenciação das células. A aplicação orientada de factores de crescimento pode melhorar a eficácia dos tratamentos de engenharia de tecidos.

- **Aplicações clínicas**: A engenharia de tecidos tem uma série de aplicações clínicas promissoras, incluindo o tratamento de lesões cutâneas, doenças cardiovasculares, doenças ortopédicas e até mesmo certas abordagens de doenças degenerativas como a diabetes.

Práticas actuais: As práticas actuais em engenharia de tecidos incluem:

- **Cultura de células**: A cultura in vitro é utilizada para estudar o comportamento das células num ambiente controlado antes da aplicação clínica.

- **Impressão 3D**: Esta tecnologia permite criar estruturas complexas que imitam a arquitetura natural dos tecidos humanos.

- **Terapias combinadas**: Integração de abordagens farmacológicas com engenharia de tecidos para otimizar os resultados terapêuticos.

- **Ensaios clínicos**: Muitos projectos de engenharia de tecidos são submetidos a ensaios clínicos para avaliar a sua segurança e eficácia antes de serem aprovados para utilização geral.

5. Biosensores

Os biossensores, que são dispositivos analíticos capazes de detetar substâncias biológicas, evoluíram significativamente graças à integração de nanomateriais. Devido às suas propriedades únicas à escala nanométrica, os nanomateriais oferecem vantagens consideráveis para melhorar a sensibilidade e a especificidade dos biossensores. Os estudos aprofundados sobre biossensores que utilizam nanomateriais centram-se em vários aspectos fundamentais: conceção do sensor, mecanismos de deteção e aplicações práticas em vários domínios, como a saúde, o ambiente e a agricultura.

1. Propriedades dos nanomateriais: Os nanomateriais têm uma grande área de superfície específica e propriedades ópticas, eléctricas e catalíticas melhoradas. Estas caraterísticas permitem que os biossensores atinjam uma maior sensibilidade na deteção de biomoléculas como as proteínas, os ácidos nucleicos ou os metabolitos.

2. Conceção do biossensor: A conceção de biossensores que incorporam nanomateriais envolve frequentemente a utilização de nanopartículas de ouro, grafeno ou nanotubos de carbono. Estes materiais podem ser utilizados como transdutores para converter o sinal biológico num sinal mensurável. Por exemplo, as nanopartículas de ouro podem amplificar o sinal eletroquímico quando reagem com um alvo específico.

3. Mecanismos de deteção: Os mecanismos de deteção nos biossensores baseados em nanomateriais incluem principalmente a deteção eletroquímica e ótica. No caso da deteção eletroquímica, os nanomateriais facilitam a transferência de electrões entre o sensor e o alvo biológico. No caso dos métodos ópticos, as propriedades plasmónicas das nanopartículas podem ser exploradas para detetar alterações na intensidade da luz em resposta à ligação de uma biomolécula.

4. Aplicações práticas: As aplicações práticas dos biossensores que utilizam nanomateriais são vastas:

- **Saúde**: Deteção precoce de doenças através de análises ao sangue.
- **Ambiente**: Controlo dos poluentes na água ou no ar.
- **Agricultura**: Monitorização do stress hídrico nas plantas ou deteção rápida de agentes patogénicos.

6. **Perspectivas futuras:** O futuro dos biossensores baseados em nanomateriais parece promissor, com avanços contínuos na nanotecnologia e a sua integração com outras tecnologias emergentes, como a inteligência artificial, para melhorar ainda mais a sua eficácia e alcance.

II. Fármacos direcionados

A nanomedicina é um domínio emergente que utiliza sistemas à escala nanométrica para melhorar o diagnóstico, o tratamento e a prevenção de doenças. A nanomedicina dirigida a fármacos é uma abordagem inovadora que visa administrar agentes terapêuticos diretamente a células ou tecidos doentes, minimizando os efeitos secundários nas células saudáveis. Este método baseia-se em vários princípios fundamentais, incluindo a conceção de nanopartículas, a funcionalização de superfícies e a utilização de vectores biológicos.

1. Conceção de nanopartículas

As nanopartículas, definidas como partículas de dimensão entre 1 e 100 nanómetros, são objeto de muita investigação devido às suas propriedades únicas, que diferem consideravelmente das dos materiais a granel. Estas propriedades particulares incluem uma elevada área de superfície específica, uma maior reatividade química e comportamentos ópticos, eléctricos e magnéticos distintos. Os estudos aprofundados sobre nanopartículas abrangem vários domínios, como a química, a física, a biologia e a engenharia.

Conceção de nanopartículas: A conceção de nanopartículas envolve vários métodos que podem ser classificados em duas categorias principais: métodos top-down e bottom-up.

- **Métodos descendentes**: Estas técnicas começam com um material maior que é progressivamente reduzido à nanoescala. Podem envolver processos mecânicos, como a retificação ou a maquinagem, bem como técnicas químicas, como a erosão por laser ou a litografia.

- **Métodos bottom-up**: Ao contrário dos métodos top-down, estas técnicas constroem nanopartículas a partir de átomos ou moléculas individuais. Isto pode incluir processos como a precipitação química, a auto-montagem e a síntese sol-gel.

Aplicações das nanopartículas: As nanopartículas têm encontrado aplicações em vários domínios:

- **Medicina**: Utilizado para a orientação de medicamentos, imagiologia médica e tratamento do cancro.
- **Eletrónica**: Utilizada no fabrico de dispositivos electrónicos miniaturizados.
- **Ambiente**: Utilizado para tratar águas residuais e detetar poluentes.
- **Materiais avançados**: Incorporados em compósitos para melhorar as suas propriedades mecânicas e térmicas.

Caracterização de nanopartículas: A caraterização é essencial para compreender as propriedades físicas e químicas das nanopartículas. As técnicas habitualmente utilizadas incluem:

- **Microscopia eletrónica de transmissão (TEM)**: Utilizada para observar a estrutura interna das nanopartículas.
- **Difração de raios X (XRD)**: Utilizada para determinar as fases cristalinas presentes nas amostras.
- **Espectroscopia de infravermelhos (IR)**: Fornece informações sobre os grupos funcionais presentes na superfície das nanopartículas.

Desafios éticos e ambientais: A utilização crescente de nanopartículas suscita também uma série de preocupações éticas e ambientais. Os potenciais efeitos na saúde humana e no ambiente devem ser cuidadosamente avaliados antes da sua utilização generalizada.

2. Funcionalização de superfícies

A funcionalização de superfícies é um domínio crucial no desenvolvimento de sistemas de administração de medicamentos. Envolve a modificação química ou física das superfícies dos materiais para melhorar a sua interação com as biomoléculas, o que é essencial para o direcionamento preciso dos fármacos. Esta abordagem tem como objetivo aumentar a eficácia terapêutica e reduzir os efeitos secundários.

a. **Conceitos fundamentais:** A funcionalização de superfícies pode ser conseguida através de vários métodos, incluindo a química de superfícies, a auto-montagem molecular e a utilização de polímeros. Estas técnicas permitem introduzir grupos funcionais específicos na superfície de um material, o que pode influenciar as suas propriedades biológicas. Por exemplo, as nanopartículas podem ser modificadas de modo a apresentarem ligandos específicos que se ligam a receptores celulares específicos, facilitando a administração de medicamentos específicos.
b. **Aplicações de direcionamento de fármacos:** Os sistemas funcionalizados de administração de fármacos são utilizados numa variedade de contextos clínicos, incluindo o tratamento do cancro, onde podem visar especificamente as células tumorais, poupando os tecidos saudáveis. Os lipossomas e as nanopartículas poliméricas são frequentemente utilizados como vectores para transportar agentes terapêuticos. A funcionalização não só melhora a biodisponibilidade do fármaco como também optimiza a sua libertação controlada.
c. **Técnicas de caraterização:** São utilizadas várias técnicas analíticas para avaliar a eficácia da funcionalização. A espetroscopia de infravermelhos (FTIR), a microscopia eletrónica de varrimento (SEM) e a cromatografia são normalmente utilizadas para caraterizar as modificações introduzidas nas superfícies e para analisar a interação entre o vetor e o fármaco.
d. **Desafios e perspectivas futuras:** Apesar dos avanços significativos neste domínio, subsistem vários desafios. A homogeneidade da funcionalização, a estabilidade a longo prazo dos sistemas desenvolvidos e o seu comportamento in vivo continuam a ser temas de intensa investigação. Para além disso, é

crucial avaliar a toxicidade potencial associada aos materiais funcionalizados.

À medida que a nossa compreensão das interações biomoleculares se for aprofundando, é provável que assistamos ao aparecimento de novas estratégias inovadoras para melhorar ainda mais a orientação dos medicamentos através da funcionalização das superfícies.

3. Vectores biológicos

A utilização de vectores biológicos para o direcionamento de medicamentos é um campo de investigação em rápida expansão que combina a biologia molecular, a farmacologia e a engenharia biomédica. Os vectores biológicos, como os lipossomas, as nanopartículas e os vírus modificados, são concebidos para transportar agentes terapêuticos diretamente para as células-alvo, minimizando os efeitos secundários nos tecidos saudáveis.

1. Conceitos básicos de vectores biológicos: Os vectores biológicos são frequentemente utilizados para melhorar a biodisponibilidade e a especificidade dos medicamentos. Por exemplo, os lipossomas podem encapsular fármacos hidrofóbicos e facilitar o seu transporte através do corpo. Além disso, estes sistemas podem ser modificados à superfície para atingir especificamente determinadas células ou tecidos através de ligandos específicos que se ligam a receptores celulares.

2. Tipos de vectores biológicos

- **Lipossomas**: São vesículas esféricas compostas por uma bicamada lipídica que podem encapsular vários tipos de fármacos. São amplamente utilizados para melhorar a solubilidade e a estabilidade dos fármacos.

- **Nanopartículas**: Estas estruturas à escala nanométrica podem ser fabricadas a partir de uma variedade de materiais (polímeros, metais) e podem ser direcionadas com precisão graças ao seu pequeno tamanho.

- **Vectores virais**: Os vírus modificados podem ser utilizados para introduzir material genético ou proteínas terapêuticas diretamente nas células-alvo. Esta abordagem é particularmente promissora no tratamento de doenças genéticas e de certos cancros.

3. Aplicações clínicas: Os vectores biológicos têm encontrado aplicações em várias áreas terapêuticas:

- **Oncologia**: As nanopartículas direcionadas podem fornecer agentes quimioterapêuticos diretamente aos tumores, reduzindo a toxicidade sistémica.

- **Terapia genética**: A utilização de vectores virais para introduzir genes de correção em células defeituosas de pacientes que sofrem de doenças hereditárias.

- **Vacinas**: Os vectores biológicos desempenham também um papel crucial no desenvolvimento de vacinas inovadoras, em especial as baseadas no ARN mensageiro.

4. Desafios e perspectivas futuras: Apesar das suas potenciais vantagens, a utilização de vectores biológicos apresenta uma série de desafios:

- **Imunogenicidade**: Alguns vectores podem induzir uma resposta imunitária indesejável que pode reduzir a sua eficácia.

- **Controlo do alvo**: Garantir que o medicamento atinge apenas as células-alvo sem afetar as células saudáveis continua a ser um grande desafio.

A investigação futura centrar-se-á na otimização destes sistemas para melhorar a sua eficácia e reduzir os seus efeitos secundários.

4. Avaliação clínica e desafios

A orientação de fármacos é uma abordagem terapêutica que visa administrar agentes farmacológicos diretamente a células ou tecidos doentes, minimizando o impacto nas células saudáveis. Esta estratégia é particularmente relevante no tratamento do cancro, em que os medicamentos tradicionais podem causar efeitos secundários graves devido à sua ação não específica. Os estudos aprofundados sobre a orientação dos fármacos centram-se em vários aspectos fundamentais, incluindo a conceção das moléculas, os mecanismos de ação, os sistemas de administração e a avaliação clínica.

- **Conceção de moléculas:** A conceção de medicamentos direcionados baseia-se na compreensão de biomarcadores específicos de doenças. Os investigadores utilizam frequentemente a biologia molecular para identificar estes alvos, permitindo o desenvolvimento de terapias mais eficazes. Por exemplo, os anticorpos monoclonais são concebidos para se ligarem a antigénios específicos presentes nas células tumorais. Isto permite a destruição selectiva das células cancerosas, poupando as células saudáveis.

- **Mecanismos de ação:** Os mecanismos de ação dos medicamentos alvo podem variar consideravelmente. Alguns actuam inibindo diretamente a sinalização celular que promove o crescimento do tumor, enquanto outros podem induzir uma resposta imunitária contra as células cancerígenas. A investigação continua a explorar estes mecanismos com o objetivo de melhorar a eficácia e reduzir a resistência ao tratamento.
- **Sistemas de administração:** Os sistemas de administração desempenham um papel crucial no êxito da seleção de fármacos. Tecnologias como as nanopartículas e os lipossomas são utilizadas para encapsular os fármacos e facilitar o seu transporte para o local-alvo. Estes sistemas também permitem um controlo preciso da libertação do fármaco, o que pode melhorar a eficácia e reduzir os efeitos secundários.
- **Avaliação clínica:** A avaliação clínica das terapêuticas-alvo envolve várias fases de ensaios clínicos rigorosos para determinar a sua segurança e eficácia. Os estudos devem demonstrar não só que o medicamento visa efetivamente o seu alvo, mas também que melhora efetivamente os resultados clínicos em comparação com os tratamentos padrão.

III. utilização das nanotecnologias na imagiologia médica

As nanotecnologias, que implicam a manipulação da matéria à escala nanométrica (1 a 100 nanómetros), têm suscitado um interesse crescente no domínio da imagiologia médica . Estas tecnologias permitem melhorar a precisão e a eficácia das técnicas de imagiologia, abrindo simultaneamente novas vias para o diagnóstico e o tratamento das doenças.

Aplicações nanotecnológicas na imagiologia médica

- **Nanopartículas como agentes de contraste**: As nanopartículas podem ser utilizadas como agentes de contraste em várias modalidades de imagiologia, incluindo a RM (ressonância magnética), a PET (tomografia por emissão de positrões) e a ecografia. Por exemplo, as nanopartículas de ouro e as nanopartículas de ferro são frequentemente utilizadas para melhorar o contraste das imagens de RMN, permitindo uma melhor visualização dos tecidos e dos órgãos.

- **Imagiologia direcionada**: As nanotecnologias permitem também a imagiologia direcionada, em que os agentes de contraste são concebidos para se ligarem especificamente a determinadas células ou biomarcadores. Isto não só melhora a deteção precoce da doença, como também permite uma avaliação mais exacta da resposta ao tratamento.

- **Terapias combinadas**: A integração de nanotecnologias com técnicas de imagiologia está a permitir o desenvolvimento de terapias combinadas, em que a imagiologia é utilizada para orientar tratamentos específicos. Por exemplo, as nanopartículas podem ser concebidas para administrar fármacos, proporcionando simultaneamente a visualização em tempo real do processo terapêutico.

- **Imagiologia molecular**: Os avanços na nanotecnologia permitiram o desenvolvimento de ferramentas de imagiologia molecular que podem detetar alterações a nível celular e molecular. Isto é particularmente útil para monitorizar o cancro e outras doenças crónicas.

- **Desafios éticos e regulamentares**: Embora os potenciais benefícios sejam consideráveis, existem também desafios associados à utilização das nanotecnologias na imagiologia médica, nomeadamente no que diz respeito à segurança, ética e regulamentação. A toxicidade potencial das nanopartículas e o seu comportamento no corpo humano exigem uma investigação exaustiva antes de uma utilização clínica generalizada.

Trabalho prático sobre a reabilitação das entorses do tornozelo

A reabilitação das entorses do tornozelo é um tema crucial no domínio da fisioterapia e da medicina desportiva. As entorses do tornozelo são lesões comuns, frequentemente causadas por uma torção ou movimento súbito que estica ou rasga os ligamentos que estabilizam a articulação. A reabilitação é essencial para restaurar a função, reduzir a dor e prevenir a recorrência.

Objetivo: Compreender os princípios fundamentais da reabilitação da entorse do tornozelo e aplicar estes conhecimentos através de exercícios práticos.

1. Avaliação inicial

- **Objetivo:** Aprender a avaliar uma entorse do tornozelo.
- **Atividade:** Peça aos alunos para efectuarem uma avaliação física de um parceiro simulando uma entorse (utilizando critérios como inchaço, dor e amplitude de movimentos).

2. Fase aguda (dias 1-3)

- **Objetivo:** Compreender os princípios do RICE (Rest, Ice, Compression, Elevation).
- **Atividade:** Simular o tratamento inicial de uma entorse, aplicando frio e elevando o membro lesionado.

3. Fase subaguda (dias 4-14)

- **Objetivo:** Introduzir exercícios ligeiros para melhorar a amplitude de movimentos.
- **Atividade:** Conceber um programa de exercícios que inclua movimentos suaves como a flexão/extensão passiva e ativa.

4. Fase de reabilitação (semanas 2-6)

- **Objetivo:** Fortalecer os músculos à volta do tornozelo.
- **Atividade:** Criar um circuito de exercício que inclua :
    - Exercícios com bandas elásticas para reforçar os músculos peroneais.
    - Exercícios de equilíbrio numa só perna para melhorar a propriocepção.

5. Regresso ao desporto (semanas 6+)

- **Objetivo:** Preparar o doente para regressar às suas actividades desportivas.
- **Atividade:** Desenvolver um plano de treino progressivo que incorpore movimentos específicos do desporto do paciente, enquanto monitoriza os sinais de dor ou desconforto.

Conclusão

Os estudantes devem ser capazes não só de aplicar estas técnicas, mas também de justificar cada etapa do processo de reabilitação com base nos princípios anatómicos e fisiológicos subjacentes.

Capítulo 5: Medicina generativa

Introdução

A medicina regenerativa é um domínio inovador da biologia e da medicina que tem por objetivo reparar, substituir ou regenerar tecidos e órgãos danificados. Baseia-se na utilização de células estaminais, biomateriais e outras técnicas avançadas para restaurar as funções fisiológicas normais. Esta disciplina está a surgir como resposta às limitações dos tratamentos tradicionais, nomeadamente no contexto das doenças degenerativas, das lesões traumáticas e do envelhecimento.

Fundamentos da medicina regenerativa: A medicina regenerativa baseia-se em vários conceitos-chave:

- **Células** estaminais: As células estaminais são células indiferenciadas capazes de se transformar em vários tipos de células. Desempenham um papel crucial na reparação dos tecidos e estão no centro da investigação em medicina regenerativa.

- **Biomateriais**: Estes materiais sintéticos ou naturais são utilizados para apoiar o crescimento celular e promover a regeneração dos tecidos. Podem ser concebidos para imitar as propriedades mecânicas e biológicas dos tecidos naturais.

- **Engenharia de tecidos**: Esta abordagem combina células, biomateriais e factores de crescimento para criar estruturas de tecidos que podem ser implantadas no corpo humano.

- **Terapias genéticas**: A integração de genes específicos nas células pode melhorar a sua capacidade de se repararem a si próprias ou de se desenvolverem em tecidos funcionais.

- **Aplicações clínicas**: A medicina regenerativa já demonstrou o seu potencial no tratamento de várias doenças, tais como doenças cardíacas, lesões da espinal medula, doenças neurodegenerativas e mesmo certas formas de cancro.

Perspectivas futuras: Os avanços tecnológicos continuam a alargar os horizontes da medicina regenerativa. A investigação aprofundada dos mecanismos biológicos subjacentes aos processos de regeneração permite otimizar os tratamentos existentes e desenvolver novos tratamentos. No entanto, este domínio enfrenta uma série de desafios éticos e regulamentares que exigem uma atenção especial para garantir que estas inovações sejam aplicadas de forma segura e eficaz.

I. Células estaminais: fontes e aplicações

As células estaminais são células indiferenciadas capazes de se transformarem em vários tipos de células e de se multiplicarem indefinidamente. O seu estudo aprofundado e a sua aplicação na medicina regenerativa têm suscitado um interesse crescente nas últimas décadas, uma vez que oferecem perspectivas promissoras para o tratamento de várias doenças e lesões.

Fontes de células estaminais: As células estaminais podem ser classificadas em várias categorias, de acordo com a sua origem:

1. Células estaminais embrionárias (ESC) :

As células estaminais embrionárias (CTE) são células pluripotentes que têm a capacidade de se diferenciar em quase todos os tipos de células do corpo humano. São derivadas de embriões numa fase inicial de desenvolvimento, geralmente do blastocisto, que é uma estrutura formada cerca de cinco dias após a fertilização. O estudo aprofundado e as práticas associadas às CTE abrangem várias áreas, incluindo a biologia celular, a medicina regenerativa, a ética e as aplicações terapêuticas.

Estudos aprofundados sobre as células estaminais embrionárias

- **Caraterísticas biológicas**: As CTE distinguem-se pela sua capacidade de se auto-renovarem indefinidamente, mantendo a sua pluripotência. Isto significa que podem dar origem a todos os tipos de células, incluindo neurónios, cardiomiócitos e outras células especializadas. Esta caraterística é essencial para o desenvolvimento embrionário normal e oferece perspectivas promissoras para a investigação biomédica.

- **Aplicações terapêuticas**: as CTE estão a ser estudadas pelo seu potencial no tratamento de várias doenças degenerativas, como a doença de Parkinson, a diabetes de tipo 1 e as lesões da espinal medula. Ao utilizar as CTE para gerar células específicas, é possível prever terapias regenerativas em que os tecidos danificados podem ser reparados ou substituídos.

- **Técnicas de cultura**: A cultura in vitro de CTE requer condições específicas para manter a sua pluripotência e evitar a diferenciação prematura. Técnicas como a utilização de meios enriquecidos com factores de crescimento são essenciais para apoiar o seu crescimento.

- **Ética e regulamentação**: A utilização de CTE levanta questões éticas importantes sobre a destruição de embriões humanos para obter estas células. Muitos países têm regulamentos rigorosos sobre a investigação de CTE para equilibrar o potencial científico com considerações morais.

- **Investigação atual**: A investigação recente tem-se centrado na melhoria dos métodos de derivação e cultura de ESCs e na exploração de novas formas de utilização destas células em contextos clínicos. Os estudos estão também a centrar-se na utilização de tecnologias como a CRISPR-Cas9 para modificar geneticamente estas células, a fim de melhorar as suas capacidades terapêuticas.

Práticas associadas às células estaminais embrionárias: As práticas que envolvem a utilização de **células** estaminais embrionárias incluem :

- **Derivação de células**: A derivação envolve a extração cuidadosa de células estaminais de embriões sem comprometer a sua integridade.
- **Diferenciação controlada**: Os investigadores estão a trabalhar em protocolos para a diferenciação controlada em linhas celulares específicas.
- **Transplante de células**: Uma vez diferenciadas, estas células podem ser transplantadas para um organismo hospedeiro para tratar várias patologias.
- **Avaliação da segurança**: Antes de qualquer aplicação clínica, é crucial avaliar a segurança e a eficácia dos tratamentos baseados em CTE.

2. Células estaminais adultas :

As células estaminais adultas, também conhecidas como células estaminais somáticas, são células indiferenciadas que se encontram em vários tecidos do corpo adulto. Ao contrário das células estaminais embrionárias, que são derivadas de embriões e têm a capacidade de se diferenciar em qualquer tipo de célula, as células estaminais adultas têm uma capacidade de diferenciação mais limitada. No entanto, desempenham um papel crucial na regeneração e reparação dos tecidos.

Estudos aprofundados sobre células estaminais adultas

- **Origem e tipos**: As células estaminais adultas encontram-se em vários tecidos, nomeadamente na medula óssea, no sangue periférico, no tecido adiposo e em certos órgãos como o fígado e o cérebro. Podem ser classificadas em duas grandes categorias: as células estaminais hematopoiéticas (que dão origem às várias células sanguíneas) e as células estaminais mesenquimatosas (que podem diferenciar-se em osso, cartilagem e tecido adiposo).

- **Mecanismos de regeneração**: As células estaminais adultas são essenciais para manter a homeostasia dos tecidos. São activadas em resposta a lesões ou stress fisiológico para substituir células perdidas ou danificadas. Por exemplo, após uma lesão muscular, as células satélite (um tipo de célula estaminal muscular) dividem-se para reparar o tecido muscular.

- **Aplicações clínicas**: A investigação sobre as células estaminais adultas conduziu a avanços significativos no domínio da medicina regenerativa. As terapias baseadas em transplantes de células estaminais hematopoiéticas já estão a ser utilizadas para tratar certas doenças do sangue, como a leucemia. Além disso, há estudos que exploram o seu potencial na reparação do coração após um ataque cardíaco ou no tratamento de doenças neurodegenerativas como a doença de Parkinson.

- **Desafios éticos e técnicos**: Embora a utilização de células estaminais adultas seja geralmente considerada menos controversa do que a das células embrionárias, coloca, no entanto, desafios éticos relacionados com a sua recolha e manipulação. Além disso, a sua eficácia clínica pode variar em função da idade do dador e do estado geral do tecido de origem.

- **Perspectivas futuras**: A investigação continua a explorar formas de melhorar o isolamento e a cultura de células estaminais adultas para aumentar o seu potencial terapêutico. Técnicas como a reprogramação celular têm como objetivo transformar estas células nos tipos de células específicos necessários para tratar várias patologias.

3. **Células estaminais pluripotentes induzidas (iPSCs)** :

As células estaminais pluripotentes induzidas (iPSC) representam um grande avanço no domínio da biologia celular e da medicina regenerativa. Estas células são derivadas de células somáticas adultas que foram reprogramadas para um estado pluripotente, o que significa que têm a capacidade de se diferenciar em quase todos os tipos de células do corpo humano. Esta reprogramação é geralmente conseguida através da introdução de factores de transcrição específicos, como Oct4, Sox2, Klf4 e c-Myc, que desempenham um papel crucial na manutenção da pluripotência.

Estudos aprofundados de CSPi

- **Origem e descoberta**: As iPSC foram descobertas pela primeira vez em 2006 por Shinya Yamanaka e seus colegas. O seu trabalho demonstrou que era possível reprogramar fibroblastos murinos em células pluripotentes utilizando um cocktail de quatro factores genéticos. Esta descoberta abriu caminho a uma investigação intensiva sobre as potenciais aplicações das iPSCs no tratamento de doenças degenerativas e lesões.

- **Mecanismos de reprogramação**: A reprogramação de células somáticas em iPSCs envolve vários mecanismos complexos, incluindo a modificação epigenética e a reorganização da rede de expressão genética. Os investigadores estão a estudar estes mecanismos para compreender melhor como controlar o processo de reprogramação e melhorar a eficácia e a segurança das iPSC.

- **Aplicações médicas**: as iPSC oferecem um potencial considerável para a medicina regenerativa, nomeadamente no tratamento de doenças como a diabetes, doenças neurodegenerativas (como a doença de Alzheimer e a doença de Parkinson) e terapia genética. Utilizando as iPSC, é possível gerar células específicas dos doentes para substituir ou reparar tecidos danificados.

- **Desafios éticos e técnicos**: Embora promissoras, as iPSC também suscitam preocupações éticas quanto à sua utilização, nomeadamente no que respeita ao risco de formação de tumores (teratomas) durante o transplante de células. Além disso, há ainda desafios técnicos a ultrapassar para garantir que estas células são seguras e eficazes para utilização clínica.

- **Investigação futura**: O futuro dos estudos com iPSC parece promissor com o aparecimento de novas tecnologias, como a edição do genoma CRISPR-Cas9, que poderão melhorar ainda mais a segurança e a eficácia dos tratamentos baseados em iPSC. A investigação continua a explorar não só as suas aplicações terapêuticas, mas também a sua potencial utilização em modelos de doenças para compreender melhor várias perturbações humanas.

Aplicações em medicina regenerativa: As aplicações das células estaminais em medicina regenerativa são variadas e incluem :

1. **Tratamento das doenças degenerativas** :

As doenças degenerativas, também conhecidas como doenças crónicas degenerativas, são um grupo de condições que levam à rutura progressiva das células, tecidos ou órgãos. Estas doenças podem afetar vários sistemas do corpo humano e estão frequentemente relacionadas com a idade, embora também possam ser influenciadas por factores genéticos, ambientais e de estilo de vida. Segue-se uma lista não exaustiva de algumas das doenças degenerativas mais comuns:

- **Doença de Alzheimer**: uma forma de demência que afecta a memória, o pensamento e o comportamento. Caracteriza-se pela formação de placas amilóides e degeneração neurofibrilar no cérebro.

- **Doença de Parkinson**: doença neurodegenerativa que afecta principalmente os movimentos. Manifesta-se por tremores, rigidez muscular e problemas de equilíbrio.

- **Esclerose múltipla**: Uma doença autoimune em que o sistema imunitário ataca a mielina, a camada protetora dos nervos, causando uma variedade de sintomas neurológicos.

- **Degenerescência macular relacionada com a idade (DMRI)**: uma doença ocular que provoca a perda progressiva da visão central devido à deterioração da retina.

- **Osteoartrite**: uma doença degenerativa das articulações que provoca o desgaste da cartilagem articular, causando dor e rigidez.

- **Esclerose lateral amiotrófica (ELA)**: Doença neurodegenerativa que afecta os neurónios motores do cérebro e da medula espinal, provocando uma fraqueza muscular progressiva.

- **Coreia de Huntington**: Doença hereditária causada por uma degeneração progressiva dos neurónios em determinadas áreas do cérebro, que conduz a movimentos involuntários e a um défice cognitivo.
- **Fibrose pulmonar idiopática**: Doença pulmonar crónica caracterizada pela formação progressiva de cicatrizes no tecido pulmonar, dificultando a respiração.
- **Diabetes tipo 2**: Embora seja frequentemente considerada uma doença metabólica, pode levar a várias complicações degenerativas, como doenças cardiovasculares e neuropatia.
- **Osteoporose**: uma doença caracterizada por uma redução da densidade óssea e um risco acrescido de fracturas.

O tratamento das doenças degenerativas na medicina regenerativa

A medicina regenerativa é um domínio inovador que tem por objetivo reparar, substituir ou regenerar células, tecidos ou órgãos danificados. As doenças degenerativas, como a doença de Alzheimer, a doença de Parkinson e as doenças degenerativas da coluna vertebral, representam um grande desafio para a saúde pública a nível mundial. Estas doenças caracterizam-se frequentemente por uma degradação progressiva das células e dos tecidos, que conduz a uma perda significativa de funções.

Abordagens à medicina regenerativa

a) **Células** estaminais: As células estaminais têm o potencial de se diferenciar em vários tipos de células. A sua utilização no tratamento de doenças degenerativas baseia-se na sua capacidade de substituir células perdidas ou danificadas. Por exemplo, a investigação sobre células estaminais neurais revela um potencial promissor no tratamento de doenças neurodegenerativas.

b) **Terapia** genética: A terapia genética consiste em introduzir, eliminar ou modificar material genético nas células de um doente para tratar uma doença. No contexto das doenças degenerativas, esta abordagem pode corrigir as mutações genéticas responsáveis por determinadas condições.

c) **Engenharia de tecidos**: Esta técnica combina células estaminais com biomateriais para criar tecidos artificiais que podem ser implantados no corpo para restaurar funções perdidas. Estudos demonstraram que a engenharia de tecidos pode ser utilizada para tratar lesões da espinal medula e outras lesões traumáticas.

d) **Factores de crescimento**: A utilização de factores de crescimento para estimular a regeneração celular é também uma via promissora. Estas proteínas podem incentivar a proliferação celular e promover a reparação dos tecidos em várias patologias degenerativas.

e) **Nanotecnologia**: A aplicação da nanotecnologia na medicina regenerativa permite a administração de medicamentos específicos e uma melhor visualização dos processos biológicos a nível celular. Isto poderá melhorar a eficácia dos tratamentos para as doenças degenerativas.

Desafios e perspectivas: Apesar destes avanços promissores, subsistem vários desafios no domínio da medicina regenerativa para o tratamento de doenças degenerativas:

- **Ética**: A utilização de células estaminais levanta questões éticas sobre a sua origem.
- **Segurança**: Os riscos associados à terapia genética e aos implantes de tecidos devem ser cuidadosamente avaliados.
- Quadro **regulamentar**: O quadro regulamentar que envolve as novas terapêuticas deve evoluir para garantir a sua segurança e eficácia.
- **Custo**: O desenvolvimento e a aplicação clínica destas tecnologias podem ser dispendiosos, limitando a sua acessibilidade.

2. Medicina de reparação :

A medicina reparadora, também conhecida como medicina regenerativa, é um domínio inovador da medicina que tem por objetivo reparar ou substituir tecidos e órgãos danificados. Este campo de estudo baseia-se nos avanços da biologia celular, da engenharia de tecidos e da terapia genética para desenvolver tratamentos capazes de restaurar a função normal dos tecidos afectados por doenças, lesões ou envelhecimento.

Conceitos-chave

- **Biologia Celular e Tecidular**: A compreensão das células estaminais é fundamental para a medicina reparadora. As células estaminais são capazes de se diferenciar em vários tipos de células e podem ser utilizadas para regenerar tecidos danificados. A investigação centra-se no isolamento, cultura e aplicação clínica destas células.

- **Engenharia de tecidos**: Este domínio combina os princípios da engenharia e da biologia para criar substitutos biológicos que possam imitar as estruturas naturais do corpo humano. Isto inclui a utilização de biomateriais para apoiar o crescimento celular e a formação de novos tecidos.

- **Terapia** génica: A terapia génica envolve a introdução, remoção ou modificação de material genético nas células de um doente para tratar uma doença. Esta abordagem pode ser utilizada para corrigir defeitos genéticos que causam determinadas condições médicas.

- **Aplicações clínicas**: As aplicações clínicas da medicina reparadora incluem o tratamento de doenças degenerativas como a doença de Alzheimer, lesões da espinal medula e doenças cardiovasculares, bem como aplicações ortopédicas para reparar cartilagens ou ossos danificados.

- **Desafios éticos e regulamentares**: Como qualquer área emergente, a medicina reparadora levanta questões éticas sobre a utilização de células estaminais (particularmente as derivadas de embriões), bem como preocupações regulamentares sobre a segurança e eficácia de novas terapias.

3. Terapias genéticas :

As terapias genéticas representam um avanço significativo no campo da medicina regenerativa, oferecendo soluções potenciais para o tratamento de doenças genéticas, doenças degenerativas e até mesmo certas formas de cancro. Esta abordagem terapêutica baseia-se na introdução, eliminação ou modificação de material genético nas células de um doente, a fim de corrigir anomalias genéticas subjacentes ou melhorar a função celular.

a) Fundamentos da terapia genética

As terapias genéticas podem ser divididas em duas categorias principais: somáticas e de linha germinal. As terapias somáticas visam modificar os genes nas células somáticas (não reprodutivas) de um indivíduo, enquanto as terapias da linha germinal envolvem modificações nas células germinativas (espermatozóides e óvulos), que podem ter um impacto na descendência.

Os vectores utilizados para entregar o material genético são frequentemente derivados de vírus modificados, que foram concebidos para não serem patogénicos, mas que têm a capacidade de introduzir eficazmente o gene terapêutico nas células-alvo. Estes vectores incluem os lentivírus, os adenovírus e os vírus adeno-associados (AAV).

a) **Aplicações clínicas**

   As aplicações clínicas das terapias genéticas são vastas. Por exemplo, revelaram um potencial prometedor no tratamento de doenças hereditárias como a atrofia muscular espinal (AME) e certas formas de distrofia muscular. Os ensaios clínicos demonstraram que a administração de genes de correção pode melhorar consideravelmente a qualidade de vida dos doentes que sofrem destas doenças.

   A terapia genética está também a ser explorada como tratamento do cancro. Através da introdução de genes que estimulam uma resposta imunitária contra as células tumorais ou através da inibição de oncogenes específicos, é possível aumentar a eficácia dos tratamentos tradicionais contra o cancro.

b) **Desafios e considerações éticas**

   Apesar de promissora, a terapia génica levanta uma série de desafios técnicos e éticos. Os riscos associados à inserção aleatória de material genético podem levar a efeitos indesejáveis, como a ativação de oncogenes ou a supressão de genes supressores de tumores. Além disso, as questões éticas que envolvem a manipulação do material genético humano são complexas e exigem uma análise cuidadosa das implicações a longo prazo.

c) **Perspectivas futuras**

   O futuro das terapias genéticas na medicina regenerativa parece promissor graças a avanços tecnológicos como o CRISPR-Cas9, que permite uma edição precisa do genoma. Isto abre caminho a tratamentos mais direcionados e potencialmente menos arriscados para várias doenças.

4. **Transplantes de órgãos**

A transplantação de órgãos é um procedimento médico complexo que consiste na transferência de um órgão de um dador para um recetor, com o objetivo de substituir um órgão em falência. No contexto da medicina regenerativa, esta prática assume uma dimensão ainda mais significativa, uma vez que faz parte de uma abordagem que tem como objetivo não só substituir órgãos, mas também restaurar funções biológicas através da regeneração de tecidos.

- **Antecedentes históricos e desenvolvimento :** A transplantação de órgãos sofreu grandes avanços desde os primeiros transplantes bem sucedidos no início do século XX. Os avanços na imunologia, cirurgia e farmacologia melhoraram as taxas de sucesso dos transplantes. A descoberta dos imunossupressores foi particularmente crucial para evitar a rejeição do transplante pelo sistema imunitário do recetor.

- **Medicina regenerativa:** A medicina regenerativa engloba várias estratégias destinadas a reparar ou substituir tecidos ou órgãos danificados. Estas incluem a utilização de células estaminais, a bioengenharia de tecidos e a terapia genética. Estas abordagens visam desenvolver soluções sustentáveis para os doentes que sofrem de doenças crónicas ou degenerativas.
- **Técnicas de transplantação:** As técnicas de transplantação podem ser divididas em várias categorias:
  - **Transplantação alogénica**: quando o órgão provém de um dador humano.
  - **Transplante autólogo**: quando o órgão é retirado do mesmo indivíduo.
  - **Xenoenxerto**: quando o órgão provém de uma espécie diferente.

  Cada um destes métodos apresenta os seus próprios desafios, nomeadamente em termos de rejeição imunitária e de disponibilidade de órgãos.
- **Desafios éticos e sociais:** As práticas de transplantação levantam também questões éticas importantes, como a comercialização de órgãos, o consentimento informado dos dadores e a igualdade de acesso aos cuidados. A escassez de órgãos disponíveis continua a ser um problema importante, levando os investigadores a explorar alternativas como os órgãos cultivados em laboratório.
- **Perspectivas futuras:** O futuro do transplante de órgãos em medicina regenerativa parece promissor graças aos avanços tecnológicos, como a impressão de órgãos em 3D e as terapias celulares avançadas. Estas inovações poderão reduzir potencialmente a dependência de órgãos humanos doados, melhorando simultaneamente os resultados clínicos para os doentes.

Trabalho prático sobre ensaios clínicos em medicina regenerativa

Introdução aos ensaios clínicos em medicina regenerativa

A medicina regenerativa é um domínio inovador que tem como objetivo reparar, substituir ou regenerar tecidos e órgãos danificados. Os ensaios clínicos desempenham um papel crucial no desenvolvimento de novas terapias regenerativas, uma vez que permitem avaliar a eficácia e a segurança dos tratamentos antes de serem introduzidos no mercado. O objetivo deste trabalho prático é explorar as diferentes fases dos ensaios clínicos, os desafios associados à medicina regenerativa e a importância da regulamentação e da ética neste domínio.

Objectivos do trabalho prático

- **Compreender as fases dos ensaios clínicos**: Os alunos estudarão as diferentes fases dos ensaios clínicos (Fase I, II, III e IV) e a sua respectiva importância no desenvolvimento de tratamentos em medicina regenerativa.

- **Análise de estudos de caso**: Os estudantes deverão escolher uma terapia regenerativa específica (por exemplo, terapias celulares ou genéticas) e analisar um ensaio clínico relevante. Deverão examinar a metodologia, os resultados e as implicações éticas.

- **Avaliação dos desafios éticos e regulamentares**: Os alunos discutirão os desafios éticos associados aos ensaios clínicos em medicina regenerativa, incluindo o consentimento informado, a manipulação genética e o acesso equitativo aos tratamentos.

- **Redação de relatórios**: No final do trabalho prático, cada aluno redigirá um relatório pormenorizado apresentando as suas conclusões sobre o ensaio clínico escolhido, incluindo uma discussão sobre o seu potencial impacto na prática médica.

- **Apresentação oral**: Os alunos apresentarão os seus resultados perante os seus pares para incentivar a troca de ideias e a discussão crítica sobre o tema.

Estrutura do relatório: O relatório deve incluir as seguintes secções:

- **Introdução**
    - Panorama da medicina regenerativa.
    - Importância dos ensaios clínicos.

- **Metodologia do ensaio clínico escolhido**: Descrição do ensaio (objetivo, população-alvo, conceção).

- **Resultados**: Resumo dos resultados obtidos.

- **Discussão**
  - Análise crítica dos resultados.
  - Implicações éticas e regulamentares.

Conclusão

Reflexões finais sobre o futuro dos ensaios clínicos em medicina regenerativa.

II. Imagiologia de tecidos

A imagiologia dos tecidos em medicina regenerativa é um campo de investigação em rápida expansão que combina técnicas avançadas de imagiologia com abordagens terapêuticas destinadas a reparar ou substituir tecidos danificados. Esta disciplina baseia-se na capacidade de visualizar e analisar as estruturas dos tecidos a diferentes níveis, do microscópico ao macroscópico, a fim de compreender melhor os processos biológicos envolvidos na regeneração dos tecidos.

1. Fundamentos da imagiologia de tecidos

A imagiologia dos tecidos utiliza uma variedade de modalidades de imagem, incluindo a RM (ressonância magnética), a TC (tomografia computorizada), os ultra-sons e a microscopia ótica. Cada uma destas técnicas oferece vantagens específicas para a visualização de tecidos vivos. Por exemplo, a RM é particularmente útil para obter imagens pormenorizadas de tecidos moles, enquanto a TC é frequentemente utilizada para avaliar estruturas ósseas.

2. Aplicações em medicina regenerativa

Na medicina regenerativa, a imagiologia dos tecidos desempenha um papel crucial na monitorização dos tratamentos e na avaliação da eficácia das terapias celulares e genéticas. Os investigadores utilizam estas técnicas para monitorizar a reparação dos tecidos após uma lesão ou cirurgia e para avaliar a viabilidade e funcionalidade dos enxertos de tecidos.

3. Técnicas avançadas

Estão também a ser utilizadas técnicas avançadas, como a imagiologia por fluorescência e a tomografia por emissão de positrões (PET), para estudar os processos metabólicos nos tecidos regenerados. Estes métodos fornecem informações dinâmicas sobre o comportamento celular e podem ajudar a identificar biomarcadores associados à regeneração.

4. Desafios e perspectivas futuras

Apesar dos progressos realizados, subsistem vários desafios no domínio da imagiologia de tecidos em medicina regenerativa. Um dos principais desafios é melhorar a resolução espacial e temporal das imagens, minimizando a invasividade para o doente. Além disso, existe uma necessidade crescente de integrar dados de imagiologia com outros tipos de dados biológicos para obter uma compreensão holística do processo de regeneração.

III. Terapias celulares para a reparação de tecidos.

As terapias baseadas em células para reparação de tecidos representam um campo de investigação em rápida expansão, incorporando abordagens inovadoras destinadas a restaurar ou substituir tecidos danificados. Estas terapias baseiam-se na utilização de células vivas, frequentemente derivadas de várias fontes, como as células estaminais, para promover a regeneração dos tecidos e tratar doenças degenerativas ou lesões.

1. Tipos de terapia celular: As terapias celulares podem ser classificadas em várias categorias:

- **Células** estaminais: As células estaminais embrionárias e adultas estão no centro da investigação sobre a regeneração de tecidos. Têm a capacidade de se diferenciar em vários tipos de células, o que as torna ideais para substituir células danificadas em tecidos como a cartilagem, o músculo ou o tecido nervoso.

- **Terapia genética**: Esta abordagem combina a terapia celular com a modificação genética. Podem ser introduzidos genes específicos nas células para corrigir defeitos genéticos ou melhorar a sua capacidade de reparação de tecidos.

- **Terapias baseadas em exossomas**: Os exossomas, pequenas vesículas segregadas pelas células, desempenham um papel crucial na comunicação intercelular. Podem transportar proteínas e ARN mensageiro que promovem a reparação dos tecidos.

2. Mecanismos de ação: Os mecanismos pelos quais estas terapêuticas actuam incluem :

- **Estimulação da angiogénese**: A formação de novos vasos sanguíneos é essencial para fornecer os nutrientes necessários à regeneração dos tecidos.

- **Modulação do sistema imunitário**: Foi demonstrado que determinadas células estaminais modulam a resposta imunitária, reduzindo a inflamação e promovendo um ambiente propício à cura.

- **Secreção de factores de crescimento**: As células utilizadas nestas terapias segregam vários factores de crescimento que favorecem a proliferação e a migração das células para o local da lesão.

3. Aplicações clínicas: As aplicações clínicas das terapias celulares são vastas:

- **Ortopedia**: utilização de células estaminais para reparar a cartilagem das articulações.

- **Cardiologia**: Injecções de células cardíacas para melhorar a função cardíaca após um ataque cardíaco.

- **Neurologia**: Investigação sobre a utilização de células estaminais no tratamento de lesões da espinal medula e de doenças neurodegenerativas como a doença de Alzheimer.

4. Mecanismos biológicos

A terapia celular utiliza células vivas para tratar ou prevenir doenças, centrando-se na reparação ou substituição de tecidos danificados. Este processo baseia-se numa compreensão aprofundada dos mecanismos biológicos subjacentes à regeneração dos tecidos.

Mecanismos biológicos na terapia celular

- **Células** estaminais: As células estaminais desempenham um papel central na terapia celular. Têm a capacidade de se diferenciar em vários tipos de células e são essenciais para o desenvolvimento e reparação dos tecidos. A investigação mostra que as células estaminais mesenquimais (MSCs) podem modular as respostas imunitárias e promover a regeneração dos tecidos através da sua capacidade de segregar factores tróficos.
- **Sinalização celular**: As vias de sinalização, como as que envolvem citocinas e factores de crescimento, são cruciais para orquestrar os processos de reparação dos tecidos. Por exemplo, o fator de crescimento derivado das plaquetas (PDGF) e o fator de crescimento epidérmico (EGF) estão envolvidos na proliferação e migração de células para locais lesionados.
- **Microambiente tecidular**: O microambiente desempenha um papel fundamental na eficácia das terapias baseadas em células. As interações entre as células injectadas e o tecido hospedeiro podem influenciar o resultado terapêutico. Estudos demonstram que a remodelação do microambiente pode melhorar a integração das células transplantadas.
- **Engenharia de tecidos**: A engenharia de tecidos combina células, biomateriais e factores bioquímicos para criar substitutos de tecidos funcionais. Isto requer uma compreensão profunda das propriedades mecânicas e biológicas do tecido alvo, de modo a otimizar a adesão, proliferação e diferenciação das células.
- **Aplicações clínicas**: As aplicações clínicas incluem o tratamento de doenças degenerativas, como a osteoartrite e as doenças cardiovasculares, bem como de lesões agudas e crónicas. A investigação continua a explorar a forma de maximizar a eficácia terapêutica, minimizando os riscos associados aos tratamentos celulares.

Técnicas de administração de terapia celular

A terapia celular consiste na utilização de células vivas para tratar ou prevenir doenças e é particularmente prometedora para a regeneração de tecidos danificados. Esta abordagem baseia-se numa série de técnicas de administração concebidas para otimizar a eficácia das células transplantadas, minimizando os efeitos adversos.

Técnicas de administração em terapia celular

- **Injeção direta**: Um dos métodos mais comuns envolve a injeção de células diretamente no local da lesão. Esta técnica é frequentemente utilizada para tratar lesões músculo-esqueléticas ou doenças degenerativas. Os desafios incluem a sobrevivência das células após a injeção e a distribuição homogénea das células no tecido alvo.
- **Sistemas de libertação controlada**: Estes sistemas permitem uma libertação prolongada e controlada de células ou factores de crescimento associados. Podem incluir hidrogéis ou outros biomateriais que promovam a adesão e migração das células para os tecidos circundantes.
- **Engenharia de tecidos**: Esta abordagem combina células com um suporte tridimensional que imita a matriz extracelular natural do tecido alvo. Isto não só fornece suporte estrutural para as células, como também melhora a sua integração no tecido hospedeiro.
- **Terapias genéticas combinadas**: Em alguns casos, as células podem ser geneticamente modificadas antes da administração para melhorar as suas propriedades terapêuticas, como a produção de factores anti-inflamatórios ou pró-regenerativos.
- **Administração sistémica**: Embora menos direcionado, este método utiliza a corrente sanguínea para distribuir as células por todo o corpo. Pode ser útil no tratamento de doenças sistémicas em que a intervenção local não é suficiente.

Desafios e perspectivas

Os desafios associados a estas técnicas incluem a sobrevivência das células após a administração, a imunogenicidade e a integração funcional no tecido hospedeiro. É necessária investigação contínua para melhorar estes métodos, incluindo a utilização de biomateriais avançados, a otimização dos protocolos de injeção e o desenvolvimento de novas estratégias de engenharia de tecidos.

Trabalho prático sobre Modos de Inteligência Artificial Aplicados à Imagiologia Médica

Introdução

A inteligência artificial (IA) revolucionou o domínio da imagiologia médica, fornecendo ferramentas poderosas para a análise e interpretação de dados visuais. Este trabalho prático tem como objetivo explorar as diferentes aplicações da IA neste domínio, centrando-se em técnicas, algoritmos e resultados clínicos.

Objectivos do trabalho prático

- **Compreender os fundamentos da IA**: Os alunos adquirem uma compreensão básica dos conceitos de inteligência artificial, incluindo a aprendizagem automática, a aprendizagem profunda e as suas aplicações específicas à imagiologia médica.

- **Exploração de técnicas de imagiologia médica**: Os alunos ficarão a conhecer diferentes modalidades de imagiologia (MRI, CT, ultra-sons) e a forma como podem ser melhoradas por algoritmos de IA.

- **Analisar estudos de casos**: Os alunos deverão examinar vários estudos de casos em que a IA foi aplicada com êxito para melhorar o diagnóstico ou o tratamento médico.

- **Desenvolvimento de um projeto prático**: Utilizando um conjunto de dados de imagiologia médica disponível, cada aluno desenvolverá um modelo simples de aprendizagem automática para classificar ou segmentar imagens médicas.

- **Avaliar as implicações éticas**: Os alunos deverão debater as implicações éticas da utilização da IA na medicina, incluindo a privacidade dos dados e a responsabilidade clínica.

Metodologia

- **Pesquisa bibliográfica**: Os alunos começarão por fazer uma pesquisa exaustiva da literatura académica para compreender os fundamentos teóricos.
- **Workshops práticos**: Serão organizadas sessões práticas para permitir aos estudantes manipular ferramentas de IA e analisar conjuntos de dados reais.
- **Apresentações orais**: Cada aluno apresentará os seus resultados à turma, a fim de incentivar a discussão crítica das suas conclusões.

Conclusão

Este trabalho prático permitirá aos estudantes não só adquirir competências técnicas em matéria de IA aplicada à imagiologia médica, mas também desenvolver um pensamento crítico sobre a sua utilização no domínio da medicina.

MÓDULO 2: TÉCNICAS CIRÚRGICAS MODERNAS

Introdução

O estudo das técnicas cirúrgicas modernas é um campo em constante evolução, incorporando avanços tecnológicos e métodos inovadores que estão a transformar a prática cirúrgica. A cirurgia moderna baseia-se numa compreensão profunda da anatomia e fisiologia humanas, bem como nos princípios fundamentais da medicina. As técnicas cirúrgicas contemporâneas incluem não só os procedimentos abertos tradicionais, mas também abordagens menos invasivas, como a laparoscopia e a robótica.

Os avanços na imagiologia médica, como a ressonância magnética e a tomografia computorizada, permitiram aos cirurgiões obter uma visão exacta das estruturas internas do corpo antes de realizarem uma operação. Isto conduziu a um planeamento cirúrgico mais eficiente e a uma redução dos riscos associados às operações. Além disso, a utilização de ferramentas e tecnologias cirúrgicas avançadas, como a navegação cirúrgica, melhorou a precisão das operações.

A formação contínua é essencial para que os profissionais de saúde se familiarizem com estas novas técnicas. Os programas de residência cirúrgica incluem atualmente módulos sobre tecnologias emergentes e melhores práticas baseadas em provas. A ética na cirurgia moderna é também um tópico crucial, uma vez que as novas tecnologias levantam questões sobre o consentimento informado e a equidade no acesso aos cuidados.

Além disso, a investigação clínica desempenha um papel fundamental na avaliação da eficácia e da segurança de novos procedimentos cirúrgicos. Os ensaios clínicos aleatórios são frequentemente necessários para estabelecer protocolos normalizados que garantam o melhor resultado possível para os doentes.

Em suma, o estudo das técnicas cirúrgicas modernas implica uma abordagem multidisciplinar que engloba não só as competências técnicas, mas também uma compreensão ética e científica aprofundada. Isto permite que os cirurgiões ofereçam cuidados óptimos enquanto se adaptam aos rápidos desenvolvimentos no campo da medicina.

Capítulo 6: Cirurgia assistida por robot

Introdução

A cirurgia assistida por robô (RAS) representa um avanço significativo no domínio da medicina, combinando tecnologias robóticas com competências cirúrgicas humanas para melhorar os resultados dos doentes. Esta abordagem inovadora permite aos cirurgiões efetuar procedimentos complexos com maior precisão, reduzir a dor pós-operatória e acelerar os tempos de recuperação.

História e desenvolvimento

A utilização de robots em cirurgia começou na década de 1980, mas a tecnologia arrancou realmente no início dos anos 2000 com a introdução do sistema da Vinci. Este sistema permite aos cirurgiões controlar remotamente instrumentos miniaturizados, proporcionando uma visão tridimensional e alargada do campo operatório. As vantagens incluem um melhor manuseamento dos tecidos, menos hemorragias e um menor risco de infeção.

Aplicações clínicas

As aplicações da cirurgia assistida por robot são variadas e incluem procedimentos em urologia, ginecologia, cardiologia e cirurgia geral. Na urologia, por exemplo, a prostatectomia assistida por robô tornou-se um procedimento padrão para o tratamento do cancro da próstata. Do mesmo modo, em ginecologia, a histerectomia assistida por robot oferece vantagens semelhantes em termos de recuperação rápida e de redução das complicações.

Vantagens e desvantagens : As principais vantagens do CAR são as seguintes

- **Maior precisão**: Os robôs permitem um controlo fino dos instrumentos cirúrgicos.
- **Menos invasivo**: Os procedimentos podem frequentemente ser efectuados através de incisões mais pequenas.
- **Recuperação rápida**: Os doentes beneficiam geralmente de um período de hospitalização mais curto.

No entanto, existem também potenciais inconvenientes:

- **Custo elevado**: A aquisição e a manutenção de equipamento robótico são dispendiosas.
- **Curva de aprendizagem**: Os cirurgiões necessitam de formação específica para dominar estes sistemas.
- **Limitações técnicas**: Embora os robots sejam avançados, não substituem completamente os conhecimentos humanos.

Perspectivas futuras

O futuro da cirurgia assistida por robots parece promissor com a integração contínua de inovações tecnológicas como a inteligência artificial (IA) e a realidade aumentada (RA). Estas tecnologias poderão melhorar ainda mais a precisão cirúrgica e permitir que os médicos efectuem procedimentos ainda mais complexos com um risco mínimo para os doentes.

I. Princípios da cirurgia robótica

A cirurgia robótica é uma especialidade em rápido crescimento que combina os avanços tecnológicos da robótica com as técnicas cirúrgicas tradicionais. Oferece vantagens significativas em relação à cirurgia convencional, incluindo uma maior precisão, menor invasividade e um tempo de recuperação mais rápido para os doentes. Os princípios fundamentais da cirurgia robótica baseiam-se em vários elementos-chave: tecnologia do robô cirúrgico, formação do cirurgião, ergonomia do sistema operatório e integração da imagiologia médica.

1. Tecnologia de robôs cirúrgicos

Os sistemas robóticos, como o Da Vinci Surgical System, foram concebidos para permitir aos cirurgiões efetuar procedimentos complexos com grande precisão. Estes sistemas incluem normalmente uma consola onde o cirurgião controla os instrumentos robóticos, bem como braços robóticos que manipulam os instrumentos cirúrgicos. A tecnologia utiliza frequentemente visão e ampliação 3D de alta definição, permitindo ao cirurgião ver o campo operatório com uma clareza excecional.

2. Formação de cirurgiões

A formação é um aspeto crucial na adoção da cirurgia robótica. Os programas de formação incluem frequentemente simulações virtuais antes de os cirurgiões começarem a operar em doentes reais. Isto permite-lhes adquirir as competências necessárias para utilizar os sistemas robóticos de forma eficaz, minimizando os riscos associados à aprendizagem no terreno.

3. Ergonomia do sistema operativo

A ergonomia desempenha um papel essencial na conceção de sistemas robóticos. Os projectistas esforçam-se por melhorar o conforto do cirurgião durante longos procedimentos cirúrgicos, o que pode reduzir a fadiga e melhorar a concentração. A interface do utilizador também tem de ser intuitiva para permitir um manuseamento suave e preciso dos instrumentos.

4. Integração da imagiologia médica

A integração de tecnologias de imagiologia avançadas, como a ecografia intra-operatória ou a ressonância magnética, permite aos cirurgiões obter informações em tempo real sobre a anatomia do doente durante a operação. Isto melhora não só a precisão, mas também a segurança geral do procedimento cirúrgico.

5. Os componentes técnicos da cirurgia robótica

A cirurgia robótica é um campo em rápida expansão que combina tecnologia avançada com os princípios fundamentais da medicina cirúrgica. Os componentes técnicos e os princípios subjacentes a esta disciplina são essenciais para compreender como funciona e como pode ser aplicada no contexto clínico.

Componentes técnicos da cirurgia robótica

- **Sistemas de controlo**: No centro da cirurgia robótica estão sistemas de controlo sofisticados que permitem aos cirurgiões operar com maior precisão. Estes sistemas incluem interfaces de utilizador avançadas, muitas vezes baseadas em ecrãs tácteis, que permitem ao cirurgião manipular os instrumentos robóticos com grande delicadeza.

- **Instrumentos cirúrgicos robóticos**: Os instrumentos utilizados na cirurgia robótica são concebidos para imitar os movimentos naturais das mãos humanas, proporcionando uma maior amplitude de movimentos. Estes instrumentos podem incluir fórceps, bisturis e outras ferramentas especializadas que são frequentemente miniaturizadas para permitir um procedimento menos invasivo.

- **Visão 3D de alta definição**: Outro componente fundamental é o sistema de visão, que proporciona uma visão tridimensional de alta definição do local da cirurgia. Isto permite que o cirurgião tenha uma perceção melhorada da profundidade e dos detalhes anatómicos, o que é crucial na realização de procedimentos delicados.

- **Plataformas robóticas**: As próprias plataformas robóticas, como o sistema da Vinci, incorporam vários braços robóticos controlados remotamente pelo cirurgião. Estes braços podem ser posicionados com precisão à volta do doente para efetuar uma variedade de tarefas cirúrgicas.

- **Software avançado**: O software desempenha um papel essencial na integração e funcionamento dos vários componentes do sistema cirúrgico robótico. Permite não só o controlo em tempo real dos instrumentos, mas também a análise pós-operatória e a melhoria contínua das técnicas cirúrgicas.

Princípios da cirurgia robótica

- **Minimizar a invasividade**: Uma das principais vantagens da cirurgia robótica é a sua capacidade de efetuar procedimentos menos invasivos, reduzindo o tempo de recuperação e diminuindo os riscos associados à cirurgia tradicional.

- **Maior precisão**: Graças às tecnologias avançadas, os procedimentos podem ser efectuados com uma precisão milimétrica, o que é particularmente vantajoso em operações complexas, como as do coração ou do cérebro.

- **Ergonomia para o cirurgião**: A conceção ergonómica dos sistemas robóticos permite que os cirurgiões trabalhem numa posição confortável durante longos períodos, reduzindo a fadiga física e melhorando a concentração.

- **Formação e Simulação**: A formação na utilização de equipamento robótico requer frequentemente a utilização de simuladores avançados que reproduzem fielmente as condições de funcionamento reais, permitindo aos cirurgiões adquirir as competências necessárias sem risco para os doentes.

- **Colaboração interdisciplinar**: A cirurgia robótica envolve frequentemente a colaboração entre vários especialistas, como engenheiros biomédicos, cientistas informáticos e médicos, para garantir que todos os aspectos técnicos e clínicos são optimizados para cada procedimento.

6. Desafios e considerações éticas nos princípios da cirurgia robótica

A cirurgia robótica é uma disciplina em rápida expansão que utiliza sistemas robóticos para ajudar os cirurgiões em procedimentos cirúrgicos. Embora esta tecnologia ofereça vantagens significativas, como uma maior precisão, a redução da dor pós-operatória e tempos de recuperação mais curtos, também levanta desafios éticos significativos que merecem uma atenção especial.

- **Exatidão e responsabilidade:** Um dos principais desafios éticos associados à cirurgia robótica é a questão da responsabilidade em caso de complicações. Quando ocorrem erros durante uma cirurgia assistida por robótica, pode ser difícil determinar se a culpa é do cirurgião, do sistema robótico ou de uma avaria técnica. Este facto levanta preocupações sobre a responsabilidade legal e profissional, bem como o impacto na confiança dos doentes na equipa médica.
- **Consentimento informado:** O consentimento informado é um princípio fundamental em medicina, exigindo que os doentes sejam plenamente informados dos riscos e benefícios associados a qualquer procedimento cirúrgico. No contexto da cirurgia robótica, é crucial que os doentes compreendam não só o funcionamento do sistema robótico, mas também as potenciais implicações dessa tecnologia na sua saúde. Os médicos têm de garantir que os doentes estão conscientes das limitações da tecnologia e das competências necessárias para a utilizar eficazmente.
- **Equidade de acesso:** Outro grande desafio ético diz respeito à equidade de acesso a tecnologias cirúrgicas avançadas. A cirurgia robótica pode ser dispendiosa e nem sempre está disponível em todos os estabelecimentos médicos, o que pode criar desigualdades no acesso aos cuidados. Os decisores políticos devem refletir sobre a forma como estas tecnologias podem ser disponibilizadas de forma equitativa para evitar um fosso entre os que podem pagar estes tratamentos avançados e os que não podem.
- **Formação e competência:** A formação adequada dos cirurgiões que utilizam sistemas robóticos é essencial para garantir a segurança dos doentes. No entanto, existe um debate sobre o nível de competência necessário para operar estas máquinas complexas. Os programas de formação devem ser rigorosos para garantir que apenas os profissionais qualificados utilizam estas tecnologias, mas isto também levanta questões sobre a avaliação contínua das competências ao longo das suas carreiras.
- **Impacto psicológico nos doentes:** Por último, a utilização crescente de robôs na cirurgia pode ter um impacto psicológico nos doentes. Alguns podem sentir-se mais ansiosos com a ideia de serem operados por uma

máquina em vez de um humano. Por conseguinte, é essencial que os profissionais de saúde abordem estas preocupações com empatia e prestem um apoio psicológico adequado antes e depois da operação.

II. Técnicas de

A telecirurgia, um ramo emergente da medicina cirúrgica, utiliza tecnologias avançadas para permitir que os cirurgiões efectuem operações à distância. Esta prática baseia-se na integração de várias ferramentas tecnológicas, incluindo a robótica, a telemedicina e os sistemas de comunicação em tempo real. Os estudos aprofundados das técnicas de telecirurgia centram-se em vários aspectos fundamentais: a tecnologia subjacente, as aplicações clínicas, os desafios éticos e legais e o impacto nos resultados cirúrgicos.

1. Tecnologia subjacente

A telecirurgia, um ramo emergente da cirurgia assistida por computador, baseia-se num conjunto complexo de tecnologias que permitem aos cirurgiões efetuar procedimentos à distância. Esta prática combina elementos de robótica, comunicação em tempo real, imagiologia médica avançada e inteligência artificial para melhorar os resultados cirúrgicos, minimizando a invasão.

Tecnologias subjacentes

- **Robótica cirúrgica**: Os sistemas robóticos, como o sistema da Vinci, estão no centro da telecirurgia. Estes robôs permitem a manipulação precisa de instrumentos cirúrgicos utilizando braços articulados controlados pelo cirurgião através de uma consola. A robótica cirúrgica melhora a precisão e reduz os tremores involuntários do cirurgião.

- **Comunicação em tempo real**: A telecirurgia requer uma ligação à Internet de alta velocidade para permitir a transmissão instantânea de dados entre o cirurgião e o doente. Os protocolos de comunicação seguros garantem a proteção de informações sensíveis durante a cirurgia.

- **Imagiologia médica avançada**: A utilização de ferramentas de imagiologia, como os ultra-sons, a tomografia computorizada (TC) e a ressonância magnética (RM), é essencial para fornecer ao cirurgião uma visão detalhada da anatomia do doente antes e durante a operação.

- **Inteligência Artificial (IA)**: A IA está a desempenhar um papel cada vez mais importante na telecirurgia, particularmente na análise de dados pré-operatórios e intra-operatórios para ajudar na tomada de decisões cirúrgicas. Os algoritmos também podem ser utilizados para prever potenciais complicações com base no historial médico do doente.

- **Sistemas de Controlo Haptic**: Estes sistemas fornecem feedback tátil ao cirurgião quando este utiliza instrumentos robóticos, permitindo uma sensação mais natural nos procedimentos cirúrgicos à distância.

Prática clínica: As aplicações clínicas da telecirurgia estão a desenvolver-se rapidamente numa variedade de domínios, incluindo a cirurgia urológica, ginecológica, ortopédica e torácica. Os estudos mostram que os resultados clínicos podem ser comparáveis aos da cirurgia tradicional, com benefícios adicionais como a redução do tempo de hospitalização e uma recuperação mais rápida para os doentes.

Desafios éticos e técnicos: Apesar dos seus potenciais benefícios, a telecirurgia também levanta uma série de desafios éticos e técnicos. É necessário abordar as questões de responsabilidade em caso de complicações cirúrgicas à distância. Além disso, existem preocupações quanto à desigualdade de acesso às tecnologias necessárias em diferentes regiões geográficas.

2. Aplicações clínicas

A telecirurgia, um ramo emergente da cirurgia assistida por computador, utiliza tecnologias avançadas para permitir que os cirurgiões efectuem operações à distância. Esta abordagem baseia-se na integração de várias disciplinas, incluindo a robótica, os sistemas de comunicação em tempo real e as tecnologias de imagiologia. Estudos aprofundados sobre as aplicações clínicas da telecirurgia centram-se nos seus potenciais benefícios, desafios técnicos e éticos e impacto nos resultados cirúrgicos.

- **Vantagens da telecirurgia:** Uma das principais vantagens da telecirurgia é a sua capacidade de ultrapassar as barreiras geográficas. Isto permite que os doentes em áreas remotas ou mal servidas tenham acesso a cuidados especializados sem terem de se deslocar a um centro médico. Além disso, a telecirurgia pode reduzir os tempos de espera para determinados procedimentos cirúrgicos, o que pode melhorar os resultados gerais para os doentes.

- **Técnicas utilizadas:** As técnicas de telecirurgia incluem a utilização de robots cirúrgicos que podem ser controlados por um cirurgião à distância. Estes sistemas estão frequentemente equipados com câmaras de alta definição e instrumentos miniaturizados que permitem uma maior precisão durante a cirurgia. Por exemplo, o sistema da Vinci é amplamente utilizado em vários tipos de cirurgia, incluindo cirurgia urológica e ginecológica.
- **Desafios técnicos:** Apesar das suas vantagens, a telecirurgia também apresenta uma série de desafios técnicos. A latência da comunicação pode ser um problema durante operações delicadas em que todos os movimentos têm de ser sincronizados com precisão. Além disso, existem preocupações relativamente à segurança dos dados e à privacidade dos doentes quando a informação é transmitida através da Internet.
- **Considerações éticas:** As considerações éticas relativas à telecirurgia incluem o consentimento informado do doente e o potencial impacto na relação médico-doente. Os doentes devem ser informados de que o seu procedimento pode ser efectuado por um cirurgião localizado à distância e compreender as implicações associadas.

3. Desafios éticos e jurídicos

A telecirurgia, que se refere à utilização da tecnologia para efetuar cirurgias à distância, levanta uma série de desafios éticos e jurídicos. Estes desafios são de importância crucial no contexto atual, em que os avanços tecnológicos estão a transformar o panorama médico.

a. Desafios éticos

Os desafios éticos associados à telecirurgia incluem questões de consentimento informado, responsabilidade médica e equidade no acesso aos cuidados. O consentimento informado é um princípio fundamental em medicina que exige que os doentes sejam plenamente informados dos riscos e benefícios de um procedimento antes de o consentirem. No contexto da telecirurgia, pode ser difícil para os doentes compreenderem plenamente as implicações de uma operação realizada à distância, nomeadamente em termos de qualidade dos cuidados e de interação com o cirurgião.
A responsabilidade médica é também um assunto delicado. Em caso de complicação ou de erro durante uma cirurgia à distância, pode ser difícil determinar quem é responsável: o cirurgião, o hospital ou o fabricante do equipamento utilizado. Isto levanta questões sobre a regulamentação e a

necessidade de um quadro jurídico claro para proteger tanto os doentes como os profissionais de saúde.
Por último, a equidade no acesso aos cuidados de saúde é uma questão importante. A telecirurgia pode agravar as desigualdades existentes se certas populações não tiverem acesso às tecnologias necessárias ou se não beneficiarem do mesmo nível de especialização técnica dos seus prestadores de cuidados de saúde.

b. Desafios jurídicos

De um ponto de vista jurídico, colocam-se várias questões relativamente à regulamentação das práticas cirúrgicas à distância. As leis variam consideravelmente de país para país no que diz respeito à prática médica, o que complica ainda mais a situação quando os procedimentos são efectuados para além das fronteiras nacionais. Os médicos têm de navegar num cenário jurídico complexo que pode incluir leis sobre telemedicina, proteção de dados pessoais (particularmente com o RGPD na Europa), bem como normas profissionais específicas.
Outro grande desafio jurídico diz respeito aos seguros de saúde e à cobertura financeira da telecirurgia. As companhias de seguros podem ter políticas diferentes em relação ao reembolso deste tipo de procedimentos, o que pode influenciar a sua adoção pelos estabelecimentos médicos.

4. Impacto nos resultados cirúrgicos

A telecirurgia, um ramo emergente da cirurgia assistida por computador, utiliza tecnologias avançadas para permitir que os cirurgiões efectuem operações à distância. Esta prática baseia-se em sistemas de comunicação sofisticados que permitem a transmissão de imagens e dados em tempo real entre o cirurgião e o doente, que se encontra frequentemente num local diferente. O impacto da telecirurgia na formação médica é significativo e multidimensional.

a. **Evolução das competências cirúrgicas:** A formação em telecirurgia exige a adaptação das competências tradicionais. Os cirurgiões devem não só dominar as técnicas cirúrgicas tradicionais, mas também familiarizar-se com a utilização de equipamentos tecnológicos avançados. Isto inclui o manuseamento de robôs cirúrgicos, a interpretação de imagens em tempo real e a gestão dos sistemas informáticos que estão na base destes procedimentos. Os programas de formação devem, por conseguinte, incorporar estas novas competências para preparar eficazmente os futuros profissionais.

b. **Simulação e aprendizagem virtual:** As tecnologias de simulação desempenham um papel crucial na aprendizagem de técnicas de telecirurgia. Os simuladores permitem que os estudantes e residentes de medicina pratiquem em segurança em modelos virtuais antes de operarem em doentes reais. Estes ambientes simulados fornecem uma plataforma para o desenvolvimento das competências técnicas e das capacidades de tomada de decisões necessárias durante a cirurgia à distância.
c. **Colaboração interdisciplinar:** A telecirurgia também incentiva uma abordagem de colaboração entre diferentes disciplinas médicas e tecnológicas. A formação deve incluir não só cirurgiões, mas também engenheiros biomédicos, especialistas em TI e outros profissionais envolvidos no desenvolvimento e aplicação de tecnologias cirúrgicas. Esta colaboração enriquece o processo educativo e permite que as inovações tecnológicas sejam melhor integradas na prática clínica.
d. **Desafios éticos e jurídicos:** A integração da telecirurgia levanta também questões éticas e jurídicas que devem ser abordadas no âmbito da formação médica. Os médicos devem estar conscientes das implicações relacionadas com a responsabilidade profissional, o consentimento informado do doente e as normas regulamentares que regem esta prática inovadora.
e. **Impacto no acesso aos cuidados:** Por último, um aspeto fundamental do impacto da telecirurgia é o seu potencial para melhorar o acesso aos cuidados médicos em zonas remotas ou mal servidas. Por conseguinte, a formação deve também abordar a forma como estas tecnologias podem ser utilizadas para otimizar os resultados clínicos, tendo em conta as disparidades geográficas no acesso aos cuidados.

III. Aplicações clínicas e benefícios da robótica

A cirurgia assistida por robô é um grande avanço no campo da medicina, oferecendo soluções inovadoras para uma variedade de procedimentos cirúrgicos. Esta tecnologia utiliza sistemas robóticos para ajudar os cirurgiões a efetuar operações com maior precisão, menor trauma tecidular e tempos de recuperação mais rápidos para os doentes. Estudos aprofundados sobre esta tecnologia destacam as suas variadas aplicações clínicas, os seus benefícios, bem como os desafios associados à sua utilização.

Aplicações clínicas da cirurgia assistida por robot

- **Cirurgia urológica**: A prostatectomia assistida por robot é uma das aplicações mais comuns. Estudos demonstram que este método reduz a perda de sangue e melhora a recuperação funcional pós-operatória (Menon et al., 2007).

- **Cirurgia ginecológica**: Procedimentos como as histerectomias podem ser efectuados com maior precisão graças à robótica, permitindo aos cirurgiões aceder a áreas difíceis, minimizando as incisões (Miller et al., 2010).

- **Cirurgia torácica**: a utilização de robots em procedimentos torácicos melhorou a visualização e o acesso às estruturas pulmonares, resultando em menos complicações pós-operatórias (D'Ancona et al., 2014).

- **Cirurgia ortopédica**: Os sistemas robóticos são utilizados para guiar os cirurgiões nas substituições de articulações, assegurando o alinhamento exato dos implantes (Baker et al., 2016).

- **Cirurgia pediátrica**: A cirurgia assistida por robô também está a ser utilizada em crianças, permitindo a realização de procedimentos complexos com menos stress físico para o doente (Kumar et al., 2018).

Benefícios da robótica na cirurgia: Os benefícios associados à utilização da cirurgia assistida por robótica incluem:

- **Maior precisão**: Os braços robóticos oferecem maior estabilidade do que as mãos humanas, permitindo movimentos mais precisos.

- **Menos invasivas**: As técnicas minimamente invasivas reduzem o traumatismo dos tecidos, o que resulta em menos dor pós-operatória e estadias hospitalares mais curtas.

- **Recuperação rápida**: Os doentes submetidos a cirurgia assistida por robô têm geralmente um regresso mais rápido às suas actividades normais.

- **Visualização melhorada**: A tecnologia permite uma melhor visualização tridimensional do campo cirúrgico, ajudando o cirurgião a tomar decisões informadas durante a operação.

- **Formação avançada para cirurgiões**: Os sistemas robóticos também oferecem plataformas para a formação contínua dos profissionais médicos, permitindo-lhes melhorar as suas competências cirúrgicas.

Desafios associados à cirurgia assistida por robô: Apesar das suas muitas vantagens, existem vários desafios associados à adoção generalizada da cirurgia assistida por robô:

- **Custo elevado**: A aquisição e a manutenção de sistemas robóticos representam um investimento significativo para os estabelecimentos médicos.
- **Curva de aprendizagem**: O domínio dos sistemas robóticos requer formação especializada, o que pode demorar algum tempo.
- **Limitações tecnológicas**: Embora a tecnologia seja avançada, não é infalível; existe sempre um risco de falha técnica durante a cirurgia.

Trabalho prático: Assistência robótica no tratamento cirúrgico da endometriose

Introdução

A endometriose é uma doença ginecológica crónica que afecta uma percentagem significativa de mulheres em idade fértil. Caracteriza-se pela presença de tecido endometrial fora do útero, provocando dor, infertilidade e outras complicações. O tratamento cirúrgico da endometriose evoluiu graças à integração das tecnologias robóticas, que oferecem vantagens significativas em relação às técnicas cirúrgicas tradicionais.

Objectivos do trabalho prático

- **Compreender os fundamentos da endometriose**: Os alunos irão pesquisar as causas, sintomas e implicações clínicas da endometriose.
- **Explorando as técnicas cirúrgicas tradicionais**: Uma análise dos métodos convencionais utilizados para tratar a endometriose, incluindo a laparoscopia.

- **Analisar o papel da robótica**: Estudar a forma como os sistemas robóticos, como o Da Vinci Surgical System, melhoram a precisão cirúrgica e reduzem o tempo de recuperação.
- **Avaliar as vantagens e desvantagens**: Discutir os benefícios (como uma melhor visualização e menos dor pós-operatória), bem como as potenciais limitações (custos elevados, curva de aprendizagem).
- **Estudos de casos**: Analisar estudos recentes que demonstram a eficácia das intervenções robóticas no tratamento da endometriose.

Metodologia

Os alunos deverão efetuar uma pesquisa bibliográfica aprofundada sobre os temas acima referidos. Devem utilizar artigos académicos, livros especializados e revistas médicas para fundamentar as suas análises.

Conclusão

Este trabalho prático tem como objetivo sensibilizar os alunos para a importância crescente da tecnologia robótica no domínio da medicina, nomeadamente na cirurgia ginecológica. Através desta exploração, os alunos desenvolverão uma compreensão crítica das inovações tecnológicas e do seu impacto na saúde da mulher.

Capítulo 7: Cirurgia minimamente invasiva

Introdução

A cirurgia minimamente invasiva, também conhecida como cirurgia laparoscópica ou endoscópica, é uma abordagem cirúrgica que utiliza técnicas menos invasivas do que a cirurgia tradicional. Este método tem vindo a ganhar popularidade nas últimas décadas graças às suas inúmeras vantagens, tanto para os doentes como para os cirurgiões. O principal objetivo da cirurgia minimamente invasiva é reduzir o traumatismo dos tecidos, acelerar a recuperação pós-operatória e melhorar os resultados globais dos doentes.

História e desenvolvimento

A cirurgia minimamente invasiva começou a surgir nos anos 80 com a introdução da laparoscopia. Este tipo de cirurgia utiliza instrumentos especializados e uma câmara inserida através de pequenas incisões no corpo, permitindo aos cirurgiões visualizar e operar órgãos internos sem necessidade de uma grande incisão. Ao longo do tempo, esta técnica foi adaptada para uma variedade de procedimentos cirúrgicos, incluindo colecistectomia (remoção da vesícula biliar), histerectomia (remoção do útero) e até mesmo algumas operações cardíacas.

Vantagens da cirurgia minimamente invasiva: Existem muitas vantagens associadas à cirurgia minimamente invasiva:

- **Menos dor**: As incisões mais pequenas causam geralmente menos dor pós-operatória do que as incisões maiores.
- **Recuperação mais rápida**: Muitas vezes, os doentes podem sair do hospital mais cedo e regressar mais rapidamente às suas actividades diárias.
- **Menos complicações**: O risco de infecções e outras complicações é muitas vezes reduzido graças ao traumatismo mínimo dos tecidos.
- **Melhor estética**: As cicatrizes de pequenas incisões são geralmente menos visíveis.

Técnicas modernas

Com o avanço da tecnologia, foram desenvolvidas várias técnicas para melhorar ainda mais a cirurgia minimamente invasiva. A robótica cirúrgica, por exemplo, permite uma maior precisão graças a instrumentos controlados por computador, que oferecem uma melhor manobrabilidade e uma visão tridimensional do campo operatório. Além disso, a utilização de ferramentas como os dispositivos avançados de imagiologia ajuda os cirurgiões a planear e a realizar operações complexas de forma mais eficiente.

Conclusão

A cirurgia minimamente invasiva representa uma mudança significativa no campo da medicina, oferecendo aos pacientes opções mais seguras e menos dolorosas para o tratamento de uma variedade de condições médicas. Como esta disciplina continua a evoluir com a inovação tecnológica, é essencial que os profissionais de saúde se mantenham a par destes desenvolvimentos para oferecerem os melhores cuidados possíveis.

I. Técnicas endoscópicas e laparoscópicas

As técnicas endoscópicas representam um avanço significativo na medicina moderna, permitindo aos médicos explorar o interior do corpo humano sem necessidade de cirurgia invasiva. A endoscopia utiliza um instrumento chamado endoscópio, que é um tubo flexível equipado com uma câmara e luzes, permitindo a visualização direta dos órgãos internos. Este método é amplamente utilizado para diagnosticar e tratar várias doenças, nomeadamente nos domínios da gastroenterologia, pneumologia e urologia.

1. História e desenvolvimento das técnicas endoscópicas

A história da endoscopia remonta a vários séculos, mas só no século XX é que as técnicas foram verdadeiramente desenvolvidas graças aos avanços tecnológicos. Os primeiros endoscópios eram rígidos e limitados na sua utilização. Com a introdução da fibra ótica nos anos 50, tornou-se possível criar instrumentos mais flexíveis que podiam navegar no corpo humano com maior facilidade.

2. **Tipos de endoscopia:** Existem vários tipos de endoscopia, cada um adaptado a partes específicas do corpo:

- **Gastroscopia**: para examinar o esófago, o estômago e o duodeno.
- **Colonoscopia**: inspeção do cólon e do reto.
- **Broncoscopia**: para visualizar o trato respiratório.
- **Cistoscopia**: exame da bexiga.

Cada tipo de endoscopia tem as suas próprias indicações clínicas, contra-indicações e protocolos específicos.

3. **Procedimento endoscópico**

O procedimento começa geralmente com uma preparação adequada do doente, que pode incluir jejum ou preparação intestinal, consoante o tipo de exame. Durante o exame, o doente pode receber uma ligeira sedação para minimizar o desconforto. O endoscópio é então inserido através da via natural (boca ou ânus) ou através de uma pequena incisão, se necessário.

4. **Aplicações terapêuticas**

Para além do diagnóstico, as técnicas endoscópicas permitem também intervenções terapêuticas como :

- Biópsia (recolha de amostras de tecido).
- Eletrocoagulação (para parar a hemorragia).
- Dilatação de estenoses (estreitamentos).

Estes procedimentos minimizam frequentemente a necessidade de cirurgia aberta e reduzem consideravelmente o tempo de recuperação.

5. **Avanços recentes**

A investigação recente está a centrar-se na melhoria das tecnologias de imagiologia utilizadas na endoscopia, incluindo a utilização de sistemas robóticos e de inteligência artificial para melhorar a precisão do diagnóstico e reduzir os riscos associados aos procedimentos.

A. Endoscopia

A endoscopia é uma técnica médica utilizada para explorar o interior do corpo humano através de um instrumento chamado endoscópio. Este método é utilizado para diagnosticar e tratar várias doenças, nomeadamente nos domínios da gastroenterologia, pneumologia, otorrinolaringologia e cirurgia. O estudo aprofundado e prático das técnicas modernas de endoscopia engloba vários aspectos, incluindo os avanços tecnológicos, as aplicações clínicas, os protocolos de segurança e a formação dos profissionais de saúde.

1. A história do desenvolvimento das técnicas endoscópicas

A endoscopia é uma técnica médica que permite explorar o interior do corpo humano através de um instrumento chamado endoscópio. A história do desenvolvimento das técnicas endoscópicas remonta a vários séculos, com contribuições significativas provenientes de vários domínios, como a medicina, a física e a engenharia.

Origens históricas: As primeiras formas de endoscopia remontam à antiguidade. Os médicos gregos utilizavam instrumentos rudimentares para examinar as cavidades corporais. No entanto, foi no século XIX que foram lançadas as bases modernas da endoscopia. Em 1806, o médico alemão Philipp Bozzini desenvolveu um aparelho chamado "Lichtleiter" (condutor de luz), que permitia explorar as cavidades corporais através da luz. Este dispositivo estava limitado pela tecnologia da altura, mas abriu caminho para inovações futuras.

Evolução tecnológica: Ao longo do século XX, vários avanços tecnológicos revolucionaram o domínio da endoscopia. A introdução da fibra ótica nos anos 50 permitiu aos médicos visualizar os órgãos internos de forma mais clara. As fibras ópticas tornaram possível a transmissão de luz e imagens do interior do corpo para um ecrã externo, melhorando consideravelmente a qualidade dos exames.

Ao mesmo tempo, o desenvolvimento de câmaras de vídeo e de sistemas de imagem digital também desempenhou um papel crucial na evolução da endoscopia. Estas tecnologias permitiram não só uma melhor visualização em tempo real, mas também um registo e documentação mais eficientes dos procedimentos médicos.

Aplicações clínicas: As técnicas endoscópicas tornaram-se essenciais numa variedade de áreas médicas, incluindo a gastroenterologia, a pneumologia e a urologia. Por exemplo, a gastroscopia é utilizada para examinar o esófago, o estômago e o duodeno para diagnosticar doenças como úlceras ou cancro. Do mesmo modo, a colonoscopia é utilizada para examinar o cólon e detetar pólipos ou outras anomalias.

A endoscopia de intervenção surgiu também como uma especialidade de pleno direito, permitindo não só o diagnóstico, mas também o tratamento de determinadas doenças sem necessidade de cirurgia invasiva. Procedimentos como a dilatação endoluminal ou a colocação de stent são atualmente comuns.

Perspectivas futuras

Com os avanços contínuos nas tecnologias médicas e informáticas, é de esperar que as técnicas endoscópicas continuem a evoluir. A integração da inteligência artificial para auxiliar o diagnóstico e a análise de imagens poderá transformar ainda mais esta disciplina.

2. Estudos avançados em endoscopia

Os estudos de endoscopia incluem formação teórica e prática. Os programas de formação podem variar de país para país, mas geralmente incluem cursos de anatomia humana, fisiologia e patologia, bem como módulos específicos sobre técnicas endoscópicas. Os estudantes aprendem também a interpretar os resultados dos exames endoscópicos e a gerir eventuais complicações.

- **Formação teórica**: inclui cursos sobre os princípios fundamentais da endoscopia, incluindo a compreensão dos diferentes tipos de endoscópios (rígidos e flexíveis), o seu funcionamento e as indicações e contra-indicações dos procedimentos endoscópicos.

- **Formação prática**: Os estudantes devem adquirir experiência prática sob supervisão. Isto pode incluir simulações em modelos ou manequins antes de passar a procedimentos reais em doentes. A prática é crucial para desenvolver a destreza manual necessária para utilizar o endoscópio com precisão.

- **Competências exigidas**: As competências essenciais incluem não só o manuseamento técnico do endoscópio, mas também a comunicação com o doente, a gestão do stress em situações clínicas e a capacidade de trabalhar eficazmente como parte de uma equipa médica multidisciplinar.

- **Avaliação contínua**: Os profissionais têm frequentemente de passar por um processo de avaliação contínua para manterem as suas competências actualizadas. Isto pode incluir formação adicional, workshops práticos e até certificações específicas, dependendo dos avanços tecnológicos no sector.

- **Investigação e desenvolvimento**: A endoscopia é um campo em constante evolução, com novas tecnologias e técnicas a serem introduzidas regularmente. Como resultado, é essencial que os profissionais se envolvam em investigação contínua para se manterem a par das melhores práticas.

Competências exigidas: As competências necessárias para efetuar uma endoscopia incluem :

- **Competências técnicas**: Capacidade para manusear vários instrumentos endoscópicos.
- **Aptidões analíticas**: interpretação precisa das imagens obtidas durante os exames.

- **Competências interpessoais**: comunicação eficaz com os pacientes antes, durante e após os procedimentos.
- **Gestão do tempo**: Capacidade para executar procedimentos num determinado prazo, mantendo um elevado nível de qualidade.
- **Resolução de problemas**: Capacidade de antecipar e gerir complicações que possam surgir durante um procedimento.

3. <u>Riscos e complicações na endoscopia</u>

- ✓ **Complicações mecânicas**: As complicações mecânicas incluem a perfuração de órgãos internos, que pode ocorrer durante a inserção do endoscópio ou durante o manuseamento do endoscópio. A perfuração pode levar ao extravasamento do conteúdo intestinal para a cavidade abdominal, resultando em peritonite.

- ✓ Hemorragia: A hemorragia é outra complicação potencial, especialmente durante procedimentos como a polipectomia ou a biopsia. A hemorragia pode ser ligeira ou requerer cirurgia para ser controlada.

- ✓ **Infecções**: Podem ocorrer infecções após a endoscopia devido à contaminação bacteriana durante o procedimento. Isto é particularmente preocupante no caso da endoscopia gastrointestinal, em que as bactérias intestinais podem entrar na corrente sanguínea.

- ✓ **Reacções aos anestésicos**: A utilização de sedativos ou de anestesia geral também apresenta riscos. Podem ocorrer reacções alérgicas ou complicações respiratórias em alguns doentes.

- ✓ **Riscos específicos consoante o tipo de endoscopia**: Cada tipo de endoscopia apresenta os seus próprios riscos específicos. Por exemplo, a endoscopia brônquica pode provocar espasmos brônquicos ou hipoxia, enquanto a endoscopia urológica pode provocar lesões renais.

Gestão dos riscos: Para minimizar estes riscos, é essencial que os médicos efectuem uma avaliação pré-operatória completa do doente, incluindo um exame físico pormenorizado e uma história clínica completa. Além disso, deve ser obtido um consentimento informado após discussão dos potenciais benefícios e riscos com o doente.

Protocolos rigorosos de esterilização do equipamento endoscópico são também cruciais na prevenção de infecções pós-procedimento. Por último, uma monitorização pós-operatória adequada permite detetar rapidamente quaisquer complicações.

4. Inovações futuras em endoscopia

A endoscopia é uma técnica médica utilizada para explorar o interior do corpo humano através de um instrumento chamado endoscópio. Este método evoluiu significativamente nas últimas décadas, graças aos avanços tecnológicos e às inovações no domínio da medicina. Os estudos aprofundados sobre as futuras inovações em endoscopia centram-se em várias áreas, incluindo a melhoria dos instrumentos, a integração de novas tecnologias e a otimização dos procedimentos clínicos.

- **Inovações tecnológicas:** As recentes inovações na endoscopia incluem o desenvolvimento de endoscópios mais flexíveis e miniaturizados, permitindo o acesso a áreas anteriormente inacessíveis. Por exemplo, os endoscópios em cápsula tornaram-se populares pela sua capacidade de captar imagens do intestino delgado sem necessidade de anestesia ou sedação. Além disso, a tecnologia de realidade aumentada (RA) e de realidade virtual (RV) está a começar a ser integrada nos procedimentos endoscópicos para melhorar a visualização e a navegação.
- **Inteligência Artificial (IA):** A inteligência artificial está a desempenhar um papel cada vez mais importante na endoscopia moderna. Os algoritmos de aprendizagem automática são utilizados para analisar imagens endoscópicas para detetar anomalias, como pólipos ou cancros precoces, com maior precisão. Estes sistemas podem ajudar os médicos a tomar decisões mais informadas durante os procedimentos.
- **Técnicas minimamente invasivas:** As técnicas de endoscopia estão a evoluir para abordagens menos invasivas que reduzem o tempo de recuperação e minimizam a dor para o doente. Procedimentos como a endoscopia de intervenção permitem não só o diagnóstico mas também o tratamento imediato de determinadas condições, como a dilatação de estenoses ou a deteção precoce de tumores.
- **Formação e educação:** A formação contínua dos profissionais de saúde é essencial para que estas novas tecnologias sejam integradas na prática clínica. Estão a ser desenvolvidos programas educativos

que utilizam a simulação e a RA para formar eficazmente os médicos nas novas técnicas endoscópicas.

- **Perspectivas futuras:** As perspectivas futuras para a inovação em endoscopia incluem a utilização crescente de nanotecnologias para desenvolver instrumentos ainda mais pequenos capazes de efetuar diagnósticos a nível celular, bem como a melhoria contínua da fluorescência e da imagem de contraste para uma melhor visualização intra-operatória.

B. Laparoscopia

1. A história e o desenvolvimento das técnicas laparoscópicas

A laparoscopia, uma técnica cirúrgica minimamente invasiva, registou um desenvolvimento significativo desde a sua criação. A sua história remonta ao início do século XX, quando as primeiras explorações abdominais foram efectuadas com tubos rígidos e luz. No entanto, foi na década de 1980 que a laparoscopia teve o seu verdadeiro impulso com a introdução da colecistectomia laparoscópica, que revolucionou o tratamento das doenças da vesícula biliar.

História e desenvolvimento

- **Origens**: As primeiras tentativas de cirurgia laparoscópica remontam a 1910, quando o cirurgião austríaco Georg Kelling efectuou a primeira exploração abdominal por laparoscopia. Utilizou um instrumento chamado "trocarte" para inserir um tubo na cavidade abdominal.

- **Avanços tecnológicos**: Na década de 1930, o desenvolvimento de instrumentos mais sofisticados e de fontes de luz melhoradas permitiu aos cirurgiões explorar o abdómen de forma mais eficaz. No entanto, estas técnicas não foram amplamente adoptadas devido a limitações tecnológicas.

- **Revolução dos anos 80**: A verdadeira revolução surgiu com a colecistectomia laparoscópica realizada pelo Dr. Philippe Mouret, em França, em 1987. Este procedimento demonstrou as vantagens da cirurgia laparoscópica, incluindo uma recuperação mais rápida e menos complicações pós-operatórias.

- **Expansão das indicações**: Ao longo dos anos, as indicações para a cirurgia laparoscópica expandiram-se para incluir não só procedimentos abdominais, mas também procedimentos torácicos e ginecológicos. Surgiram também técnicas como a laparoscopia assistida por robots, aumentando ainda mais a precisão e a eficiência das operações.

- **Formação e prática**: A formação em técnicas laparoscópicas tornou-se essencial para os cirurgiões modernos. Foram criados programas especializados para ensinar estas competências aos futuros profissionais, a fim de garantir a adoção segura e eficaz destes métodos cirúrgicos.

- **Impacto na prática cirúrgica**: O surgimento da cirurgia laparoscópica teve um impacto profundo na prática cirúrgica contemporânea, alterando não só as abordagens operatórias, mas também as expectativas dos doentes relativamente à sua recuperação após a cirurgia.

2. Técnicas laparascópicas

As técnicas laparoscópicas envolvem a utilização de um laparoscópio, um instrumento equipado com uma câmara que permite aos cirurgiões visualizar o interior do corpo num ecrã. Os procedimentos mais comuns incluem a colecistectomia (remoção da vesícula biliar), a apendicectomia (remoção do apêndice) e várias operações ginecológicas. A formação em técnicas laparoscópicas envolve não só a aprendizagem teórica, mas também uma prática extensiva em simuladores e modelos anatómicos.

Instrumentos laparoscópicos: Os instrumentos utilizados na laparoscopia são específicos e incluem:

- **Laparoscópio**: Um tubo fino com uma câmara na extremidade.
- **Trocar**: Um instrumento utilizado para criar uma abertura na parede abdominal.
- **Pinças e tesouras laparoscópicas**: Utilizadas para manipular os tecidos.
- **Suturas endoscópicas**: para fechar incisões internas.
- **Dispositivos energéticos**: como a electrobisturização, que pode cortar e coagular os tecidos.

Formação e prática: A formação em técnicas laparoscópicas é crucial para garantir a segurança dos doentes e o êxito das operações. Os cirurgiões devem submeter-se a programas de formação rigorosos que incluem:

- **Formação teórica**: Cursos de anatomia, fisiologia e princípios cirúrgicos.
- **Simulação**: Utilização de simuladores para praticar competências sem risco para os doentes.
- **Mentoria**: Observação e assistência durante operações reais sob a supervisão de um cirurgião experiente.

Instrumentos laparoscópicos: Os instrumentos utilizados na laparoscopia são específicos e incluem:

- **Laparoscópio**: Um tubo fino com uma câmara na extremidade.
- **Trocar**: Um instrumento utilizado para criar uma abertura na parede abdominal.
- **Pinças e tesouras laparoscópicas**: Utilizadas para manipular os tecidos.
- **Suturas endoscópicas**: para fechar incisões internas.
- **Dispositivos de energia**: como a electrobisturização, que pode cortar e coagular os tecidos.

3. As vantagens e desvantagens da laparoscopia

Vantagens da laparoscopia

- **Menos dor pós-operatória**: Os doentes submetidos a cirurgia laparoscópica sentem geralmente menos dor após a operação do que os que foram submetidos a cirurgia aberta. Isto deve-se ao tamanho mais pequeno das incisões, o que significa menos trauma para os tecidos circundantes.

- **Recuperação mais rápida**: A recuperação da cirurgia laparoscópica é frequentemente mais rápida. Os doentes podem geralmente regressar às suas actividades diárias num período de tempo mais curto, o que reduz o tempo passado no hospital e os custos associados.

- **Menos complicações**: Estudos mostram que a laparoscopia pode levar a menos complicações pós-operatórias, como infecções e hemorragias, do que a cirurgia aberta.

- **Melhor visualização**: O laparoscópio proporciona aos cirurgiões uma visão alargada e iluminada do interior do corpo, o que pode melhorar a precisão dos procedimentos cirúrgicos.

- **Melhoria da estética**: As pequenas incisões utilizadas na laparoscopia resultam frequentemente em cicatrizes menos visíveis, o que pode ser um fator importante para alguns doentes.

Desvantagens da laparoscopia

- **Limitações técnicas**: Embora a laparoscopia seja eficaz para muitos procedimentos, algumas operações complexas podem não ser viáveis utilizando este método devido a limitações técnicas ou anatómicas.

- **Riscos específicos**: Como qualquer procedimento cirúrgico, a laparoscopia comporta riscos específicos, como lesões nos órgãos internos ou nos vasos sanguíneos durante a inserção dos instrumentos.

- **Custos elevados**: O custo inicial do equipamento necessário para efetuar uma cirurgia laparoscópica pode ser elevado, o que pode constituir um problema em determinados sistemas de saúde ou estabelecimentos médicos.

- **Curva de aprendizagem**: O domínio das técnicas laparoscópicas requer uma formação especializada e uma experiência significativa; os cirurgiões devem desenvolver as suas competências para minimizar os riscos associados a esta abordagem.

- **Falha potencial**: Em alguns casos, se surgirem complicações durante a operação ou se o cirurgião encontrar dificuldades técnicas, pode ser necessário converter o procedimento em cirurgia aberta, anulando assim alguns dos benefícios iniciais.

4. Aplicações clínicas

As aplicações clínicas da laparoscopia são variadas. Elas incluem :

- **Cirurgia ginecológica**: A laparoscopia é normalmente utilizada para tratar doenças como a endometriose, os miomas uterinos e para efetuar histerectomias.

- **Cirurgia digestiva**: É utilizada para efetuar colecistectomias (remoção da vesícula biliar), apendicectomias e até operações mais complexas, como a cirurgia bariátrica.
- **Cirurgia urológica**: Procedimentos como a nefrectomia (remoção do rim) podem ser efectuados por laparoscopia.

5. Formação e competências necessárias para a laparoscopia

Formação necessária

- **Formação médica de base**: Os cirurgiões devem primeiro obter um diploma de medicina (MD ou DO), seguido de uma formação de residência na especialidade escolhida. Normalmente, isto inclui uma formação em cirurgia geral antes de se especializarem mais.

- **Formação especializada em laparoscopia**: Depois de concluírem a sua residência, os médicos podem seguir programas de fellowship especificamente centrados na cirurgia laparoscópica. Estes programas oferecem uma formação avançada em técnicas laparoscópicas, no tratamento de complicações e na utilização de tecnologias associadas.

- **Formação contínua**: Uma vez que as técnicas cirúrgicas evoluem rapidamente com os avanços tecnológicos, é fundamental que os profissionais frequentem cursos de formação contínua, seminários e conferências para se manterem actualizados em relação aos novos métodos e tecnologias.

Competências necessárias

- **Competências** técnicas: Os cirurgiões têm de dominar uma série de competências técnicas específicas da laparoscopia, como a manipulação precisa de instrumentos através de pequenas incisões, o controlo da câmara durante a operação e a realização de suturas internas.

- **Capacidade de resolução de problemas**: A capacidade de antecipar e gerir complicações que possam surgir durante a cirurgia laparoscópica é crucial. Isto requer uma sólida compreensão anatómica, bem como experiência prática.

- **Competências interpessoais**: Os cirurgiões devem também ter excelentes competências interpessoais para comunicar eficazmente com as suas equipas médicas e com os seus pacientes antes e depois dos procedimentos.

- **Adaptabilidade tecnológica**: Com a crescente integração de novas tecnologias, como a realidade aumentada e os sistemas robóticos, no domínio da cirurgia, é essencial que os profissionais sejam capazes de aprender rapidamente estas novas ferramentas.

- **Avaliação crítica da evidência**: Os profissionais devem ser capazes de avaliar os resultados clínicos baseados em evidências, a fim de melhorar continuamente as suas práticas cirúrgicas.

Trabalho prático: Cirurgia endoscópica para hérnias discais lobares

A cirurgia endoscópica da hérnia discal lombar é uma técnica cirúrgica minimamente invasiva que permite tratar as hérnias discais através de um endoscópio. Este método tem várias vantagens em relação à cirurgia aberta tradicional, incluindo a redução da dor pós-operatória, um tempo de recuperação mais curto e menos complicações. Como parte de um trabalho prático para estudantes, é essencial explorar os aspectos técnicos, clínicos e teóricos deste procedimento.

Objectivos:

- Compreender a anatomia e a fisiopatologia das hérnias discais lombares.
- Estudar as indicações e contra-indicações da cirurgia endoscópica.
- Analisar as técnicas cirúrgicas utilizadas na cirurgia endoscópica.
- Avaliar os resultados clínicos e as potenciais complicações associadas a este procedimento.

Estrutura do trabalho :

- **Introdução**

- Definição de hérnia discal lombar.
- Importância da cirurgia endoscópica no tratamento.

- **Anatomia e fisiopatologia**
  - Descrição dos discos intervertebrais e do seu papel.
  - Mecanismos da hérnia discal.
- **Indicações e contra-indicações**
  - Critérios de escolha da cirurgia endoscópica em relação a outros tratamentos.
  - Situações em que a cirurgia não é recomendada.
- **Técnicas cirúrgicas**
  - Pormenores do equipamento utilizado (endoscópio, instrumentos específicos).
  - Etapas do procedimento cirúrgico (acesso, descompressão, encerramento).
- **Resultados clínicos**
  - Análise dos estudos recentes sobre a eficácia da cirurgia endoscópica.
  - Comparação com outros métodos cirúrgicos (cirurgia aberta).
- **Complicações potenciais**
  - Discussão dos riscos associados à cirurgia endoscópica.
  - Estratégias para minimizar estes riscos.

Conclusão

Síntese das vantagens e desvantagens da técnica.

Perspectivas futuras para o desenvolvimento desta abordagem cirúrgica.

II. Vantagens e desvantagens das abordagens minimamente invasivas

As abordagens minimamente invasivas, que englobam uma variedade de técnicas cirúrgicas e médicas, ganharam popularidade nas últimas décadas. Estes métodos distinguem-se pela sua capacidade de reduzir o trauma tecidular, minimizar a dor pós-operatória e promover uma recuperação mais rápida em comparação com os procedimentos cirúrgicos tradicionais. No entanto, é essencial examinar as vantagens e desvantagens associadas a estas técnicas, a fim de avaliar a sua eficácia numa variedade de contextos clínicos.

Vantagens das abordagens mini-invasivas

- **Redução do trauma tecidular**: Os procedimentos minimamente invasivos utilizam frequentemente pequenas incisões ou técnicas endoscópicas, o que resulta em menos danos nos tecidos circundantes. Isto pode reduzir o tempo de cicatrização e diminuir o risco de infecções pós-operatórias.

- **Menos dor pós-operatória**: Os doentes submetidos a procedimentos minimamente invasivos referem geralmente menos dor após a operação. Este facto pode ser atribuído à redução do trauma nos tecidos, bem como à utilização de anestésicos regionais ou locais em vez de anestésicos gerais.

- **Recuperação rápida**: Graças à natureza menos invasiva destes procedimentos, os doentes podem frequentemente regressar às suas actividades diárias mais rapidamente do que aqueles que foram submetidos a uma cirurgia tradicional. Este facto tem implicações positivas não só na qualidade de vida do doente, mas também nos custos globais dos cuidados de saúde.

- **Menos cicatrizes**: As pequenas incisões utilizadas nas técnicas minimamente invasivas resultam geralmente em cicatrizes menos visíveis, o que é um fator importante para muitos doentes.

- **Redução da hospitalização**: Muitos procedimentos minimamente invasivos podem ser efectuados em regime de ambulatório, reduzindo a necessidade de hospitalização prolongada e diminuindo os custos associados aos cuidados hospitalares.

Desvantagens das abordagens mini-invasivas

- **Limitações técnicas**: Determinadas condições médicas ou anatómicas podem dificultar a aplicação de técnicas minimamente invasivas. Por exemplo, em certos casos complexos, pode ser necessária uma abordagem tradicional para garantir um resultado ótimo.

- **Competência cirúrgica necessária**: O domínio das técnicas minimamente invasivas requer formação especializada e experiência significativa. Nem todos os cirurgiões possuem estas competências, o que pode limitar o acesso de alguns doentes a estes métodos.

- **Custos elevados**: Embora os custos globais possam ser reduzidos por uma recuperação mais rápida, o custo inicial do equipamento necessário para efetuar estes procedimentos pode ser elevado, o que pode constituir um problema em algumas instituições médicas.

- **Riscos específicos associados**: Como em qualquer procedimento médico, as abordagens minimamente invasivas acarretam os seus próprios riscos específicos, como a possibilidade de conversão para cirurgia aberta se surgirem complicações durante o procedimento.

- **Avaliação limitada a longo prazo**: Embora muitos estudos mostrem resultados positivos a curto prazo com abordagens mini-invasivas, são ainda necessárias avaliações longitudinais para compreender plenamente os seus efeitos a longo prazo na saúde.

III. prática clínica e equipamento moderno

1. Evolução histórica e fundamentos teóricos

As primeiras técnicas de cirurgia minimamente invasiva remontam à década de 1980 com a introdução da laparoscopia. Os cirurgiões começaram a utilizar instrumentos especializados para efetuar cirurgias através de pequenas incisões, revolucionando o campo cirúrgico. Estudos aprofundados sobre os efeitos fisiológicos e psicológicos desta abordagem demonstraram que os doentes beneficiam de um período de hospitalização mais curto e de um regresso mais rápido às actividades quotidianas.

2. Técnicas e procedimentos

Os procedimentos comuns na cirurgia minimamente invasiva incluem a colecistectomia laparoscópica (remoção da vesícula biliar), a apendicectomia laparoscópica (remoção do apêndice) e várias operações ginecológicas. Estas técnicas requerem uma formação especializada para os cirurgiões, de modo a garantir a sua competência na utilização de instrumentos delicados e na navegação precisa pela anatomia humana.

3. Equipamento moderno

O equipamento utilizado na cirurgia minimamente invasiva evoluiu consideravelmente. Os sistemas de imagem avançados, como as câmaras de alta definição e os dispositivos de imagem em tempo real, permitem aos cirurgiões visualizar o local da cirurgia com uma clareza excecional. Além disso, os robots cirúrgicos, como o sistema da Vinci, oferecem uma maior precisão graças aos braços robóticos que imitam os movimentos humanos, reduzindo o tremor.

4. Prática clínica baseada em evidências

A investigação recente centrou-se na eficácia das técnicas minimamente invasivas em comparação com os métodos tradicionais. Ensaios clínicos aleatórios demonstraram que estas abordagens resultam em menos complicações pós-operatórias e num melhor regresso à qualidade de vida dos doentes. A análise estatística dos resultados permite que os médicos adaptem as suas práticas com base em provas.

5. Perspectivas futuras

O futuro da cirurgia minimamente invasiva parece promissor com a integração contínua de novas tecnologias, como a realidade aumentada e a inteligência artificial, para melhorar ainda mais a precisão cirúrgica. A investigação em curso nesta área visa aperfeiçoar estas técnicas para alargar a sua aplicação a uma gama mais vasta de procedimentos cirúrgicos.

Trabalho prático: Estimulação da anastomose uretero-vesical laparoscópica num modelo de treino

A estimulação da anastomose uretero-vesical laparoscópica num modelo de treino é uma técnica cirúrgica avançada que requer uma compreensão profunda dos princípios anatómicos, das técnicas cirúrgicas e das considerações pós-operatórias. Este tipo de trabalho prático é essencial para os estudantes de medicina e cirurgia desenvolverem as suas competências práticas e a sua confiança num ambiente controlado antes de passarem a procedimentos clínicos reais.

Objectivos do trabalho prático

- **Compreensão anatómica**: Os estudantes devem, em primeiro lugar, adquirir um conhecimento sólido da anatomia do sistema urinário, incluindo a localização dos ureteres, da bexiga e das estruturas circundantes. Isto inclui a identificação dos vasos sanguíneos, nervos e tecidos conjuntivos relevantes.

- **Técnicas laparoscópicas**: Os alunos devem familiarizar-se com os instrumentos laparoscópicos utilizados para efetuar uma anastomose uretero-vesical. Isto inclui o manuseamento da câmara, a utilização de pinças, tesouras e outros instrumentos laparoscópicos específicos.

- **Simulação prática**: Utilizar um modelo de treino (muitas vezes feito de silicone ou tecido sintético) que reproduza as caraterísticas anatómicas humanas para permitir que os alunos realizem anastomoses sem risco para um doente real. Este modelo deve ser concebido para simular os desafios encontrados durante uma cirurgia real.

- **Procedimento cirúrgico**: Os principais passos da anastomose uretrovesical incluem:

  - Dissecção delicada dos ureteres.
  - Preparação dos bordos dos ureteres e da bexiga.
  - A utilização de suturas absorvíveis ou não absorvíveis para efetuar a anastomose.
  - Verificar se a anastomose é estanque utilizando uma injeção de soro fisiológico ou outro método adequado.

- **Avaliação pós-operatória**: Após a realização da anastomose, é crucial que os alunos aprendam a avaliar o sucesso do seu procedimento através de exames clínicos simulados, incluindo a deteção de possíveis complicações, como perdas urinárias ou infeção.

- **Sessões teóricas**: Antes do trabalho prático, recomenda-se que os alunos assistam a sessões teóricas sobre cirurgia laparoscópica e sobre as especificidades anatómicas da anastomose uretero-vesical.
- **Workshops práticos**: Organizar vários workshops onde os alunos possam praticar sob supervisão direta. Cada aluno deve ter acesso ao seu próprio modelo de treino para maximizar o tempo prático.
- **Feedback construtivo**: Após cada sessão prática, fornecer feedback detalhado sobre o desempenho individual, para que cada aluno possa identificar os seus pontos fortes e as áreas a melhorar.

Avaliação

A avaliação pode assumir a forma de um exame prático em que cada aluno deve demonstrar a sua capacidade de efetuar uma anastomose uretero-vesical no modelo de treino, seguindo os protocolos cirúrgicos adequados.

Capítulo 8: Cirurgia guiada por imagem

Introdução

A cirurgia guiada por imagem é uma disciplina médica que utiliza técnicas de imagiologia para melhorar a precisão e a eficiência das intervenções cirúrgicas. Esta abordagem permite aos cirurgiões visualizar as estruturas anatómicas em tempo real, o que é essencial para minimizar os danos nos tecidos circundantes e otimizar os resultados clínicos. A utilização de tecnologias de imagiologia, como a ultrassonografia, a tomografia computorizada (TC), a ressonância magnética (RM) e a fluoroscopia, revolucionou o campo cirúrgico ao fornecer informações precisas sobre a localização das lesões, a vascularização e outras caraterísticas anatómicas críticas.

Uma das principais vantagens da cirurgia guiada por imagem é a sua capacidade de reduzir o risco de complicações pós-operatórias. Ao proporcionar uma visão direta das estruturas internas, esta técnica permite aos cirurgiões planear as suas operações com maior precisão. Por exemplo, no caso de tumores sólidos, as imagens podem ajudar a determinar as margens de excisão adequadas, garantindo que todo o tumor é removido, preservando o máximo de tecido saudável possível.

A cirurgia guiada por imagem também está a incentivar o desenvolvimento de procedimentos menos invasivos. As técnicas endoscópicas e laparoscópicas beneficiam muito dos avanços na imagiologia, permitindo aos cirurgiões efetuar operações com incisões mais pequenas e reduzir o tempo de recuperação dos doentes. Isto representa um avanço significativo no domínio da cirurgia, melhorando não só os resultados clínicos, mas também a experiência global do doente.

Outro aspeto importante desta disciplina é a sua crescente integração com outras tecnologias avançadas, como a robótica e a inteligência artificial. Estas inovações permitem um melhor manuseamento dos instrumentos cirúrgicos sob uma orientação visual precisa, aumentando assim a segurança e a eficiência dos procedimentos.

Em suma, a cirurgia guiada por imagem representa um grande avanço no domínio da medicina. Combina tecnologia avançada com conhecimentos cirúrgicos para proporcionar melhores cuidados aos doentes. À medida que estas tecnologias continuam a evoluir, é provável que o seu impacto na prática cirúrgica se torne ainda mais significativo.

I. Utilização de imagiologia em tempo real (RMN, TAC)

A imagiologia em tempo real, nomeadamente através da utilização da Ressonância Magnética (RM) e da Tomografia Computorizada (TC), revolucionou o sector médico ao oferecer métodos não invasivos de visualização das estruturas internas do corpo humano. Estas técnicas permitem aos médicos diagnosticar e tratar várias doenças com maior precisão.

1. Imagiologia por Ressonância Magnética (MRI)

A ressonância magnética (MRI) é uma técnica de imagiologia médica que utiliza campos magnéticos potentes e ondas de rádio para produzir imagens pormenorizadas de órgãos e tecidos no interior do corpo. Este método não é invasivo e não requer a utilização de radiação ionizante, o que o torna uma escolha preferencial para o diagnóstico médico.

Estudos aprofundados sobre a ressonância magnética

- **Princípios físicos**: A RMN baseia-se no princípio da ressonância magnética nuclear (RMN). Os núcleos atómicos, em particular os núcleos de hidrogénio presentes nas moléculas de água do corpo humano, são excitados por um campo magnético externo. Quando este campo é aplicado, os núcleos absorvem energia e passam para um estado de energia mais elevado. Quando regressam ao seu estado fundamental, emitem um sinal que pode ser detectado e transformado numa imagem.

- **Sequências de imagiologia**: As diferentes sequências de RM (como T1, T2, FLAIR) podem ser utilizadas para realçar diferentes tipos de tecido e patologia. Por exemplo, a sequência T1 é frequentemente utilizada para visualizar a anatomia normal, enquanto a sequência T2 é mais sensível a alterações patológicas, como edema ou lesões.

- **Aplicações clínicas**: A RM é amplamente utilizada em várias especialidades médicas, como a neurologia (para detetar tumores cerebrais ou acidentes vasculares cerebrais), a ortopedia (para examinar as articulações e os tecidos moles) e a cardiologia (para avaliar a estrutura do coração).

- **Avanços tecnológicos**: Os avanços recentes na ressonância magnética incluem a ressonância magnética funcional (fMRI), que mede as alterações do fluxo sanguíneo relacionadas com a atividade neuronal, e as técnicas de imagem por difusão que avaliam a microestrutura dos tecidos.

- **Desafios e limitações**: Apesar das suas inúmeras vantagens, a RM tem algumas limitações, como o elevado custo do equipamento, a duração dos exames e certas contra-indicações, como a presença de implantes metálicos em determinados doentes.

Práticas em matéria de RM**:** As práticas clínicas em matéria de RM envolvem não só o funcionamento técnico da máquina, mas também uma compreensão exaustiva das indicações clínicas adequadas para a sua utilização. A formação contínua de radiologistas e técnicos de imagiologia é essencial para garantir uma interpretação exacta dos resultados.

Vantagens da ressonância magnética :

- **Alta resolução**: a RMN oferece uma resolução espacial superior, permitindo a obtenção de imagens altamente pormenorizadas.
- **Contraste de tecidos**: Proporciona um excelente contraste entre diferentes tipos de tecidos, o que é essencial para identificar anomalias.
- **Imagiologia funcional**: Técnicas avançadas como a ressonância magnética funcional (fMRI) permitem avaliar a atividade cerebral através da medição das alterações do fluxo sanguíneo.

Limitações:

- **Custo elevado**: A aquisição e a manutenção do equipamento de RMN são dispendiosas.
- **Tempo de exame**: Os exames podem demorar mais tempo do que outras modalidades de imagiologia.
- **Contra-indicações**: Os doentes com determinados implantes metálicos ou claustrofobia podem não ser elegíveis para este procedimento.

2. Tomografia computorizada (TC)

A tomografia computorizada (TC) é uma técnica de imagiologia médica que utiliza raios X para criar imagens pormenorizadas das estruturas internas do corpo. Este método é amplamente utilizado no diagnóstico médico devido à sua capacidade de fornecer imagens em corte transversal, permitindo a visualização precisa de órgãos, tecidos e vasos sanguíneos.

Princípios da tomografia computorizada

O princípio fundamental da tomodensitometria baseia-se na utilização de um tubo de raios X que gira em torno do doente. À medida que o tubo emite raios X, um detetor oposto capta os raios à medida que estes atravessam o corpo. Os dados recolhidos são depois processados por um computador para gerar imagens de secções transversais. Estas imagens podem ser reconstruídas a partir de diferentes ângulos e visualizadas em 2D ou 3D.

Aplicações clínicas: As aplicações clínicas dos exames de TC são muito variadas e incluem :

- **Diagnóstico de tumores**: A tomografia computorizada é essencial para detetar e caraterizar tumores em vários órgãos, como os pulmões, o fígado e o pâncreas.

- **Avaliação de** traumatismos: Em caso de traumatismos, nomeadamente na cabeça ou no abdómen, a TAC permite identificar rapidamente hemorragias internas ou fracturas ósseas.

- **Planeamento cirúrgico**: Antes de determinados procedimentos cirúrgicos, uma TAC pode ajudar a planear a abordagem cirúrgica, fornecendo uma visão detalhada da anatomia local.

- **Monitorização terapêutica**: É também utilizada para monitorizar a evolução de doenças como o cancro após o tratamento, a fim de avaliar a eficácia do tratamento.

- **Imagiologia vascular**: A tomografia angiográfica permite examinar os vasos sanguíneos e pode ajudar a diagnosticar doenças como aneurismas ou tromboses.

Vantagens da tomografia computadorizada :

- **Rapidez**: Os exames de TC são geralmente rápidos, o que é crucial em situações de emergência.

- **Visualização óssea**: As tomografias computorizadas são particularmente eficazes na visualização de fracturas ósseas e lesões internas.
- **Avaliação multi-sistemas**: Permite uma avaliação rápida e exaustiva de vários sistemas do corpo.

Limitações:

- **Exposição a radiações** : A TAC expõe o doente a uma dose significativa de radiação ionizante, que pode representar um risco acrescido se for utilizada frequentemente.
- **Menor contraste tecidular do que a RM**: Embora eficaz para determinadas estruturas, pode não oferecer o mesmo nível de pormenor que a RM para os tecidos moles.

II. Técnicas de navegação cirúrgica

A navegação cirúrgica é uma tecnologia que permite aos cirurgiões visualizarem a anatomia do doente em tempo real, melhorando a precisão das intervenções e reduzindo os riscos associados à cirurgia. Esta abordagem utiliza sistemas de posicionamento e de imagem para guiar os instrumentos cirúrgicos com um elevado grau de precisão.

1. A história e o desenvolvimento das técnicas de navegação cirúrgica

A navegação cirúrgica é uma disciplina em evolução que combina a tecnologia moderna com os princípios fundamentais da cirurgia. A sua história remonta a várias décadas, mas registou um crescimento significativo graças aos recentes avanços tecnológicos. A navegação cirúrgica utiliza sistemas de imagem e de localização para guiar os cirurgiões durante as operações, melhorando a precisão e reduzindo os riscos associados à cirurgia.

Origens e evolução: As primeiras formas de navegação cirúrgica foram desenvolvidas nos anos 80 com a introdução dos sistemas de ressonância magnética (MRI) e de tomografia computorizada (CT). Estas tecnologias permitiram aos cirurgiões obter imagens precisas das estruturas internas do corpo humano antes de efectuarem uma operação. À medida que estas tecnologias foram sendo aperfeiçoadas, foram integradas em sistemas de navegação que permitem a visualização em tempo real durante a cirurgia.

Tecnologias utilizadas : As técnicas modernas de navegação cirúrgica baseiam-se em várias tecnologias-chave:

- **Imagiologia médica**: a ressonância magnética, a tomografia computorizada e os ultra-sons são normalmente utilizados para criar modelos tridimensionais de estruturas anatómicas.
- **Sistemas de localização**: São utilizados sensores ópticos ou electromagnéticos para seguir a posição dos instrumentos cirúrgicos em tempo real.
- **Software avançado**: Algoritmos sofisticados permitem que os dados de imagem sejam processados rapidamente, fornecendo aos cirurgiões uma visão precisa e dinâmica do local da cirurgia.

Aplicações clínicas: A navegação cirúrgica é utilizada numa variedade de especialidades médicas, incluindo :

- **Neurocirurgia**: para determinar a localização exacta de tumores cerebrais ou anomalias vasculares.
- **Ortopedia**: Para implantes de articulações em que a precisão milimétrica é crucial.
- **Cirurgia oncológica**: Para remover eficazmente os tumores, preservando o tecido saudável circundante.

Benefícios e desafios : Os benefícios da navegação cirúrgica incluem:

✓ **Maior precisão**: Redução do erro humano graças à orientação visual precisa.

✓ **Menos complicações**: Redução do risco de danos nos tecidos circundantes.

✓ **Recuperação acelerada**: Os doentes podem beneficiar de procedimentos menos invasivos.

✓ No entanto, também existem desafios:

✓ **Custo elevado**: A aquisição e a manutenção dos sistemas de navegação podem ser dispendiosas.

✓ **Formação necessária**: Os cirurgiões devem ser formados para utilizar estas tecnologias de forma eficaz.

2. Tecnologias utilizadas nas técnicas de navegação cirúrgica

Estas tecnologias permitem que os cirurgiões visualizem e naveguem com precisão através da anatomia do doente, o que é particularmente crucial em procedimentos complexos como a neurocirurgia, a cirurgia ortopédica e outras especialidades.

1. Introdução à navegação cirúrgica

A navegação cirúrgica utiliza sistemas de posicionamento e de imagiologia para guiar os instrumentos cirúrgicos com maior precisão. Os sistemas de navegação podem integrar várias modalidades de imagiologia, incluindo MRI (ressonância magnética), CT (tomografia computorizada) e ultra-sons, fornecendo uma representação tridimensional das estruturas anatómicas.

2. Tecnologias-chave : As principais tecnologias utilizadas nas técnicas de navegação cirúrgica incluem:

- **Sistemas de localização**: Estes sistemas utilizam sensores ópticos ou electromagnéticos para localizar instrumentos cirúrgicos em tempo real.
- **Imagiologia pré-operatória**: A utilização de imagens pré-operatórias permite aos cirurgiões planear as suas operações com uma melhor compreensão das estruturas anatómicas.
- **Modelação 3D**: A criação de modelos tridimensionais a partir de imagens médicas ajuda a simular a operação antes de esta ser efectuada no doente.

3. Aplicações clínicas: As técnicas de navegação cirúrgica têm uma vasta gama de aplicações clínicas:

- **Neurocirurgia**: Na cirurgia ao cérebro, a navegação permite aos neurocirurgiões aceder a áreas críticas, minimizando os danos nos tecidos saudáveis.
- **Cirurgia ortopédica**: Procedimentos como a substituição de articulações beneficiam muito da precisão oferecida por estas tecnologias.
- **Cirurgia oncológica**: a navegação ajuda a localizar e a remover tumores com precisão, preservando simultaneamente o tecido saudável circundante.

4. Benefícios e desafios

Os benefícios incluem uma redução do tempo de operação, um menor risco de complicações e melhores resultados funcionais pós-operatórios. No entanto, existem também desafios, como o elevado custo do equipamento, a necessidade de formação especializada para o pessoal médico e potenciais problemas com a integração da tecnologia nos blocos operatórios.

3. As vantagens e os desafios das técnicas de navegação cirúrgica

Vantagens das técnicas de navegação cirúrgica

- **Maior precisão**: Uma das principais vantagens das técnicas de navegação cirúrgica é o aumento significativo da precisão durante a cirurgia. Os sistemas de navegação permitem aos cirurgiões identificar a localização exacta de estruturas anatómicas críticas, minimizando o risco de danificar os tecidos circundantes. Na cirurgia ortopédica, por exemplo, a navegação assistida por computador permite que os implantes sejam colocados com maior precisão.

- **Planeamento pré-operatório**: A capacidade de criar modelos 3D com base em imagens pré-operatórias permite aos cirurgiões planear as suas operações com grande detalhe. Isto inclui a avaliação das melhores abordagens cirúrgicas e a simulação de procedimentos complexos antes da sua realização.

- **Redução do tempo de operação**: Ao fornecer orientação em tempo real, estes sistemas podem reduzir o tempo necessário para efetuar determinados procedimentos cirúrgicos. Podem também reduzir o tempo de anestesia e reduzir o stress do doente.

- **Resultados clínicos melhorados**: Estudos demonstraram que a utilização de técnicas de navegação cirúrgica pode levar a uma redução da taxa de complicações pós-operatórias, tais como infecções ou erros na colocação de implantes.

- **Formação e educação**: Os sistemas de navegação também fornecem uma plataforma para a formação contínua dos cirurgiões, permitindo-lhes melhorar as suas competências num ambiente controlado antes de aplicarem estas técnicas em doentes reais.

Desafios das técnicas de navegação cirúrgica

- **Custos elevados**: Um dos principais inconvenientes é o custo associado à aquisição e manutenção do equipamento necessário para a navegação cirúrgica. Estes custos podem ser proibitivos para alguns estabelecimentos médicos, limitando o acesso a esta tecnologia avançada.

- **Curva de aprendizagem**: Embora estas tecnologias sejam concebidas para melhorar a prática cirúrgica, requerem formação especializada para serem utilizadas eficazmente. Os cirurgiões têm de passar por uma curva de aprendizagem que pode variar consoante a sua experiência anterior com tecnologias digitais.

- **Dependência tecnológica**: Outra preocupação é a crescente dependência da tecnologia durante a cirurgia. Na eventualidade de uma falha técnica ou de um erro do sistema, a segurança do doente pode ficar comprometida.

- **Integração clínica**: A integração eficiente dos sistemas de navegação no fluxo de trabalho existente pode representar um desafio logístico significativo para alguns hospitais ou clínicas, exigindo frequentemente uma reorganização significativa do pessoal e dos procedimentos.

- **Variabilidade entre** operadores: O desempenho e a eficácia dos sistemas podem variar consideravelmente consoante o operador, o que levanta questões sobre a uniformidade e a normalização da sua utilização na mesma instituição ou entre instituições diferentes.

III. Aplicação em neurocirurgia ortopédica

A neurocirurgia ortopédica é uma área especializada que combina os princípios da neurocirurgia com os da ortopedia para tratar doenças relacionadas com a coluna vertebral, os nervos periféricos e as estruturas músculo-esqueléticas. Esta disciplina exige um conhecimento profundo dos sistemas nervosos central e periférico, bem como técnicas cirúrgicas avançadas.

1. Antecedentes históricos e evolução

A evolução da neurocirurgia ortopédica tem sido marcada por avanços tecnológicos significativos, nomeadamente a introdução de ferramentas de imagiologia avançadas, como a RM (ressonância magnética) e a TAC (tomografia computorizada). Estas tecnologias permitiram uma melhor visualização das estruturas anatómicas, facilitando o diagnóstico e o tratamento de patologias complexas.

2. Técnicas cirúrgicas

As técnicas cirúrgicas da neurocirurgia ortopédica incluem a descompressão do nervo, a fusão espinal e a cirurgia do tumor da coluna vertebral. A descompressão do nervo é frequentemente efectuada para aliviar a pressão sobre os nervos causada por hérnias discais ou estenose do canal espinal. A fusão espinal tem como objetivo estabilizar a coluna vertebral após uma cirurgia ou lesão.

3. Aplicações clínicas

As aplicações clínicas da neurocirurgia ortopédica são vastas. Incluem o tratamento de doenças como :

- Hérnias discais
- Fracturas vertebrais
- Malformações congénitas
- Tumores da coluna vertebral
- Síndromes de dor crónica

Cada doença requer uma abordagem personalizada com base na anatomia do doente, na extensão da doença e nos objectivos funcionais pós-operatórios.

4. Reabilitação pós-operatória

A reabilitação desempenha um papel crucial no sucesso da neurocirurgia ortopédica. Um programa de reabilitação bem estruturado pode ajudar a restaurar a função motora, reduzir a dor e melhorar a qualidade de vida do doente. Este pode incluir terapias físicas, ocupacionais e psicológicas.

5. Perspectivas futuras

Com os avanços contínuos nos domínios da robótica cirúrgica e da engenharia biomédica, é provável que venhamos a assistir ao aparecimento de novas técnicas menos invasivas que poderão revolucionar o tratamento em neurocirurgia ortopédica. A utilização crescente de abordagens baseadas em dados e de inteligência artificial poderá também melhorar os resultados cirúrgicos, permitindo um planeamento mais preciso das intervenções.

Trabalho prático sobre Cirurgia Navegada em Implantologia

Introdução à cirurgia avançada de implantes

A cirurgia navegada em implantologia é uma técnica inovadora que utiliza sistemas de navegação para orientar a colocação de implantes dentários com maior precisão. Este método baseia-se na integração de tecnologias avançadas como a imagiologia 3D, a modelação computorizada e os dispositivos de navegação cirúrgica. O principal objetivo é melhorar os resultados clínicos e reduzir o risco de complicações.

Objectivos do trabalho prático

- **Compreensão dos conceitos fundamentais**: Os alunos adquirem uma compreensão profunda dos princípios básicos da cirurgia navegada, incluindo as técnicas de imagiologia utilizadas (como a tomografia computorizada) e a sua aplicação em implantologia.

- **Análise das vantagens e desvantagens**: Os alunos deverão avaliar as vantagens potenciais desta abordagem em relação aos métodos tradicionais, bem como os desafios associados à sua utilização.

- **Estudo de caso prático**: Os alunos serão convidados a examinar um caso clínico em que a cirurgia navegada foi utilizada para a colocação de implantes dentários. Analisarão os resultados obtidos e discutirão as implicações clínicas.

- **Simulação virtual**: Utilização de software de simulação para planear um caso de implante utilizando a cirurgia navegada. Isto inclui a seleção dos locais de implante, a avaliação das estruturas anatómicas circundantes e a criação de um plano cirúrgico detalhado.

- **Debate ético e profissional**: Os alunos deverão refletir sobre as considerações éticas que envolvem a utilização de tecnologias avançadas em medicina dentária, incluindo o consentimento informado e o acesso equitativo aos cuidados.

Metodologia

- Sessões teóricas: Serão organizadas sessões teóricas para introduzir conceitos-chave.
- **Workshops práticos**: Os workshops práticos permitirão aos estudantes utilizar software de planeamento cirúrgico.
- **Grupos de discussão**: As discussões em pequenos grupos encorajarão a troca de ideias sobre os estudos de caso apresentados.
- **Avaliação final**: Uma apresentação final em que cada aluno ou grupo apresentará as suas conclusões sobre um caso clínico específico.

Conclusão

A cirurgia navegada representa um avanço significativo no campo da implantologia, oferecendo possibilidades promissoras para melhorar a precisão e reduzir os riscos associados à colocação de implantes dentários. Este trabalho prático tem como objetivo preparar os alunos para integrar estas tecnologias na sua futura prática profissional.

Capítulo 9: Cirurgia laser

As inovações tecnológicas na cirurgia laser oftálmica evoluíram significativamente nas últimas décadas, transformando a prática clínica e melhorando os resultados para os doentes. Estes avanços incluem vários tipos de lasers utilizados para tratar doenças oculares como a miopia, a hipermetropia, o astigmatismo e outras perturbações refractivas. As técnicas de cirurgia laser mais utilizadas incluem a ceratomileusis in situ assistida por laser (LASIK), a fotoceratectomia refractiva (PRK) e o laser de femtossegundo.

Inovações tecnológicas

- **Excimer** laser: O excimer laser é um tipo de laser ultravioleta utilizado para remodelar a córnea com grande precisão. É utilizado nos procedimentos LASIK e PRK para corrigir erros refractivos. A tecnologia evoluiu para incluir sistemas de rastreio ocular que ajustam o tratamento em tempo real, aumentando a segurança e a eficácia.

- **Laser de femtosegundo**: Este tipo de laser utiliza impulsos ultra-curtos para criar cortes precisos no tecido da córnea sem contacto direto. Isto melhorou a precisão das incisões na córnea e abriu caminho para técnicas cirúrgicas menos invasivas.

- **Tecnologias de seguimento ocular**: Os sistemas modernos incorporam tecnologias avançadas, tais como imagens 3D e seguimento dinâmico do movimento ocular, permitindo aos cirurgiões efetuar correcções mais precisas durante os procedimentos.

- **Cirurgia a laser para** glaucoma: Foram desenvolvidas inovações no campo do glaucoma, como a trabeculoplastia selectiva a laser (SLT), para reduzir a pressão intraocular com menos efeitos secundários do que os tratamentos medicamentosos tradicionais.

- **Aplicações terapêuticas**: Para além da correção refractiva, os lasers são também utilizados no tratamento de doenças da retina, como a degenerescência macular relacionada com a idade (DMRI) e a diabetes retinopática, oferecendo uma abordagem orientada para a preservação da visão.

Prática clínica

A integração destas tecnologias na prática clínica requer uma formação aprofundada dos oftalmologistas para que possam dominar estas ferramentas avançadas. Para além disso, é essencial avaliar cuidadosamente cada doente para determinar a abordagem cirúrgica adequada à sua condição específica.

Os estudos clínicos continuam a avaliar a eficácia e a segurança a longo prazo dos procedimentos laser, ajudando a estabelecer protocolos baseados em provas que orientam as decisões de tratamento.

1. Princípios dos lasers médicos

a) Lasers de dióxido

Os lasers de dióxido de carbono (CO2) são dispositivos ópticos que utilizam o dióxido de carbono como meio ativo para produzir um feixe laser. São amplamente utilizados numa variedade de aplicações industriais, médicas e científicas devido à sua eficiência, potência e ao comprimento de onda específico que emitem, geralmente cerca de 10,6 micrómetros. Este comprimento de onda é particularmente eficaz na interação com materiais orgânicos e é, por isso, muito popular no corte, soldadura e gravação.

Princípios de funcionamento

O laser de dióxido de carbono funciona segundo o princípio da emissão estimulada. Neste tipo de laser, uma mistura gasosa contendo principalmente CO2, bem como outros gases como o azoto (N2) e o hélio (He), é excitada por uma fonte de energia externa, frequentemente uma corrente eléctrica. Quando as moléculas de CO2 são excitadas, passam para um estado de energia mais elevado. Ao regressarem ao seu estado fundamental, estas moléculas emitem fotões no processo de emissão estimulada. Estes fotões podem então ser amplificados por reflexões sucessivas entre dois espelhos colocados nas extremidades do tubo laser.

Aplicações

1. **Indústria**: Os lasers de CO2 são utilizados para cortar e soldar metais e plásticos graças à sua capacidade de gerar calor intenso concentrado numa pequena área.

2. **Medicina**: No domínio da medicina, estes lasers são utilizados em intervenções cirúrgicas como a dermatologia (tratamento de cicatrizes e lesões cutâneas) e a cirurgia ocular (como a queratomileusis in situ assistida por laser - LASIK).

3. **Investigação científica**: os lasers de CO2 são também utilizados em vários instrumentos científicos para medições precisas ou como fontes de luz em experiências.

4. **Espectroscopia**: Graças às suas propriedades únicas, desempenham um papel crucial na análise espectroscópica, onde podem excitar certas moléculas para estudar as suas caraterísticas.

5. **Comunicação ótica**: Embora menos comuns do que outros tipos de lasers neste domínio, os lasers de CO2 podem também ser utilizados em determinadas aplicações de comunicação ótica.

Benefícios

Os lasers de dióxido de carbono oferecem uma série de vantagens:

- **Eficiência energética**: São altamente eficientes em comparação com outros tipos de laser.
- **Vida útil longa**: Os seus componentes tendem a ter uma vida útil mais longa.
- **Capacidade de manusear diferentes materiais**: Podem interagir eficazmente com diferentes tipos de materiais.

Desvantagens: No entanto, existem também algumas desvantagens:

- **Custo inicial elevado**: a instalação pode exigir um investimento significativo.
- **Tamanho e peso**: Os sistemas de CO2 podem ser mais volumosos do que alguns outros tipos de laser.
- **Segurança**: Como todos os lasers potentes, requerem precauções de segurança rigorosas para evitar ferimentos.

b) Lasers de érbio

Os lasers de érbio, frequentemente designados por lasers Er:YAG (Yttrium Aluminium Garnet dopado com érbio), são dispositivos ópticos que emitem luz coerente na região infravermelha do espetro eletromagnético. São amplamente utilizados em vários domínios, incluindo a medicina, a medicina dentária, a estética e as aplicações industriais. A importância destes lasers reside na sua capacidade de interagir com tecidos e materiais biológicos de uma forma precisa e controlada.

Princípios de funcionamento

O laser de érbio funciona segundo o princípio da emissão estimulada. O érbio é um elemento químico raro que, quando excitado por uma fonte de energia externa (como uma lanterna ou um laser de díodo), emite fotões num comprimento de onda específico, normalmente cerca de 2940 nm. Este comprimento de onda é particularmente eficaz na absorção de água, o que torna os lasers de érbio muito úteis para aplicações em que a água é um componente importante do tecido visado.

Aplicações médicas

1. **Cirurgia dermatológica**: Os lasers de érbio são utilizados para a renovação da pele, removendo as camadas superficiais da pele danificada e minimizando os danos nos tecidos circundantes. Isto promove uma cura rápida e reduz o risco de cicatrizes.

2. **Medicina dentária**: No campo da medicina dentária, estes lasers permitem procedimentos menos invasivos para o tratamento de cáries e gengivas. A sua precisão ajuda a preservar mais tecido saudável.

3. **Cirurgia ortopédica**: Os lasers de érbio são também utilizados para tratar certas doenças ortopédicas graças à sua capacidade de cortar ou vaporizar tecido ósseo ou cartilagíneo com precisão.

4. **Estética**: Em cosmética, são utilizados para reduzir as rugas e melhorar a textura da pele.

Vantagens: As vantagens dos lasers de érbio incluem :

- **Precisão**: Permitem uma incisão precisa sem danificar os tecidos adjacentes.
- **Menos efeitos secundários**: Em comparação com outros tipos de laser, têm menos efeitos secundários, como a inflamação.
- **Recuperação rápida**: Os doentes beneficiam frequentemente de um período de recuperação mais curto.

Limitações: No entanto, existem também algumas limitações:

- **Custo elevado**: O equipamento laser pode ser dispendioso.
- **Necessidade de formação especializada**: A utilização segura e eficaz exige uma formação adequada para evitar complicações.

c) Lasers de corante

Os lasers de corante pulsado são dispositivos ópticos que utilizam corantes orgânicos como meio ativo para produzir um feixe laser. Distinguem-se pela sua capacidade de emitir uma vasta gama de comprimentos de onda, o que os torna particularmente úteis numa variedade de aplicações científicas e industriais. Os estudos aprofundados e práticos destes lasers envolvem vários aspectos, incluindo a sua conceção, funcionamento, aplicações e os desafios associados à sua utilização.

1. Conceção e funcionamento de lasers de corantes pulsados

Os lasers de corante pulsado funcionam segundo o princípio da emissão estimulada de radiação. O meio ativo, constituído por moléculas de corante dissolvidas num solvente, é excitado por uma fonte de energia externa, normalmente um laser de bombagem. Este processo de excitação permite que as moléculas de corante atinjam um estado de alta energia. Quando regressam ao seu estado fundamental, emitem fotões que podem ser amplificados por retroação numa cavidade ressonante.

A conceção de um laser de corante pulsado envolve a seleção adequada do corante, a configuração do sistema ótico (incluindo espelhos e meio de amplificação) e a escolha do sistema de bombagem. Os lasers de corante podem ser configurados para funcionar quer em modo contínuo quer em modo pulsado, sendo este último particularmente popular pelas suas aplicações em espetroscopia e imagiologia.

2. Aplicações do laser de corante pulsado : As aplicações dos lasers de corantes pulsados são variadas e abrangem vários domínios:

- **Espectroscopia**: Graças à sua capacidade de emitir diferentes comprimentos de onda, estes lasers são utilizados para analisar a composição química das substâncias.
- **Imagiologia biológica**: No domínio médico, permitem a obtenção de imagens de alta resolução de tecidos biológicos.
- **Tratamento com laser** : Utilizado em certos procedimentos dermatológicos para tratar lesões cutâneas.
- **Investigação fundamental**: Desempenham um papel crucial no estudo dos fenómenos quânticos e das interações luz-matéria.

3. Desafios associados aos lasers de corante pulsado: Apesar das suas vantagens, os lasers de corante pulsado apresentam alguns desafios:

- **Estabilidade do meio ativo**: Os corantes orgânicos podem degradar-se com o tempo ou sob o efeito de luz intensa.
- **Complexidade do sistema**: A necessidade de equipamento sofisticado de bombagem e gestão térmica pode tornar estes sistemas dispendiosos e de difícil manutenção.
- **Limitações espectrais**: Embora disponham de uma vasta gama de comprimentos de onda, cada tipo de laser tem as suas próprias limitações em termos de potência e eficiência.

d) Lasers ND:YAG

Os lasers de cristal de granada de ítrio-alumínio dopado com neodímio (Nd:YAG) são dispositivos laser amplamente utilizados em vários domínios, incluindo a medicina, a indústria e a investigação científica. Este tipo de laser é particularmente apreciado pela sua capacidade de produzir comprimentos de onda específicos, tornando-o eficaz para uma variedade de aplicações.

Princípios de funcionamento

O laser Nd:YAG funciona segundo o princípio da emissão estimulada de radiação. O cristal YAG (Yttrium Aluminium Garnet) é dopado com iões de neodímio (Nd^{3+}), que actuam como átomos activos do laser. Quando uma fonte de energia externa excita estes iões, eles mudam para um estado de energia mais elevado. Ao regressarem ao seu estado fundamental, estes iões emitem fotões, produzindo um feixe laser coerente.

O principal comprimento de onda emitido pelo laser Nd:YAG é de 1064 nm no infravermelho próximo. Este comprimento de onda é particularmente útil devido à sua capacidade de penetrar nos tecidos biológicos, o que o torna uma escolha preferida para aplicações médicas, como a cirurgia a laser e o tratamento de lesões cutâneas.

Aplicações médicas

Na área da medicina, os lasers Nd:YAG são utilizados numa variedade de procedimentos cirúrgicos, incluindo litotripsia (fragmentação de cálculos renais), fotocoagulação e tratamento de varizes. A sua capacidade de atingir com precisão os tecidos, minimizando os danos nos tecidos circundantes, torna-os uma ferramenta valiosa para os cirurgiões.

Em dermatologia, estes lasers são utilizados para tratar doenças como manchas de pigmentação e cicatrizes. A capacidade do laser Nd:YAG para penetrar profundamente na pele significa que o colagénio é efetivamente estimulado, promovendo a regeneração dos tecidos.

Aplicações industriais

Os lasers Nd:YAG são também utilizados na indústria para aplicações como a soldadura, o corte e a marcação. A sua elevada potência e precisão permitem o manuseamento eficiente de materiais metálicos e não metálicos. Por exemplo, na indústria automóvel, estes lasers são utilizados para soldar peças com grande precisão sem afetar as propriedades mecânicas do material.

Vantagens e desvantagens

As vantagens do laser Nd:YAG incluem a sua robustez, durabilidade e capacidade de funcionar em diferentes condições ambientais. No entanto, também tem algumas desvantagens, como o seu custo relativamente elevado em comparação com outros tipos de laser e a necessidade de um arrefecimento adequado durante uma utilização prolongada.

e) Lasers de Alexandrite

Os lasers de Alexandrite são dispositivos ópticos que utilizam um cristal de Alexandrite como meio ativo para gerar luz laser. Este tipo de laser é particularmente popular em vários domínios, incluindo a dermatologia, a estética e a indústria. A Alexandrite é um mineral raro com uma propriedade única: a sua capacidade de mudar de cor consoante a iluminação, o que a torna um material fascinante para aplicações laser.

Princípios de funcionamento

O laser de Alexandrite funciona segundo o princípio da emissão estimulada de radiação. Quando um cristal de Alexandrite é excitado por uma fonte de energia externa (normalmente uma lâmpada de flash), emite fotões numa gama específica de comprimentos de onda, principalmente à volta de 755 nm, que se situa no espetro do infravermelho próximo. Este comprimento de onda é particularmente eficaz para atingir a melanina na pele, o que torna o laser de Alexandrite muito útil para tratamentos de depilação permanente e para o tratamento de lesões pigmentadas.

Aplicações clínicas

1. **Depilação a laser**: O laser de Alexandrite é amplamente utilizado para a depilação permanente graças à sua capacidade de atingir eficazmente os folículos pilosos, minimizando os danos nos tecidos circundantes. É particularmente eficaz em peles claras com pêlos escuros.

2. **Tratamento de lesões vasculares**: Devido ao seu comprimento de onda específico, o laser de Alexandrite também pode ser utilizado para tratar várias lesões vasculares, tais como vasinhos e telangiectasias.

3. **Rejuvenescimento da pele**: As propriedades do laser também permitem a sua utilização no rejuvenescimento da pele, onde ajuda a reduzir o aparecimento de rugas e a melhorar a textura geral da pele.

4. **Tatuagens**: Embora seja menos comum do que outros tipos de laser, o laser de Alexandrite pode ser utilizado para remover determinados tipos de tatuagens, visando pigmentos específicos.

5. **Cirurgia oftálmica**: Nalguns casos, o laser de Alexandrite foi explorado para aplicações cirúrgicas relacionadas com os olhos, embora isto seja menos frequente em comparação com outros tipos de lasers utilizados neste domínio.

Vantagens e desvantagens

Os lasers de Alexandrite têm várias vantagens, nomeadamente a sua eficácia em diferentes tipos de pele e a rapidez do tratamento. No entanto, requerem também uma perícia considerável para evitar efeitos secundários como a hiperpigmentação ou a hipopigmentação.

2. Aplicações em oftalmologia, dermatologia e oncologia

A. Aplicações clínicas da cirurgia laser em dermatologia

A cirurgia laser em dermatologia é uma disciplina que evoluiu significativamente nas últimas décadas. Os lasers são utilizados para tratar uma variedade de doenças da pele, desde lesões benignas a doenças mais complexas como o melanoma. As aplicações clínicas dos lasers em dermatologia podem ser divididas em várias categorias, incluindo a rejuvenescimento da pele, a remoção de lesões pigmentadas, o tratamento de vasos sanguíneos e o controlo de cicatrizes.

1. Rejuvenescimento da pele

A resurfacing cutânea a laser é uma técnica que utiliza lasers fraccionados ou não fraccionados para melhorar a textura da pele, reduzir as rugas e tratar cicatrizes de acne. Os lasers fraccionados permitem que áreas específicas da pele sejam visadas, deixando outras áreas intactas, promovendo uma cicatrização mais rápida e reduzindo o risco de efeitos secundários.

2. Eliminação das lesões pigmentadas

Os lasers de corante pulsado e os lasers Q-switched são normalmente utilizados para tratar lesões pigmentadas, tais como manchas da idade, lentigos solares e tatuagens. Estes lasers funcionam visando especificamente a melanina na pele, permitindo uma destruição selectiva sem danificar o tecido circundante.

3. Tratamento dos vasos sanguíneos

Os lasers vasculares, como o laser de corante pulsado e o laser Nd:YAG, são eficazes no tratamento de várias doenças vasculares, como as telangiectasias (vasos sanguíneos dilatados) e os angiomas. Estes tratamentos funcionam por fotocoagulação, em que a energia do laser provoca a coagulação do sangue nos vasos visados, levando ao seu desaparecimento gradual.

4. Gestão de cicatrizes

As cicatrizes hipertróficas e quelóides também podem ser tratadas com sucesso por laser. O tratamento a laser pode ajudar a reduzir o aspeto destas cicatrizes, remodelando o colagénio subjacente e melhorando a elasticidade da pele.

5. Vantagens e desvantagens da cirurgia laser em dermatologia

A cirurgia laser tornou-se um método de tratamento amplamente utilizado em dermatologia, oferecendo uma variedade de aplicações que vão desde o rejuvenescimento da pele até à remoção de lesões pigmentadas e cicatrizes. Os lasers dermatológicos funcionam através da emissão de feixes de luz concentrados que visam especificamente o tecido cutâneo, permitindo tratar uma variedade de problemas sem danificar o tecido circundante. Esta tecnologia tem as suas vantagens e desvantagens, que iremos explorar em pormenor.

Vantagens da cirurgia laser em dermatologia

1. **Precisão**: Uma das principais vantagens da cirurgia a laser é a sua capacidade de atingir com precisão as áreas afectadas. Os lasers podem ser ajustados para tratar camadas específicas da pele, minimizando os danos nos tecidos saudáveis adjacentes.

2. **Menos desconforto**: Em comparação com os métodos cirúrgicos tradicionais, o tratamento a laser pode causar menos dor e desconforto após a cirurgia. Muitos doentes referem uma recuperação mais rápida com menos efeitos secundários.

3. **Melhores resultados estéticos**: Os tratamentos a laser podem melhorar o aspeto da pele, reduzindo as rugas, as cicatrizes de acne e as manchas de pigmentação. Os resultados são frequentemente visíveis após uma única sessão, embora possam ser necessários vários tratamentos para obter um efeito ótimo.

4. **Versatilidade**: A cirurgia a laser pode tratar uma vasta gama de condições dermatológicas, incluindo, mas não se limitando a, psoríase, eczema, verrugas e até algumas formas de cancro da pele.

5. **Menos hemorragia**: Os lasers também coagulam os vasos sanguíneos durante o tratamento, o que reduz o risco de hemorragia em comparação com as técnicas cirúrgicas convencionais.

Desvantagens da cirurgia laser em dermatologia

1. **Custo elevado**: O custo dos tratamentos a laser pode ser proibitivo para alguns doentes. O elevado custo do equipamento e a necessidade potencial de várias sessões podem tornar estes tratamentos inacessíveis a um público alargado.

2. **Riscos de efeitos secundários**: Embora geralmente considerada segura, a cirurgia a laser comporta certos riscos, como hiperpigmentação ou hipopigmentação (alteração da cor da pele), potenciais infecções e cicatrizes.

3. **Tempo de inatividade variável**: Dependendo do tipo de tratamento efectuado, alguns pacientes podem necessitar de um tempo de inatividade significativo para permitir que a sua pele cicatrize adequadamente após o tratamento.

4. **Competência necessária**: O êxito do tratamento depende em grande medida da competência do profissional que utiliza o laser. Uma utilização incorrecta pode conduzir a resultados insatisfatórios ou mesmo agravar a doença a tratar.

5. **Limitações em determinados casos clínicos**: Nem todos os tipos de lesões cutâneas respondem bem ao tratamento com laser; algumas condições podem exigir outras formas de intervenção médica ou cirúrgica.

B. Aplicações da cirurgia laser em oncologia

A cirurgia laser é uma técnica que utiliza feixes de luz concentrados para efetuar procedimentos cirúrgicos. Em oncologia, este método ganhou popularidade devido às suas potenciais vantagens em relação às técnicas cirúrgicas tradicionais. As aplicações do laser em oncologia incluem a ablação de tumores, a redução de tumores e o tratamento paliativo para aliviar os sintomas associados a cancros avançados.

Princípios da cirurgia laser

A cirurgia a laser baseia-se no princípio da fototermólise selectiva, em que um feixe de laser é dirigido para o tecido visado. O laser pode ser ajustado para atingir especificamente as células cancerosas, minimizando os danos nos tecidos saudáveis circundantes. Os tipos de laser utilizados em oncologia incluem o laser de CO2, o laser de Nd:YAG (granada de ítrio-alumínio dopada com neodímio) e o laser de árgon.

Os princípios de funcionamento da cirurgia a laser em oncologia

A cirurgia laser em oncologia é uma técnica que utiliza feixes de luz concentrados para tratar tumores cancerígenos. Este método oferece uma série de vantagens em relação às técnicas cirúrgicas tradicionais, incluindo a redução da dor, tempos de recuperação mais curtos e menos complicações pós-operatórias. Os lasers podem ser utilizados para destruir as células cancerígenas, reduzir o tamanho dos tumores antes de uma cirurgia mais invasiva ou mesmo para fazer biopsias.

Princípios de funcionamento

1. **Tipos de lasers**: Existem vários tipos de lasers utilizados em oncologia, cada um com comprimentos de onda específicos adaptados a diferentes tipos de tecidos. Os lasers de CO2, por exemplo, são frequentemente utilizados para tumores superficiais porque são efetivamente absorvidos pela água do tecido.

2. **Mecanismo de ação**: O princípio fundamental da cirurgia laser baseia-se na absorção selectiva do feixe laser pelo tecido alvo. Quando o laser é dirigido a um tumor, a energia da luz é convertida em calor, resultando na destruição térmica das células cancerígenas sem danificar significativamente o tecido circundante.

3. **Aplicações clínicas**: A cirurgia laser é utilizada numa variedade de contextos oncológicos, incluindo o tratamento do cancro do pulmão, do cancro da pele e dos cancros ORL (ouvido, nariz e garganta). Pode ser utilizada para excisar lesões tumorais ou para remover obstruções causadas por tumores.

4. **Vantagens e desvantagens**:

A cirurgia a laser em oncologia é uma técnica que tem vindo a ganhar popularidade devido às suas muitas vantagens em relação aos métodos cirúrgicos tradicionais. Esta abordagem utiliza feixes de luz concentrados para destruir as células cancerígenas, oferecendo vários benefícios notáveis.

Vantagens da cirurgia laser em oncologia

a) **Maior precisão**: A cirurgia a laser permite que o tecido tumoral seja removido com maior precisão. Os lasers podem atingir as células cancerígenas com grande exatidão, minimizando os danos nos tecidos saudáveis circundantes. Isto é particularmente importante em áreas delicadas como o cérebro ou os órgãos reprodutivos.

b) **Menos invasiva**: Em comparação com as técnicas cirúrgicas tradicionais, a cirurgia a laser é geralmente menos invasiva. Requer frequentemente incisões mais pequenas, o que reduz o trauma no corpo do doente e promove uma recuperação mais rápida.

c) **Redução da dor e da hemorragia**: A utilização de lasers pode levar a uma menor hemorragia durante a operação, uma vez que o feixe de laser coagula os vasos sanguíneos à medida que corta. Isto significa menos dor pós-operatória e uma menor necessidade de analgésicos.

d) **Recuperação rápida**: Os doentes submetidos a cirurgia a laser tendem a ter tempos de recuperação mais curtos do que os que foram submetidos a cirurgia tradicional. Isto significa que podem regressar às suas actividades diárias mais rapidamente, melhorando a sua qualidade de vida após o procedimento.

e) **Menos cicatrizes**: Uma vez que a cirurgia a laser requer, frequentemente, incisões mais pequenas, isto leva a cicatrizes menos visíveis em comparação com os métodos cirúrgicos convencionais que envolvem incisões maiores.

f) **Uma vasta gama de aplicações**: A cirurgia laser pode ser utilizada para tratar uma variedade de cancros, incluindo os que afectam a pele, os pulmões e até alguns cancros ginecológicos. A sua versatilidade torna-a uma ferramenta valiosa no arsenal do tratamento do cancro.

g) **Menos infecções**: Uma vez que é menos invasivo e as incisões são mais pequenas, existe também um risco reduzido de infeção pós-operatória em comparação com os procedimentos cirúrgicos tradicionais.

5. Limitações e considerações da cirurgia a laser em oncologia

A cirurgia laser em oncologia é uma técnica que utiliza feixes de luz concentrados para tratar os tumores. Este método tem uma série de vantagens em relação às técnicas cirúrgicas tradicionais, incluindo a redução da hemorragia, menos dor pós-operatória e um tempo de recuperação mais rápido. No entanto, também tem limitações e considerações importantes que devem ser tidas em conta.

Limitações da cirurgia a laser

a) **Indicações limitadas**: Nem todos os tipos de tumores são adequados para o tratamento com laser. Por exemplo, os tumores muito grandes ou localizados em áreas de difícil acesso podem exigir outras abordagens cirúrgicas.

b) **Necessidade de formação especializada**: O manuseamento de lasers requer formação específica; nem todos os cirurgiões estão habilitados a efetuar estes procedimentos.

c) **Custos elevados**: A aquisição e manutenção de equipamento laser pode ser dispendiosa, o que pode limitar a sua utilização em algumas instalações médicas.

Considerações clínicas

a) **Avaliação pré-operatória**: Uma avaliação cuidadosa é essencial para determinar se um doente é um bom candidato à cirurgia a laser.

b) **Acompanhamento pós-operatório**: Os doentes devem ser seguidos cuidadosamente após o procedimento para monitorizar quaisquer potenciais complicações ou recidiva do tumor.

c) **Investigação em curso**: Embora a investigação sobre a utilização de lasers em oncologia seja promissora, ainda há muito a aprender sobre os seus efeitos a longo prazo e a sua eficácia em comparação com os tratamentos convencionais.

6. Perspectivas futuras da cirurgia a laser em oncologia

A cirurgia a laser em oncologia representa um avanço significativo no tratamento do cancro, oferecendo alternativas menos invasivas aos métodos cirúrgicos tradicionais. A utilização de lasers em oncologia baseia-se em princípios físicos e biológicos que permitem atingir com precisão o tecido tumoral, minimizando os danos nos tecidos saudáveis circundantes.

Perspectivas futuras

O futuro da cirurgia a laser em oncologia parece promissor graças a uma série de desenvolvimentos tecnológicos:

- **Laser de fibra ótica**: Esta tecnologia permite um melhor acesso a áreas de difícil acesso e uma maior flexibilidade durante os procedimentos.
- **Terapias combinadas**: A integração do tratamento a laser com outras modalidades terapêuticas, como a imunoterapia ou a quimioterapia, pode melhorar a eficácia global do tratamento.
- **Desenvolvimento de novos tipos de lasers**: Prossegue a investigação sobre a utilização de novos tipos de lasers que poderão oferecer vantagens ainda maiores em termos de eficácia e segurança.

Desafios e considerações: Apesar das suas vantagens, a cirurgia a laser também apresenta alguns desafios:

- **Custo elevado**: O equipamento laser pode ser dispendioso, o que limita a sua disponibilidade em determinadas instituições médicas.
- **Necessidade de formação especializada**: Os cirurgiões devem receber formação específica para utilizar eficazmente estas tecnologias.
- **Limitações anatómicas**: Em alguns casos, a anatomia do doente pode dificultar o acesso aos tumores com um feixe de laser.

Trabalho prático sobre a correção da miopia por cirurgia laser

Introdução

A miopia, ou visão desfocada à distância, é uma perturbação visual comum que afecta milhões de pessoas em todo o mundo. A cirurgia laser, incluindo a ceratomileusis in situ assistida por laser (LASIK) e a fotoceratectomia refractiva (PRK), são métodos populares de correção deste problema. Este trabalho prático tem como objetivo explorar os princípios, técnicas, benefícios e riscos associados a estes procedimentos.

Objectivos do trabalho prático

1. **Compreender a miopia**: Definir miopia e explicar o seu mecanismo fisiológico.
2. **Explorar técnicas cirúrgicas**: Estudar as diferentes técnicas cirúrgicas a laser utilizadas para corrigir a miopia.
3. **Analisar as vantagens e desvantagens**: Avaliar os benefícios e os riscos associados a estas intervenções.
4. **Considerações pós-operatórias**: Discutir os cuidados pós-operatórios necessários após a cirurgia a laser.
5. **Estudos de casos**: Analisar estudos de casos reais para compreender o impacto destes procedimentos na qualidade de vida dos doentes.

Parte 1: Compreender a miopia

A miopia ocorre quando o globo ocular é demasiado comprido ou a córnea tem demasiada curvatura, impedindo que a luz chegue corretamente à retina. Isto resulta numa visão desfocada de objectos distantes.

Parte 2: Técnicas cirúrgicas

2.1 Queratomileusis in situ assistida por laser (LASIK)

O LASIK é um dos procedimentos mais comuns para a correção da miopia. Envolve a criação de uma aba na córnea e, em seguida, a utilização de um excimer laser para remodelar o tecido corneano subjacente, de modo a permitir que a luz incida melhor na retina.

2.2 Fotoceratectomia refractiva (PRK)

O PRK é outra técnica que envolve a remoção do tecido da córnea sem criar um retalho. Este método pode ser preferível para certos pacientes com espessura insuficiente da córnea.

Parte 3: Vantagens e desvantagens

As vantagens incluem uma recuperação rápida, uma menor dependência de óculos ou lentes de contacto e uma melhoria significativa da visão. No entanto, existem também riscos como o desconforto pós-operatório, o risco de infeção e resultados visuais insatisfatórios.

Parte 4: Considerações pós-operatórias

Após a cirurgia a laser, é crucial que os doentes sigam determinadas recomendações, tais como a utilização dos colírios prescritos, evitar actividades físicas extenuantes durante algumas semanas e comparecer a consultas de acompanhamento com o seu oftalmologista.

Parte 5: Estudos de caso

A análise de estudos clínicos mostra que a satisfação dos pacientes após a cirurgia a laser é geralmente elevada, mas é essencial avaliar cada caso individualmente, tendo em conta factores como a idade do paciente e o grau de miopia.

Conclusão

A correção cirúrgica a laser oferece uma solução eficaz para o tratamento da miopia em muitos indivíduos. No entanto, é imperativo que cada paciente esteja totalmente informado sobre as opções disponíveis e os potenciais riscos antes de efetuar este procedimento.

Princípio da emissão estimulada do laser médico

A emissão estimulada é um fenómeno fundamental subjacente ao funcionamento dos lasers, incluindo os lasers médicos. Este processo foi teorizado pela primeira vez por Albert Einstein em 1917, mas só com o desenvolvimento tecnológico do século XX é que surgiram aplicações práticas, nomeadamente no domínio da medicina.

Princípio da emissão estimulada

A emissão estimulada ocorre quando os fotões interagem com átomos ou moléculas num estado excitado. Quando um fotão de um determinado comprimento de onda encontra um átomo excitado, pode provocar a emissão de um segundo fotão. Este novo fotão é coerente com o primeiro, o que significa que tem a mesma fase, frequência e direção. Este mecanismo é a base da geração de luz laser.

Aplicações do laser médico: Os lasers médicos são utilizados numa variedade de aplicações clínicas, desde a cirurgia à dermatologia. Os tipos comuns de lasers médicos incluem:

- **Lasers de dióxido de carbono (CO2)**: Utilizados principalmente em cirurgia dermatológica e cosmética, estes lasers permitem incisões precisas e minimizam os danos nos tecidos circundantes.

- **Lasers YAG (Ítrio-Alumínio-Garnet)**: Estes lasers são frequentemente utilizados para tratar cálculos renais e efetuar procedimentos oftalmológicos como a capsulotomia.

- **Lasers de corantes** : Utilizados para tratar vários problemas de pele, tais como lesões vasculares e pigmentadas.

- **Lasers de fibra**: Cada vez mais populares devido à sua flexibilidade e eficácia, são utilizados numa variedade de procedimentos cirúrgicos.

- **Lasers de árgon**: frequentemente utilizados em oftalmologia para tratar certas doenças da retina.

Mecanismos físicos subjacentes : O funcionamento dos lasers médicos baseia-se em vários princípios físicos:

- **População invertida**: Para que um laser funcione, é necessário criar uma população invertida, em que há mais átomos ou moléculas num estado excitado do que no estado fundamental.

- **Cavidade laser** : A luz emitida é amplificada por reflexão entre dois espelhos colocados nas extremidades de uma cavidade ótica.

- **Controlo do comprimento de** onda: Os dispositivos modernos permitem um controlo preciso do comprimento de onda do laser, o que é crucial para atingir especificamente determinados tecidos sem danificar os tecidos circundantes.

Prática clínica: Os profissionais devem ter formação não só na utilização técnica dos lasers, mas também nas implicações biológicas e fisiológicas da sua utilização. Isto inclui:

- Compreender as interações entre os lasers e os tecidos biológicos.
- Avaliação de riscos potenciais, como queimaduras ou cicatrizes.
- Aplicação adequada em função do tipo de tecido visado (por exemplo, pele vs. tecido conjuntivo).

A população invertida do princípio do laser médico

O princípio da população invertida é fundamental para o funcionamento dos lasers, incluindo os lasers médicos. Este conceito baseia-se na necessidade de ter um maior número de átomos ou moléculas num estado excitado do que num estado fundamental. Isto permite que os átomos excitados sejam estimulados a emitir fotões coerentes, o que é essencial para gerar o feixe laser.

1. Princípio da população inversa

A população inversa ocorre quando os níveis de energia de um sistema quântico estão ocupados de forma não convencional, ou seja, há mais átomos num estado excitado do que no estado fundamental. Para obter esta condição, é geralmente necessária uma fonte externa de energia, frequentemente designada por "bombagem". No contexto médico, isto pode ser conseguido através de vários métodos, como a excitação ótica ou eléctrica.

2. Aplicações médicas dos lasers

Os lasers médicos utilizam o princípio da população invertida para tratar uma variedade de condições médicas. Por exemplo, os lasers de dióxido de carbono (CO2) e de neodímio-ítrio-alumínio-garnet (Nd:YAG) são normalmente utilizados em dermatologia e cirurgia. Estes dispositivos permitem a realização de procedimentos precisos com o mínimo de danos nos tecidos circundantes, graças à sua capacidade de fornecer energia concentrada a uma pequena área.

3. Tipos de lasers médicos: Existem vários tipos de lasers médicos que exploram o princípio da população invertida:

- **Laser de CO2**: Utilizado principalmente em cirurgia dermatológica e cosmética.
- **Laser Nd:YAG**: Utilizado para tratar varizes e certas formas de cancro.
- **Laser Er:YAG**: Utilizado para procedimentos dentários e dermatológicos.
- **Laser de corante** : Utilizado para tratar lesões vasculares e pigmentadas.

Cada tipo tem as suas próprias caraterísticas em termos de comprimento de onda, profundidade de penetração e eficácia, consoante a aplicação clínica.

4. Mecanismos de ação: Os mecanismos pelos quais estes lasers actuam incluem :

- **Fototermólise selectiva**: Focalização específica do tecido anormal sem danificar o tecido saudável.
- **Estimulação do colagénio**: Promove a regeneração dos tecidos após o tratamento.
- **Evaporação ou ablação**: Remove as camadas superficiais da pele ou de outros tecidos.

5. Vantagens e limitações : As vantagens dos lasers médicos incluem:

- Maior precisão
- Menos efeitos secundários
- Recuperação rápida

No entanto, existem também limitações, tais como :

- Custo elevado
- Necessidade de formação especializada

- Riscos potenciais em caso de utilização indevida

A coerência e a monocromaticidade do princípio do laser médico

Coerência

A coerência de um laser refere-se à capacidade de os fotões emitidos pelo laser manterem uma relação de fase constante ao longo de uma determinada distância. Isto é crucial em aplicações médicas em que a precisão é fundamental. Por exemplo, em tratamentos a laser para remover tumores ou tratar lesões cutâneas, a coerência permite uma orientação precisa do tecido sem danificar o tecido circundante. A coerência pode ser classificada em dois tipos: coerência temporal e coerência espacial.

- **Coerência temporal**: Refere-se ao período de tempo em que um feixe de luz permanece correlacionado ao longo do tempo. Um laser com elevada coerência temporal pode produzir impulsos muito curtos que são ideais para procedimentos cirúrgicos delicados.

- **Coerência espacial**: diz respeito à uniformidade da fase do feixe ao longo da sua secção transversal. É necessária uma boa coerência espacial para obter um feixe estreito que possa ser focado com precisão.

Monocromatismo

A monocromaticidade de um laser indica que o feixe emitido tem um único comprimento de onda ou um comprimento de onda muito estreito. Isto é particularmente importante nos tratamentos médicos, porque os diferentes comprimentos de onda interagem de forma diferente com os tecidos biológicos. Por exemplo:

- Os lasers com comprimentos de onda específicos podem atingir cromóforos específicos da pele, como a melanina ou a hemoglobina, permitindo um tratamento eficaz e minimizando os danos nos tecidos circundantes.

- A possibilidade de escolher um comprimento de onda preciso também permite aos médicos adaptar os tratamentos às necessidades específicas do doente.

Aplicações clínicas: As propriedades de coerência e monocromaticidade tornam os lasers médicos extremamente úteis numa série de áreas:

- **Cirurgia ocular**: os lasers excimer são utilizados para corrigir a visão, remodelando a córnea graças à sua precisão.

- **Dermatologia**: Os lasers de corante pulsado tratam eficazmente as lesões vasculares e pigmentadas.

- **Oncologia**: Os lasers podem ser utilizados para destruir células cancerígenas com um efeito mínimo no tecido saudável circundante.

- **Medicina dentária**: Os lasers permitem procedimentos menos invasivos com menos dor pós-operatória.

- **Fisioterapia**: Utilização de lasers para aliviar a dor e promover a cura.

O princípio da cirurgia médica a laser

O princípio fundamental dos lasers (acrónimo de "Light Amplification by Stimulated Emission of Radiation") baseia-se na emissão estimulada de fotões, que produz um feixe de luz coerente, monocromático e direcional. Esta tecnologia revolucionou vários domínios da medicina, nomeadamente a dermatologia, a oftalmologia e a cirurgia geral.

Princípios básicos dos lasers médicos

- **Física dos** lasers: Os lasers funcionam segundo o princípio da emissão estimulada. Quando um átomo ou molécula é excitado por uma fonte de energia externa, pode emitir um fotão quando regressa a um estado de energia inferior. Num ambiente amplificador, estes fotões podem estimular outros átomos a emitir ainda mais fotões, criando assim uma amplificação da luz.

- **Tipos de lasers**: Existem vários tipos de lasers utilizados em medicina, cada um com caraterísticas específicas adaptadas a diferentes aplicações:

  - **Laser de CO2**: Utilizado principalmente em procedimentos dermatológicos e cirúrgicos devido à sua capacidade de cortar os tecidos com precisão.
  - **Laser Nd:YAG**: Utilizado para tratamentos em profundidade, como a litotripsia e determinados procedimentos oftalmológicos.

- **Laser Er:YAG**: Preferido para tratamentos superficiais, como a renovação da superfície da pele.

1. **Aplicações clínicas**:

- **Cirurgia oftalmológica**: A ceratomileusis in situ assistida por laser (LASIK) é um procedimento popular para corrigir a visão.
- **Dermatologia**: Os lasers são utilizados para tratar lesões cutâneas, como cicatrizes de acne e manchas de pigmentação.
- **Cirurgia oncológica**: Os lasers podem ser utilizados para eliminar tumores com menos danos para o tecido circundante.

2. **Vantagens e desvantagens**:

- As vantagens incluem a redução da hemorragia, uma recuperação rápida e menos dor pós-operatória.
- No entanto, existem também potenciais inconvenientes, como o risco de queimaduras térmicas ou efeitos secundários relacionados com a pele ou os olhos.

3. **Formação e prática clínica**: A formação em cirurgia laser exige uma compreensão profunda dos princípios físicos subjacentes, bem como conhecimentos práticos na utilização do equipamento laser. Isto inclui não só o manuseamento técnico, mas também a gestão de potenciais complicações.

Trabalho prático: A luz na cirurgia ocular e a utilidade do Laser de Femtosegundo

Introdução

A luz desempenha um papel crucial na cirurgia ocular, nomeadamente através da utilização de tecnologias avançadas como o laser de femtossegundo. Este trabalho prático tem como objetivo explorar os princípios fundamentais da luz como ferramenta cirúrgica, bem como as aplicações específicas do laser de femtossegundo em vários procedimentos oftalmológicos.

1. Princípios da luz

A luz é uma forma de energia electromagnética que se propaga sob a forma de ondas. No contexto da cirurgia ocular, é essencial compreender as propriedades da luz, tais como :

- **Refração**: A deflexão dos raios de luz quando passam de um meio para outro.
- **Difração**: fenómeno pelo qual as ondas de luz se curvam em torno de obstáculos.
- **Interferência**: A sobreposição de duas ondas luminosas, que pode aumentar ou diminuir a sua intensidade.

Estes princípios são fundamentais para compreender como os instrumentos cirúrgicos utilizam a luz para visualizar e tratar as estruturas oculares.

2. O laser de femtosegundo

O laser de femtosegundo é uma tecnologia revolucionária que utiliza impulsos ultra-curtos (na gama dos femtosegundos) para efetuar incisões precisas no tecido ocular. Eis algumas caraterísticas principais:

- **Precisão**: Os lasers de femtosegundo permitem efetuar incisões extremamente precisas, minimizando os danos nos tecidos circundantes.
- **Segurança**: Graças à sua capacidade de atuar especificamente sobre determinadas camadas de tecido, estes lasers reduzem o risco de complicações pós-operatórias.
- **Aplicações**: Utilizada numa variedade de procedimentos, tais como a cirurgia refractiva (LASIK), cataratas e mesmo alguns procedimentos da retina.

3. Aplicações clínicas: As aplicações clínicas do laser de femtosegundo incluem :

- **Cirurgia refractiva**: Correção de erros refractivos como a miopia, a hipermetropia e o astigmatismo.
- **Cirurgia de cataratas**: Facilita a extração do cristalino opacificado com maior precisão.

- **Criação de retalhos da córnea**: Essencial para os procedimentos LASIK, em que é criado um retalho da córnea antes da remodelação a laser.

4. Vantagens e desvantagens : Embora o laser de femtosegundo tenha uma série de vantagens, existem também potenciais desvantagens:

Vantagens :

- o Menos invasivo do que as técnicas tradicionais.
- o Recuperação mais rápida para os doentes.

Desvantagens:

- o Custo elevado do equipamento.
- o Necessidade de formação especializada para os cirurgiões.

Conclusão

A integração das tecnologias da luz e do laser na cirurgia ocular transformou esta especialidade médica. O laser de femtosegundo representa um avanço significativo na oferta de precisão e segurança aos pacientes, melhorando simultaneamente os resultados clínicos.

C. Oftalmologia em cirurgia laser

As aplicações da cirurgia laser em oftalmologia evoluíram significativamente nas últimas décadas, oferecendo benefícios consideráveis, mas também apresentando alguns riscos. Esta análise aprofundada centra-se nos principais tipos de procedimentos a laser utilizados em oftalmologia, nos benefícios associados a estas técnicas e nas potenciais complicações que podem surgir.

Vantagens das aplicações da cirurgia laser em oftalmologia

- **Precisão e controlo**: Os lasers permitem uma precisão cirúrgica excecional. Por exemplo, na cirurgia refractiva como o LASIK (Laser-Assisted In Situ Keratomileusis), o excimer laser pode remodelar a córnea com grande precisão, melhorando a visão sem a necessidade de implantes ou lentes.

- **Recuperação rápida**: Os doentes submetidos a procedimentos a laser beneficiam frequentemente de uma recuperação mais rápida em comparação com os métodos cirúrgicos tradicionais. Isto deve-se ao facto de estas técnicas serem pouco invasivas, o que reduz o tempo de cicatrização e permite um rápido regresso às actividades diárias.

- **Menos dor pós-operatória**: Os procedimentos a laser estão geralmente associados a menos dor pós-operatória. A tecnologia laser reduz o traumatismo dos tecidos, o que significa menos desconforto para o doente após a operação.

- **Resultados duradouros**: Muitos procedimentos a laser oferecem resultados duradouros e estáveis ao longo do tempo. Por exemplo, a correção da visão LASIK tem demonstrado elevadas taxas de satisfação dos pacientes a longo prazo.

- **Uma vasta gama de aplicações**: Os lasers são utilizados para tratar uma variedade de doenças oculares, como o glaucoma (com tratamento seletivo por laser), as cataratas (utilizando a facoemulsificação assistida por laser) e as doenças da retina (como a fotocoagulação).

Riscos associados às aplicações de cirurgia a laser

- **Complicações potenciais**: Embora raras, podem ocorrer algumas complicações após a cirurgia a laser. Estas incluem problemas como a hiper ou hipocorrecção da visão, bem como efeitos secundários como olhos secos ou encandeamento noturno.

- **Limitações de elegibilidade**: Nem todos os doentes são candidatos a cirurgia a laser. Factores como a espessura insuficiente da córnea ou certas doenças oculares pré-existentes podem limitar a utilização do laser.

- **Custo elevado**: Os procedimentos a laser podem ser dispendiosos e nem sempre são cobertos pelos seguros de saúde, o que pode constituir um obstáculo para alguns doentes.

- **Riscos associados à tecnologia**: Tal como acontece com qualquer tecnologia médica, existe o risco de erro humano ou técnico quando se utiliza equipamento laser, o que pode conduzir a resultados indesejáveis.

- **Desenvolvimento tecnológico rápido**: A evolução constante das tecnologias laser pode tornar determinadas técnicas rapidamente obsoletas ou menos eficazes do que os novos métodos emergentes.

Aplicações da cirurgia laser em oftalmologia

Os lasers são utilizados para modificar o tecido ocular com extrema precisão, oferecendo soluções eficazes para problemas como a miopia, a hipermetropia, o astigmatismo e outras patologias da retina.

1. Tipos de lasers utilizados em oftalmologia: Os principais tipos de lasers utilizados em oftalmologia incluem :

- **Excimer laser**: Utilizado principalmente para cirurgia refractiva como o LASIK (Laser-Assisted In Situ Keratomileusis) e PRK (Photorefractive Keratectomy). Este tipo de laser remodela a córnea para corrigir erros de refração.
- **Laser YAG (Yttrium-Aluminium-Garnet)**: Utilizado para efetuar capsulotomias pós-operatórias após a cirurgia de catarata, permitindo eliminar a desfocagem causada pela opacificação da cápsula do cristalino.
- **Laser de árgon**: Utilizado no tratamento de doenças da retina, como a retinopatia diabética e o descolamento da retina. Coagula os vasos sanguíneos anormais.

2. Aplicações clínicas: As aplicações clínicas dos lasers em oftalmologia são variadas:

- **Cirurgia refractiva**: A correção de defeitos visuais é uma das aplicações mais comuns. Procedimentos como o LASIK e o PRK revolucionaram o tratamento de distúrbios visuais, permitindo a milhões de pacientes obter uma visão clara sem óculos ou lentes de contacto.

- **Tratamento do** glaucoma: Os lasers podem ser utilizados para reduzir a pressão intraocular em doentes com glaucoma. A trabeculoplastia a laser é um método comum para melhorar o fluxo do fluido intraocular.

- **Cirurgia da catarata**: A utilização do laser de femtosegundo na cirurgia da catarata significa uma maior precisão ao efetuar incisões na córnea e ao fragmentar o cristalino.

Inovações tecnológicas em cirurgia laser para oftalmologia

A cirurgia laser em oftalmologia evoluiu significativamente nas últimas décadas, transformando o panorama do tratamento das doenças oculares. As inovações tecnológicas neste domínio melhoraram a precisão, a segurança e a eficácia dos procedimentos cirúrgicos. Segue-se uma análise detalhada dos principais avanços e das suas aplicações clínicas.

1. Introdução à cirurgia laser em oftalmologia

A cirurgia laser tornou-se uma ferramenta essencial no tratamento de uma variedade de doenças oculares, incluindo miopia, hipermetropia, astigmatismo e cataratas. Os lasers utilizados em oftalmologia incluem o excimer laser para a correção da visão e o laser YAG para o tratamento das cataratas.

2. Tipos de lasers utilizados

- **Excimer laser**: Utilizado principalmente para procedimentos de queratomileusis in situ assistida por laser (LASIK) e fotoceratectomia refractiva (PRK). Este tipo de laser é utilizado para remover com precisão as camadas da córnea, de modo a modificar a curvatura da córnea.

- **Laser de femtosegundo**: Uma inovação recente que permite uma maior precisão nas incisões da córnea. É utilizado nos procedimentos LASIK para criar um retalho corneano sem lâmina, reduzindo assim o risco de complicações.

- **Laser YAG**: Utilizado para tratar cataratas secundárias através da realização de uma capsulotomia posterior, permitindo que os doentes que foram submetidos a uma cirurgia inicial às cataratas recuperem a sua acuidade visual.

3. Vantagens das tecnologias laser : As inovações tecnológicas trazem várias vantagens:

- **Maior precisão**: Os lasers permitem intervenções mais precisas do que os métodos cirúrgicos tradicionais.
- **Recuperação rápida**: Os doentes beneficiam frequentemente de uma recuperação mais rápida com menos desconforto pós-operatório.
- **Menos efeitos secundários**: A tecnologia laser reduz o risco de infecções e outras complicações associadas às técnicas cirúrgicas convencionais.

4. Aplicações clínicas: As aplicações clínicas dos lasers em oftalmologia são vastas:

- Correção refractiva (LASIK, PRK)
- Tratamento do glaucoma (laser seletivo)
- Cirurgia de cataratas
- Tratamento das doenças da retina (fotocoagulação)

5. Perspectivas futuras

O futuro da cirurgia laser em oftalmologia afigura-se brilhante com o aparecimento contínuo de novas tecnologias, como a inteligência artificial, para melhorar ainda mais os resultados cirúrgicos e adaptar os tratamentos às necessidades individuais dos doentes.

Queratomileusis in situ assistida por laser

A ceratomileusis in situ assistida por laser (LASIK) é um procedimento cirúrgico refrativo que revolucionou o tratamento de erros refractivos como a miopia, a hipermetropia e o astigmatismo. Esta técnica utiliza um laser para remodelar a córnea, resultando numa melhoria significativa da visão sem a necessidade de óculos ou lentes de contacto.

História e desenvolvimento

O desenvolvimento do LASIK remonta aos anos 80, com as primeiras investigações sobre o excimer laser, que permitiu efetuar modificações precisas na córnea. A combinação de uma incisão na córnea para criar um retalho e a remodelação da córnea com um excimer laser foi introduzida como um método eficaz de correção de defeitos visuais.

Metodologia: O procedimento LASIK consiste em várias fases:

- **Preparação**: O doente é submetido a um exame oftalmológico completo para avaliar a saúde ocular e determinar a sua aptidão para a cirurgia.

- **Criação do retalho**: É utilizado um microcerátomo ou um laser de femtosegundo para criar um retalho na córnea. Este retalho é depois levantado para expor o tecido corneano subjacente.

- **Remodelação da córnea**: Um excimer laser é aplicado na superfície exposta da córnea para remover camadas específicas de tecido da córnea, modificando assim a sua curvatura.

- **Fecho** do retalho: O retalho é reposicionado sem necessidade de pontos, uma vez que adere naturalmente à córnea.

Vantagens e desvantagens

As vantagens do LASIK incluem uma rápida recuperação da visão, menos desconforto pós-operatório em comparação com outros procedimentos cirúrgicos refractivos e resultados previsíveis. No entanto, também existem riscos associados, como complicações relacionadas com a incisão do retalho, efeitos secundários visuais (como reflexos ou halos) e, em alguns casos, sub ou sobrecorrecção.

Estudos clínicos

Foram efectuados numerosos estudos para avaliar a eficácia e a segurança do LASIK. Os resultados mostram geralmente que mais de 90% dos pacientes atingem uma acuidade visual satisfatória após a cirurgia. É necessária investigação contínua para monitorizar os efeitos a longo prazo e melhorar as técnicas cirúrgicas.

Fotoceratectomia refractiva

A fotoceratectomia refractiva (RPK) é um procedimento cirúrgico utilizado para corrigir erros refractivos como a miopia, a hipermetropia e o astigmatismo. A técnica utiliza um excimer laser para remodelar a córnea, melhorando a visão sem a necessidade de óculos ou lentes de contacto. Estudos aprofundados e práticos sobre PRK focam vários aspectos fundamentais: indicações clínicas, técnicas cirúrgicas, resultados visuais, potenciais complicações e avanços tecnológicos.

Indicações clínicas

O PRK é geralmente indicado para pacientes com erros refractivos estáveis que não desejam usar óculos ou lentes de contacto. Os critérios de elegibilidade incluem uma córnea suficientemente espessa, uma idade mínima (frequentemente 18 anos) e uma prescrição estável durante pelo menos um ano. Os doentes com determinadas doenças oculares pré-existentes podem ser excluídos devido ao risco acrescido de complicações.

Técnicas de funcionamento

O procedimento começa com anestesia tópica dos olhos para minimizar o desconforto. De seguida, o cirurgião utiliza um dispositivo para remover o epitélio da córnea, expondo o tecido corneano subjacente. O excimer laser é então aplicado com precisão para remover camadas específicas de tecido corneano de acordo com o perfil refrativo do doente. Após o tratamento com laser, pode ser colocada uma ligadura sobre o olho para promover a cicatrização.

Resultados visuais

Os estudos demonstram que a maioria dos doentes obtém uma visão satisfatória após o PRK. De acordo com vários estudos, cerca de 90% dos doentes atingem uma acuidade visual de 20/40 ou superior, o que é considerado suficiente para conduzir sem óculos. No entanto, existem variações individuais nos resultados, dependendo de factores como a idade e a gravidade inicial dos erros refractivos.

Complicações potenciais

Embora seja geralmente considerado seguro, o PRK envolve alguns riscos. As complicações podem incluir dor pós-operatória prolongada, infeção da córnea ou problemas associados a uma cicatrização inadequada. Os estudos também documentaram casos de hipercorreção ou hipocorrecção que requerem intervenções adicionais.

Avanços tecnológicos

Os recentes avanços na cirurgia refractiva levaram ao aparecimento de novas técnicas e tecnologias que melhoram ainda mais os resultados e reduzem os riscos associados ao PRK. Por exemplo, a utilização de imagens avançadas permite aos cirurgiões obter mapas topográficos exactos da córnea antes da cirurgia.

Tratamento laser para doenças da retina

As doenças da retina são um grupo de condições patológicas que afectam a retina, a camada de tecido sensível à luz na parte posterior do olho. Estas incluem a degenerescência macular relacionada com a idade (DMRI), a diabetes da retina, as lacerações e descolamentos da retina e a neovascularização. O tratamento com laser tornou-se um método essencial no tratamento destas doenças, oferecendo soluções que podem preservar ou melhorar a visão.

1. Princípios do tratamento com laser

O tratamento com laser utiliza feixes de luz concentrados para atingir áreas específicas da retina. Os dois principais tipos de laser utilizados são o laser de árgon e o laser YAG (Yttrium-Aluminium-Garnet). O laser de árgon é frequentemente utilizado para coagular vasos sanguíneos anormais em doenças como a retinopatia diabética, enquanto o laser YAG é utilizado para tratar opacidades do cristalino após cirurgia às cataratas.

2. Aplicações clínicas

- **Retinopatia diabética**: O tratamento com laser pode reduzir o risco de perda de visão, actuando sobre os neovasos anormais que se formam na superfície da retina.
- **Degenerescência macular relacionada com a idade**: A fotocoagulação laser pode ser utilizada para tratar certos tipos de exsudado ou hemorragia.
- **Descolamento da retina**: A escleroterapia com laser pode ajudar a selar as lacerações da retina e evitar o descolamento total.

3. Técnicas avançadas

Técnicas mais avançadas, como a terapia fotodinâmica (PDT), combinam a utilização de um fármaco fotossensibilizador com o tratamento a laser para atingir especificamente as células doentes, minimizando os danos nos tecidos circundantes.

4. Eficiência e segurança

Os estudos mostram que o tratamento a laser é geralmente seguro e eficaz, mas não está isento de potenciais efeitos secundários, como alterações temporárias ou permanentes da visão. É fundamental uma avaliação cuidadosa por um oftalmologista antes de iniciar o tratamento.

Doenças

As doenças do reto, que afectam o reto e a região anal, podem incluir uma variedade de condições, desde hemorróidas a fissuras anais e pólipos. O tratamento com laser é uma abordagem moderna que ganhou popularidade para algumas destas doenças devido aos seus potenciais benefícios, como a redução da dor, um tempo de recuperação mais rápido e menos complicações em comparação com os métodos cirúrgicos tradicionais.

Lista de doenças do reto

- **Hemorróidas**: As hemorróidas são veias inchadas na zona anal que podem causar dor, comichão e sangramento. O tratamento com laser pode ser utilizado para coagular os vasos sanguíneos e reduzir o inchaço e a dor.

- **Fissuras anais**: Uma fissura anal é uma laceração na mucosa do canal anal, frequentemente causada pela dificuldade em defecar. O tratamento com laser pode ajudar a reduzir a inflamação e promover a cicatrização, minimizando a dor.

- **Pólipos rectais**: São crescimentos na membrana mucosa do reto que podem ser benignos ou sinais precoces de cancro colorrectal. O tratamento com laser permite a remoção precisa destes pólipos, preservando o tecido saudável circundante.

- **Abcesso perineal**: Um abcesso é uma acumulação de pus devido a uma infeção. A drenagem por laser pode ser utilizada para tratar abcessos, reduzindo o traumatismo dos tecidos.

- **Doença de Crohn (que afecta o reto)**: Esta doença inflamatória crónica pode levar a complicações como fístulas ou estenoses no reto. Os tratamentos com laser podem ajudar a tratar estas complicações, reduzindo a inflamação e promovendo a cicatrização.

Tipos de tratamento com laser: O tratamento a laser para doenças do reto utiliza normalmente um feixe de luz concentrado para atingir o tecido doente sem danificar o tecido saudável circundante. As técnicas mais comuns incluem:

- **Coagulação por laser** : Utilizado para tratar as hemorróidas, este método coagula os vasos sanguíneos para parar a hemorragia.

- **Excisão por laser** : Para remover pólipos ou excisar lesões como as causadas por fissuras anais.

- **Drenagem por laser**: Utilizada para tratar abcessos, permitindo uma drenagem eficaz com menos dor pós-operatória.

- **Laser de CO2**: frequentemente utilizado para vaporizar o tecido doente, minimizando o impacto no tecido saudável circundante.

Capítulo 10: Cirurgia personalizada

Introdução

A cirurgia personalizada, também conhecida como medicina personalizada ou medicina de precisão, é um domínio em rápida expansão que tem como objetivo adaptar as intervenções cirúrgicas às caraterísticas individuais dos doentes. Esta abordagem baseia-se numa compreensão aprofundada das variações genéticas, biológicas e ambientais que influenciam a resposta de um doente ao tratamento cirúrgico. O principal objetivo da cirurgia personalizada é melhorar os resultados clínicos, minimizando simultaneamente os riscos e os efeitos secundários associados aos procedimentos cirúrgicos.

Antecedentes e desenvolvimento

A cirurgia personalizada faz parte do campo mais vasto da medicina personalizada, que surgiu graças aos avanços da genómica e das tecnologias biomédicas. Estes avanços permitem uma melhor estratificação dos doentes de acordo com as suas caraterísticas específicas, o que pode influenciar não só a escolha da técnica cirúrgica, mas também o tipo de anestesia utilizada, a gestão pós-operatória e até as recomendações para a reabilitação.

Abordagens e técnicas

As abordagens utilizadas na cirurgia personalizada incluem:

1. **Análise genética**: Os testes genéticos podem identificar mutações específicas que predispõem um doente a determinadas doenças ou que influenciam a sua resposta a determinados tratamentos. Por exemplo, no caso do cancro, a análise dos biomarcadores tumorais pode orientar as decisões cirúrgicas relativas à remoção do tumor.

2. **Imagiologia avançada**: As técnicas de imagiologia, como a ressonância magnética funcional e a tomografia computorizada, permitem uma visualização precisa das estruturas anatómicas e das patologias, facilitando um planeamento cirúrgico mais direcionado.

3. **Modelação 3D**: A criação de modelos 3D com base em dados de imagiologia permite aos cirurgiões simular a operação antes de esta ser efectuada, o que pode melhorar a precisão e reduzir as complicações.

4. **Acompanhamento personalizado**: Após a operação, o acompanhamento individualizado com base nas caraterísticas do doente pode ajudar a otimizar a recuperação e a prevenir complicações.

Desafios e perspectivas

Apesar das suas potenciais vantagens, a cirurgia personalizada enfrenta uma série de desafios. Um dos principais obstáculos é o elevado custo associado às tecnologias avançadas necessárias para implementar esta abordagem. Além disso, ainda existem lacunas na nossa compreensão das complexas interações entre os factores genéticos e ambientais que influenciam os resultados cirúrgicos.

À medida que avançamos para uma maior integração destas tecnologias na prática clínica, é essencial estabelecer protocolos normalizados para garantir que todos os doentes beneficiam igualmente dos avanços da cirurgia personalizada.

Conclusão

Em suma, o estudo da cirurgia personalizada representa uma fronteira promissora no domínio da medicina. Ao integrar uma abordagem centrada no doente e baseada em dados científicos sólidos, é possível melhorar significativamente os resultados cirúrgicos, respondendo melhor às necessidades individuais dos doentes.

1. Planeamento pré-operatório baseado na genética

O planeamento pré-operatório, que envolve a avaliação do risco e a preparação do doente antes da cirurgia, pode beneficiar consideravelmente da integração da informação genética. Isto permite aos médicos compreender melhor as susceptibilidades individuais à doença, as respostas ao tratamento e as potenciais complicações.

1. A importância da genética no planeamento pré-operatório

A genética desempenha um papel crucial na determinação do risco cirúrgico. As variações genéticas podem influenciar não só a probabilidade de uma doença, mas também a forma como um doente reage à anestesia ou a outros medicamentos administrados durante e após a cirurgia. Por exemplo, certas mutações podem afetar o metabolismo dos anestésicos, conduzindo a efeitos adversos ou a uma recuperação prolongada.

2. Avaliação dos riscos

A avaliação do risco pré-operatório é essencial para minimizar as complicações. Os testes genéticos podem identificar os doentes de alto risco com base no seu perfil genético. Isto inclui doenças como os distúrbios hemorrágicos, em que a avaliação genética pode revelar anomalias que requerem uma atenção especial durante a cirurgia.

Compreender as variantes genéticas na cirurgia personalizada

A cirurgia personalizada, também conhecida como medicina personalizada ou medicina de precisão, é uma abordagem inovadora que integra a informação genética de um indivíduo para otimizar os tratamentos cirúrgicos. Este método baseia-se na compreensão das variantes genéticas que podem influenciar a resposta de um doente a um tratamento específico, incluindo intervenções cirúrgicas.

1. Compreender as variantes genéticas

As variantes genéticas são alterações na sequência de ADN de um indivíduo que podem afetar vários aspectos da saúde, incluindo a suscetibilidade a doenças, a resposta a medicamentos e os resultados cirúrgicos. Os estudos aprofundados destas variantes envolvem a análise de polimorfismos de nucleótidos (SNP), mutações e outras formas de variação genómica. Estas análises permitem aos investigadores e aos clínicos compreender melhor a forma como estas diferenças podem influenciar o risco cirúrgico, o tempo de recuperação e a eficácia do tratamento.

2. Aplicações em cirurgia personalizada

No contexto da cirurgia personalizada, a informação genética é utilizada para :

- **Seleção de doentes**: Identificar as pessoas com maior probabilidade de beneficiar de uma cirurgia específica.
- **Previsão de resultados**: Avaliar como um doente pode reagir a um determinado procedimento em função do seu perfil genético.
- **Adaptação das técnicas cirúrgicas**: Modificar as abordagens cirúrgicas com base nas caraterísticas genéticas do doente para minimizar o risco e maximizar a eficácia.

3. Estudos clínicos e investigação

Foram efectuados numerosos estudos clínicos para explorar o impacto das variantes genéticas em vários tipos de cirurgia, incluindo :

- Cirurgia oncológica, em que certas mutações podem influenciar a escolha do tratamento cirúrgico.
- Cirurgia ortopédica, em que as variações nos genes ligados à cicatrização óssea podem afetar o tempo de recuperação pós-operatória.

Esta investigação realça a importância de integrar uma abordagem baseada no ADN no processo de decisão cirúrgica.

4. Desafios éticos e práticos

Apesar dos seus potenciais benefícios, a implementação da cirurgia personalizada levanta uma série de desafios éticos e práticos:

- **Confidencialidade dos dados** : A gestão segura da informação genética é crucial para proteger a privacidade dos pacientes.
- **Acesso desigual às tecnologias**: Existe o risco de que apenas determinadas populações tenham acesso a estes avanços tecnológicos, o que poderá agravar as desigualdades no domínio da saúde.

5. Perspectivas futuras

O futuro da cirurgia personalizada parece prometedor, uma vez que tecnologias como a sequenciação de alto rendimento e a inteligência artificial continuam a avançar. Estas ferramentas permitirão não só uma melhor compreensão das variantes genéticas, mas também a sua integração em protocolos cirúrgicos normalizados.

3. Tratamento personalizado

O tratamento personalizado é outro aspeto fundamental do planeamento pré-operatório baseado na genética. Utilizando a informação genética, os médicos podem adaptar as suas estratégias cirúrgicas e anestésicas a cada doente. Por exemplo, se um doente tiver uma mutação associada a uma resposta alterada a determinados analgésicos, o médico pode escolher um medicamento alternativo para gerir a dor pós-operatória.

Protocolos anestésicos personalizados em cirurgia personalizada

A personalização dos protocolos anestésicos em cirurgia é um domínio em rápida expansão que tem por objetivo adaptar os cuidados anestésicos às necessidades específicas de cada doente. Esta abordagem individualizada baseia-se numa compreensão aprofundada dos factores fisiológicos, psicológicos e ambientais que influenciam a resposta do doente à anestesia.

1. Avaliação pré-operatória

A avaliação pré-operatória é crucial para determinar o protocolo anestésico mais adequado. Esta inclui uma revisão da história clínica, alergias, medicamentos actuais e co-morbilidades. As ferramentas de avaliação, como as pontuações ASA (American Society of Anesthesiologists), podem ser utilizadas para classificar os doentes de acordo com o seu estado geral de saúde e risco cirúrgico.

2. Farmacogenómica

A farmacogenómica desempenha um papel essencial na personalização dos anestésicos. Estuda a forma como as variações genéticas afectam a resposta aos medicamentos. Por exemplo, alguns doentes podem metabolizar certos agentes anestésicos mais rapidamente ou mais lentamente, o que pode influenciar a escolha do medicamento e a sua dosagem.

3. Técnicas de anestesia regional

As técnicas de anestesia regional, como os bloqueios de nervos periféricos, são frequentemente utilizadas para reduzir a dor pós-operatória e melhorar a recuperação funcional. A seleção destas técnicas pode ser adaptada ao tipo de cirurgia, à anatomia do doente e às suas preferências pessoais.

4. Anestesia multimodal

A anestesia multimodal combina vários métodos analgésicos para otimizar o controlo da dor, minimizando os efeitos secundários associados aos opióides. Esta abordagem permite adaptar o tratamento a cada doente, tendo em conta o nível de dor previsto e o historial de utilização de analgésicos.

5. Acompanhamento pós-anestésico

O acompanhamento após a anestesia é também um componente essencial na personalização dos cuidados anestésicos. A avaliação contínua dos níveis de dor, dos efeitos secundários e do tempo de recuperação significa que os protocolos podem ser ajustados para futuros procedimentos.

4. Práticas actuais e investigação futura

Algumas instituições médicas já estão a incorporar testes genéticos no seu processo de planeamento pré-operatório. Os estudos clínicos continuam a explorar a forma como estes testes podem ser normalizados e integrados em protocolos cirúrgicos padrão. No futuro, poderá assistir-se a uma adoção ainda mais ampla destas práticas, à medida que as tecnologias de sequenciação avançam e a nossa compreensão das interações gene-ambiente melhora.

Acompanhamento pós-operatório e prevenção de complicações na cirurgia personalizada

A cirurgia personalizada, que utiliza as caraterísticas específicas do doente para adaptar as intervenções cirúrgicas, exige uma atenção especial ao acompanhamento pós-operatório e à prevenção de complicações. Isto é crucial para garantir não só o sucesso imediato da operação, mas também a saúde do doente a longo prazo.

Acompanhamento pós-operatório

O acompanhamento pós-operatório envolve uma série de avaliações e intervenções destinadas a monitorizar a recuperação do doente após a cirurgia. Estudos demonstram que o acompanhamento regular pode reduzir significativamente as taxas de complicações. Os principais elementos do acompanhamento incluem:

1. **Avaliação clínica**: Inclui visitas regulares para avaliar o estado geral do doente, verificar os sinais vitais e monitorizar a cicatrização de feridas.

2. **Controlo da dor**: Um controlo adequado da dor é essencial para promover uma recuperação rápida. Podem ser adoptados protocolos individualizados para satisfazer as necessidades específicas de cada doente.

3. **Controlo das complicações** : As complicações pós-operatórias, como a infeção, a hemorragia ou os problemas tromboembólicos, devem ser cuidadosamente monitorizadas. Instrumentos como as classificações de risco podem ajudar a identificar os doentes de alto risco.

4. **Reabilitação**: A reabilitação física pode ser necessária para alguns doentes para recuperar a função e a mobilidade.

5. **Educação dos** doentes: A informação dos doentes sobre os sinais de alerta e os cuidados adequados em casa é fundamental para prevenir complicações.

Prevenção de complicações

Existem várias estratégias para prevenir complicações na cirurgia personalizada:

1. **Planeamento pré-operatório**: Uma avaliação pré-operatória exaustiva ajuda a identificar os factores de risco individuais (como as co-morbilidades) que podem influenciar o resultado da cirurgia.

2. **Técnicas cirúrgicas avançadas**: A utilização de técnicas menos invasivas pode reduzir o tempo de recuperação e minimizar o risco de complicações.
3. **Protocolos multidisciplinares**: A colaboração entre cirurgiões, anestesistas, enfermeiros e outros profissionais de saúde é essencial para garantir um acompanhamento consistente e eficaz.
4. **Utilização de tecnologias avançadas**: A integração de ferramentas tecnológicas como a telemedicina permite um acompanhamento mais próximo sem necessidade de visitas físicas frequentes.
5. **Acompanhamento longitudinal**: O acompanhamento a longo prazo ajuda a detetar quaisquer complicações tardias ou recorrentes numa fase precoce, permitindo uma intervenção rápida.

5. Considerações éticas

Por último, é importante abordar as considerações éticas que envolvem a utilização de dados genéticos na medicina preventiva e cirúrgica. A confidencialidade dos dados pessoais e o consentimento informado são cruciais quando se trata de informações sensíveis que podem ter um impacto significativo no tratamento médico de um indivíduo.

Ética e consentimento informado na cirurgia personalizada

A cirurgia personalizada, que se refere à adaptação das intervenções cirúrgicas às necessidades específicas de cada doente, levanta questões éticas complexas, nomeadamente no que diz respeito ao consentimento informado. O consentimento informado é um princípio fundamental da bioética, que estipula que os doentes devem ser plenamente informados dos riscos, benefícios e alternativas de uma intervenção antes de darem o seu acordo. No contexto da cirurgia personalizada, esta noção assume uma dimensão ainda mais crítica devido à complexidade dos procedimentos e às incertezas associadas.

1. Ética na cirurgia personalizada

Os princípios éticos fundamentais incluem a autonomia, a beneficência, a não maleficência e a justiça. A autonomia implica que os doentes têm o direito de tomar decisões sobre o seu próprio corpo depois de receberem toda a informação relevante. Na cirurgia personalizada, em que as técnicas podem ser inovadoras ou experimentais, é essencial que os doentes compreendam não só o que está a ser proposto, mas também porque é que pode ser benéfico ou arriscado para eles especificamente.

2. Consentimento informado

O processo de consentimento informado deve ser um diálogo permanente entre o médico e o doente. Os médicos devem assegurar-se de que os doentes compreendem a informação fornecida, o que pode exigir explicações repetidas ou a utilização de recursos visuais para clarificar conceitos complexos. Além disso, é crucial que o consentimento seja obtido sem coação; isto significa que os doentes devem sentir-se à vontade para fazer perguntas e expressar as suas preocupações.

3. Desafios práticos

Na prática clínica, existem vários desafios para a obtenção de um consentimento informado adequado na cirurgia personalizada. Estes desafios incluem:

- **Complexidade técnica**: Os procedimentos cirúrgicos personalizados podem envolver tecnologias avançadas ou abordagens inovadoras que não são bem compreendidas por todos os doentes.

- **Incerteza**: Os resultados previsíveis podem ser menos claros nos tratamentos individualizados, tornando difícil para os doentes avaliarem corretamente os riscos.

- **Pressão de tempo**: As restrições de tempo num ambiente clínico podem limitar a capacidade do médico para fornecer informações exaustivas.

4. Quadro regulamentar

Existe também um quadro regulamentar que orienta o processo de consentimento informado em diferentes países. Por exemplo, algumas legislações exigem que o consentimento seja documentado por escrito para determinados procedimentos cirúrgicos, a fim de assegurar a proteção jurídica tanto do doente como do profissional.

Compreender as variantes genéticas na cirurgia personalizada

A cirurgia personalizada, também conhecida como medicina personalizada ou medicina de precisão, é uma abordagem inovadora que integra a informação genética de um indivíduo para otimizar os tratamentos cirúrgicos. Este método baseia-se na compreensão das variantes genéticas que podem influenciar a resposta de um doente a um tratamento específico, incluindo intervenções cirúrgicas.

1. Compreender as variantes genéticas

As variantes genéticas são alterações na sequência de ADN de um indivíduo que podem afetar vários aspectos da saúde, incluindo a suscetibilidade a doenças, a resposta a medicamentos e os resultados cirúrgicos. Os estudos aprofundados destas variantes envolvem a análise de polimorfismos de nucleótidos (SNP), mutações e outras formas de variação genómica. Estas análises permitem aos investigadores e aos clínicos compreender melhor a forma como estas diferenças podem influenciar o risco cirúrgico, o tempo de recuperação e a eficácia do tratamento.

2. Aplicações em cirurgia personalizada

No contexto da cirurgia personalizada, a informação genética é utilizada para :

- **Seleção de doentes**: Identificar as pessoas com maior probabilidade de beneficiar de uma cirurgia específica.

- **Previsão de resultados**: Avaliar como um doente pode reagir a um determinado procedimento em função do seu perfil genético.
- **Adaptação das técnicas cirúrgicas**: Modificar as abordagens cirúrgicas com base nas caraterísticas genéticas do doente para minimizar o risco e maximizar a eficácia.

3. Estudos clínicos e investigação

Foram efectuados numerosos estudos clínicos para explorar o impacto das variantes genéticas em vários tipos de cirurgia, incluindo :

- Cirurgia oncológica, em que certas mutações podem influenciar a escolha do tratamento cirúrgico.
- Cirurgia ortopédica, em que as variações nos genes ligados à cicatrização óssea podem afetar o tempo de recuperação pós-operatória.

Esta investigação realça a importância de integrar uma abordagem baseada no ADN no processo de decisão cirúrgica.

4. Desafios éticos e práticos

Apesar dos seus potenciais benefícios, a implementação da cirurgia personalizada levanta uma série de desafios éticos e práticos:

- **Confidencialidade dos dados** : A gestão segura da informação genética é crucial para proteger a privacidade dos pacientes.
- **Acesso desigual às tecnologias**: Existe o risco de que apenas determinadas populações tenham acesso a estes avanços tecnológicos, o que poderá agravar as desigualdades no domínio da saúde.

5. Perspectivas futuras

O futuro da cirurgia personalizada parece prometedor, uma vez que tecnologias como a sequenciação de alto rendimento e a inteligência artificial continuam a avançar. Estas ferramentas permitirão não só uma melhor compreensão das variantes genéticas, mas também a sua integração em protocolos cirúrgicos normalizados.

2. Imagiologia e modelação personalizada

A imagiologia e a modelação personalizada na cirurgia personalizada são campos em rápida expansão que visam melhorar os resultados cirúrgicos através de abordagens adaptadas. Estas técnicas baseiam-se na utilização de dados de imagiologia avançados, como a RM (ressonância magnética), a TC (tomografia computorizada) e os ultra-sons, para criar modelos tridimensionais precisos das estruturas anatómicas de um doente. Isto permite aos cirurgiões planear e simular procedimentos cirúrgicos com uma precisão sem precedentes.

Imagiologia em cirurgia personalizada

A imagiologia médica desempenha um papel crucial na cirurgia personalizada. Graças às tecnologias avançadas, os médicos podem obter imagens pormenorizadas que revelam não só a morfologia dos órgãos, mas também a sua função. Por exemplo, a ressonância magnética pode fornecer informações sobre a vascularização de um tumor, o que é essencial para determinar a melhor abordagem cirúrgica. Além disso, as técnicas de imagiologia funcional podem avaliar a atividade metabólica de tecidos específicos, fornecendo uma imagem mais completa do estado do doente.

Tecnologias de imagiologia

As tecnologias de imagiologia médica incluem a tomografia computorizada (TC), a ressonância magnética (RM), a ultrassonografia e a medicina nuclear. Cada uma destas modalidades oferece vantagens específicas para a visualização de estruturas anatómicas e patologias. Por exemplo, a ressonância magnética é particularmente útil para avaliar os tecidos moles, enquanto a TAC oferece uma excelente resolução óssea.

Análise de dados

A análise dos dados destas modalidades de imagiologia é crucial para a cirurgia personalizada. Os algoritmos de processamento de imagem e a inteligência artificial são cada vez mais utilizados para extrair informações relevantes que podem influenciar a escolha do tratamento. Estas ferramentas permitem aos cirurgiões compreender melhor a morfologia do doente e identificar alvos cirúrgicos precisos.

Integração no processo de decisão

A integração da imagiologia médica no processo de decisão cirúrgica envolve a colaboração interdisciplinar entre radiologistas, cirurgiões e outros profissionais de saúde. Isto não só permite um melhor planeamento pré-operatório, como também permite que o tratamento seja adaptado às caraterísticas únicas do doente.

Aplicações clínicas

As aplicações clínicas desta abordagem são vastas. No caso do cancro, por exemplo, a utilização de técnicas de imagiologia avançadas permite orientar melhor os tumores, preservando os tecidos saudáveis circundantes. Do mesmo modo, no domínio da ortopedia, a imagiologia 3D pode ajudar a conceber implantes feitos à medida, adaptados à anatomia específica do paciente.

Modelação personalizada

A modelação personalizada refere-se à criação de modelos 3D com base nos dados de imagiologia recolhidos. Estes modelos podem ser utilizados para simular diferentes estratégias cirúrgicas mesmo antes de o doente ser submetido a uma cirurgia. Por exemplo, no caso da cirurgia ortopédica, um modelo 3D do esqueleto do doente pode ser utilizado para planear uma operação para corrigir uma deformidade ou implantar uma prótese. Esta abordagem não só reduz o tempo de operação, como também melhora a precisão e os resultados pós-operatórios.

Modelação 3D na cirurgia personalizada

A modelação 3D na cirurgia personalizada representa um avanço significativo no campo da medicina, permitindo aos cirurgiões planear e realizar procedimentos cirúrgicos com maior precisão. Esta abordagem baseia-se na utilização de tecnologias digitais para criar modelos tridimensionais das estruturas anatómicas de um doente a partir de imagens médicas, como tomografias computorizadas (TC) ou ressonâncias magnéticas. Estes modelos não só proporcionam uma melhor compreensão da anatomia individual, como também permitem a simulação de procedimentos cirúrgicos antes da sua realização.

1. Criar modelos 3D

O primeiro passo na modelação 3D é a aquisição de dados de imagiologia médica. Técnicas como a tomografia computorizada (TC) e a ressonância magnética (RM) fornecem imagens pormenorizadas que podem ser convertidas em modelos digitais. Estas imagens são frequentemente processadas utilizando software especializado que segmenta as várias estruturas anatómicas, permitindo a criação de modelos precisos.

2. Aplicações clínicas

As aplicações clínicas da modelação 3D são vastas. No domínio da cirurgia ortopédica, por exemplo, os modelos podem ser utilizados para conceber implantes personalizados que se adaptam perfeitamente à anatomia do doente. Do mesmo modo, na neurocirurgia, os modelos 3D ajudam a planear intervenções complexas no cérebro, visualizando com precisão as relações entre os tumores e as estruturas cerebrais circundantes.

3. Benefícios

Um dos principais benefícios desta tecnologia é a melhoria dos resultados cirúrgicos. Ao permitir que os cirurgiões compreendam melhor a anatomia única de um doente, a modelação 3D reduz o risco de erros durante a operação e pode também reduzir o tempo passado no bloco operatório. Também facilita a comunicação entre os membros da equipa cirúrgica e pode ser utilizada para educar os doentes sobre a sua doença e o tratamento proposto.

4. Desafios técnicos

Apesar das suas muitas vantagens, a implementação da modelação 3D num ambiente clínico apresenta uma série de desafios técnicos. A precisão do modelo depende muito da qualidade dos dados de imagiologia iniciais e do software utilizado para gerar o modelo. Além disso, existe uma necessidade crescente de normalização dos métodos utilizados para que estas tecnologias possam ser amplamente adoptadas em diferentes estabelecimentos médicos.

5. Perspectivas futuras

À medida que a tecnologia continua a evoluir, é provável que assistamos a uma integração ainda maior da modelação 3D com outras tecnologias emergentes, como a impressão 3D e a realidade aumentada. Estas inovações poderão transformar não só a forma como as cirurgias são planeadas, mas também a forma como são realizadas, tornando possível uma personalização ainda maior dos cuidados cirúrgicos.

Aplicações clínicas

As aplicações clínicas destas tecnologias são vastas. Em cardiologia, por exemplo, os modelos 3D podem ajudar a planear operações complexas, como reparações de válvulas ou ablações cardíacas. Em oncologia, permitem que os cirurgiões se orientem melhor para os tumores, preservando o tecido saudável circundante. Na neurocirurgia, estas técnicas ajudam a navegar em áreas críticas do cérebro, minimizando os riscos.

3. **Próteses personalizadas e impressão 3D na cirurgia**.

A impressão 3D, também conhecida como fabrico aditivo, surgiu como uma tecnologia revolucionária em vários domínios, incluindo a medicina. Em particular, a sua aplicação na cirurgia personalizada tem atraído um interesse crescente entre investigadores e profissionais. Esta tecnologia permite criar modelos anatómicos precisos e dispositivos médicos personalizados que respondem às necessidades específicas dos pacientes.

Aplicações da impressão 3D na cirurgia personalizada

1. **Modelação anatómica**: Uma das aplicações mais significativas da impressão 3D é a criação de modelos anatómicos com base em dados de imagiologia médica, como ressonâncias magnéticas ou tomografias computorizadas. Estes modelos permitem aos cirurgiões compreender melhor a morfologia única de um doente antes da cirurgia. Por exemplo, no caso de procedimentos complexos como a cirurgia cardíaca ou ortopédica, estes modelos podem ajudar a planear a abordagem cirúrgica e a antecipar potenciais desafios.

2. **Implantes personalizados**: a impressão 3D também pode ser utilizada para produzir implantes personalizados, perfeitamente adaptados à anatomia do doente. Isto é particularmente relevante no domínio da ortopedia, onde as próteses personalizadas podem melhorar o conforto e a funcionalidade pós-operatória. Os implantes impressos em 3D podem ser fabricados com materiais biocompatíveis que promovem a integração óssea.

3. **Ferramentas cirúrgicas**: Podem também ser criadas ferramentas cirúrgicas específicas utilizando a impressão 3D para satisfazer os requisitos específicos de uma determinada operação. Estas ferramentas podem ser concebidas para otimizar a precisão e reduzir o tempo de operação, o que pode ter um impacto direto nos resultados clínicos.

4. **Formação cirúrgica**: Outra dimensão importante é a utilização de modelos impressos em 3D para formar cirurgiões. Estes modelos permitem aos estudantes e profissionais em formação adquirir experiência prática sem risco para os pacientes reais.

5. **Tratamentos personalizados**: Para além das aplicações cirúrgicas diretas, a impressão 3D também abre caminho a uma maior personalização dos tratamentos médicos. Por exemplo, é possível imprimir medicamentos ou dispositivos que proporcionem terapias específicas adaptadas ao perfil genético ou fisiológico do doente.

Desafios e considerações éticas

Apesar das suas inegáveis vantagens, a integração da impressão 3D na cirurgia personalizada coloca uma série de desafios. A validação regulamentar dos dispositivos médicos impressos em 3D continua a ser uma questão complexa que exige uma atenção especial para garantir a sua segurança e eficácia. Além disso, existem preocupações éticas sobre a propriedade intelectual associada aos desenhos digitais utilizados para imprimir estes dispositivos.

Imagiologia médica

A imagiologia médica engloba uma variedade de técnicas como a RM (ressonância magnética), a TC (tomografia computorizada), a ecografia e a medicina nuclear. Cada um destes métodos fornece informações visuais sobre a anatomia e a fisiologia do corpo humano, permitindo aos médicos diagnosticar com precisão as patologias.

1. **RMN**: A RMN utiliza campos magnéticos potentes e ondas de rádio para gerar imagens pormenorizadas dos órgãos internos. É particularmente útil para visualizar tecidos moles, como o cérebro ou os músculos.

2. TAC: A TAC combina várias imagens de raios X para criar uma visão transversal do corpo, o que é essencial para detetar tumores ou anomalias estruturais.

3. **Ultra-sons**: Esta técnica utiliza ondas sonoras para produzir imagens em tempo real, sendo frequentemente utilizada durante a gravidez ou para avaliar os órgãos abdominais.

4. **Medicina nuclear**: Ao utilizar marcadores radioactivos, este método permite avaliar a função dos órgãos e pode ajudar a detetar certas doenças antes de estas serem visíveis através de outros métodos de imagiologia.

Modelação personalizada

A modelação personalizada refere-se à utilização de modelos informáticos baseados em dados individuais dos doentes para simular vários cenários clínicos. Isto inclui:

1. **Modelos anatómicos**: baseados em imagens 3D, estes modelos permitem aos médicos compreender melhor a morfologia única de um doente antes da cirurgia.

2. **Modelos fisiológicos**: Estes modelos simulam o funcionamento normal e patológico do corpo humano, ajudando a prever a forma como um doente pode responder a um tratamento específico.

3. **Planeamento cirúrgico assistido por computador**: Graças à modelação 3D, os cirurgiões podem planear as suas operações com maior precisão, reduzindo o risco de complicações.

4. **Terapias direcionadas**: A modelação também pode ser utilizada para desenvolver tratamentos personalizados com base nas caraterísticas genéticas e biológicas específicas de um doente.

Aplicações clínicas

As aplicações clínicas destas tecnologias são vastas:

- **Diagnóstico precoce**: A integração da imagiologia avançada com a modelização permite uma deteção mais precoce e mais precisa da doença.
- **Monitorização terapêutica**: Os médicos podem monitorizar a evolução de uma doença ou a eficácia de um tratamento utilizando imagens repetidas associadas a análises modelizadas.
- **Investigação clínica**: Estas ferramentas são também utilizadas em ensaios clínicos para avaliar novos tratamentos ou dispositivos médicos.

Trabalho prático sobre a modernização 3D de tumores ou malformações pélvicas em crianças

A modernização 3D de tumores ou malformações pélvicas em crianças é um campo em rápida expansão que combina tecnologia digital, imagiologia médica e modelação 3D para melhorar o diagnóstico, o tratamento e o planeamento cirúrgico. Este trabalho prático tem como objetivo familiarizar os alunos com os conceitos fundamentais desta tecnologia inovadora, bem como permitir-lhes aplicar estes conhecimentos num contexto clínico.

Objectivos do trabalho prático

- **Compreensão dos conceitos básicos**: Os alunos adquirirão uma compreensão profunda dos tumores e malformações pélvicas em crianças, incluindo os seus tipos, causas e implicações clínicas.
- **Introdução à imagiologia médica**: Para familiarizar os estudantes com as diferentes técnicas de imagiologia utilizadas para diagnosticar estas

condições, tais como ultra-sons, tomografia computorizada (TC) e ressonância magnética (RM).

- **Modelação 3D**: Os alunos aprenderão a utilizar software de modelação 3D para criar representações digitais de tumores ou malformações com base em dados de imagiologia.
- **Aplicações clínicas**: Discuta a forma como estes modelos 3D podem ser utilizados para planeamento cirúrgico, educação dos doentes e investigação.
- **Ética e considerações clínicas**: Abordagem das questões éticas associadas à utilização de tecnologias avançadas no tratamento de crianças.

Actividades práticas

- **Estudo de caso**: Analisar vários estudos de casos reais em que a modelação 3D foi utilizada para tratar tumores pélvicos em crianças. Os alunos deverão identificar as vantagens e desvantagens de cada abordagem.
- **Workshop de modelação**: Utilização de software específico (como o Blender ou o MeshLab) para criar um modelo 3D com base numa imagem de ressonância magnética fornecida de uma malformação pélvica. Isto incluirá o processo de importação de imagens médicas, limpeza dos dados e criação do modelo.
- **Simulação cirúrgica**: A partir do modelo criado, simular uma intervenção cirúrgica, discutindo os passos necessários e identificando os riscos associados.

- **Apresentação final**: Cada grupo apresentará o seu estudo de caso e modelo 3D aos seus pares, explicando como poderá influenciar o tratamento clínico.
- **Debate ético**: Organizar um debate sobre as implicações éticas da utilização de modelos 3D no tratamento pediátrico, incluindo o consentimento informado e a confidencialidade dos dados médicos.

MÓDULO 3: TÉCNICAS DE COMUNICAÇÃO TERAPÊUTICA

Introdução

A comunicação terapêutica é uma área essencial dos cuidados de saúde, nomeadamente nas profissões ligadas à psicologia, psiquiatria e enfermagem. Refere-se à interação entre um profissional de saúde e um doente, em que o principal objetivo é estabelecer uma relação de confiança que promova o bem-estar emocional e psicológico do doente. As técnicas de comunicação terapêutica são variadas e podem incluir a escuta ativa, a empatia, o questionamento aberto, a validação dos sentimentos e a reflexão das emoções.

1. Escuta ativa

A escuta ativa é uma técnica fundamental que envolve não só a audição das palavras ditas pelo doente, mas também a compreensão do significado subjacente. Isto requer uma atenção total à linguagem verbal e não verbal do doente. A escuta ativa ajuda a criar um ambiente seguro onde o doente se sente compreendido e respeitado.

2. Empatia

A empatia é a capacidade de compreender e partilhar os sentimentos de outra pessoa. Num contexto terapêutico, isto significa que o profissional deve ser capaz de se colocar no lugar do doente para compreender melhor as suas experiências e emoções. Esta ligação emocional pode fortalecer a relação terapêutica e encorajar o doente a abrir-se mais.

3. Interrogatório aberto

As perguntas abertas permitem que os doentes expressem os seus pensamentos e sentimentos sem estarem limitados por respostas do tipo "sim" ou "não". Este tipo de perguntas encoraja uma exploração mais profunda dos problemas do paciente, facilitando uma melhor compreensão das questões subjacentes.

4. Validação dos sentimentos

A validação dos sentimentos de um doente implica o reconhecimento de que as suas emoções são legítimas e dignas de serem sentidas. Isto pode ajudar a reduzir o estigma associado aos problemas emocionais ou psicológicos, permitindo que os doentes se sintam aceites na sua experiência.

5. Refletir as emoções

O espelhamento emocional é uma técnica em que o profissional reformula o que o paciente expressou para mostrar que compreendeu os seus sentimentos. Também pode ajudar o paciente a clarificar os seus próprios pensamentos e emoções.

Em suma, as técnicas de comunicação terapêutica desempenham um papel crucial no estabelecimento de uma relação efectiva entre o profissional de saúde e o doente. Não só melhoram a qualidade dos cuidados prestados, como também favorecem um processo de cura mais profundo, promovendo uma maior compreensão mútua.

Capítulo 11: Entrevista motivacional

A entrevista motivacional (IM) é uma abordagem centrada no cliente que tem por objetivo reforçar a motivação intrínseca dos indivíduos para mudarem de comportamento. Foi desenvolvida na década de 1980 por William R. Miller e Stephen Rollnick, principalmente para tratar problemas de dependência, mas desde então tem sido aplicada a uma variedade de áreas da saúde, incluindo a saúde mental, a gestão do peso e a adesão a tratamentos médicos.

Estudos aprofundados sobre a entrevista motivacional

- **Fundamentos teóricos**: A entrevista motivacional baseia-se em várias teorias psicológicas, incluindo a teoria da autodeterminação e o modelo transteórico de mudança. A teoria da autodeterminação realça a importância da motivação intrínseca para uma mudança duradoura, enquanto o modelo transteórico descreve as fases pelas quais uma pessoa passa quando muda um comportamento.

- **Técnicas fundamentais**: As técnicas de entrevista motivacional incluem a escuta ativa, o espelhamento, o resumo e a clarificação dos valores pessoais. Estas técnicas têm como objetivo criar um ambiente empático em que o cliente se sinta seguro para explorar as suas ambivalências em relação à mudança.

- **Aplicações clínicas**: A entrevista motivacional tem sido utilizada com sucesso numa variedade de contextos clínicos. Por exemplo, estudos demonstraram a sua eficácia no tratamento de dependências (alcoolismo, tabagismo), bem como na gestão de doenças crónicas como a diabetes e a hipertensão.

- **Formação e supervisão**: Para serem eficazes, os profissionais precisam de receber formação adequada em entrevista motivacional. Isto inclui não só uma compreensão teórica dos princípios subjacentes, mas também uma prática supervisionada para desenvolver as competências necessárias.

- **Avaliação da eficácia**: Numerosos estudos empíricos avaliaram a eficácia da entrevista motivacional em comparação com outras abordagens terapêuticas. Os resultados mostram frequentemente que a entrevista motivacional pode produzir resultados positivos significativos em termos de empenhamento na mudança e de melhoria dos resultados em termos de saúde.

Práticas de entrevista motivacional na comunicação terapêutica

A comunicação terapêutica é essencial em qualquer relação de ajuda. A entrevista motivacional enriquece esta comunicação ao :

- **Reforçar a relação terapêutica**: Ao adotar uma postura empática e sem juízos de valor, o profissional promove um clima de confiança.
- **Explorar a ambivalência**: O profissional ajuda o cliente a identificar as suas próprias motivações para a mudança, reconhecendo simultaneamente as suas hesitações.
- **Co-construção de objectivos**: Em vez de impor objectivos externos, o MA incentiva os clientes a definirem os seus próprios objectivos com base nos seus valores pessoais.
- **Acompanhamento e ajustamento**: A entrevista motivacional não é um evento único; requer um acompanhamento regular para avaliar os progressos e ajustar as estratégias, se necessário.

Técnica para ajudar os doentes a encontrar a sua própria motivação para mudar

A motivação para a mudança é um conceito central no domínio da psicologia e da saúde comportamental. Os profissionais de saúde, incluindo psicólogos, conselheiros e terapeutas, utilizam uma variedade de técnicas para ajudar os seus pacientes a descobrir e a reforçar a sua própria motivação intrínseca. Isto é particularmente relevante no contexto da terapia cognitivo-comportamental (TCC), da terapia motivacional e de outras abordagens centradas no paciente.

Técnicas para ajudar os doentes a encontrarem a sua própria motivação

- **Escuta ativa** :
- **Definição e princípios** : A escuta ativa baseia-se em vários princípios fundamentais, incluindo a atenção total ao orador, a clarificação das mensagens recebidas e o feedback adequado. Requer um empenhamento emocional e cognitivo por parte do profissional de saúde.

- **Técnicas de escuta ativa**: As técnicas incluem :
  - **Parafrasear**: Reformular o que o doente disse para mostrar que compreendeu.
  - **Fazer perguntas abertas**: Incentivar os doentes a exprimirem-se de forma mais completa.
  - **Utilize sinais não verbais**: mantenha o contacto visual, acene com a cabeça para mostrar que está a ouvir.
  - **Validação das emoções**: Reconhecer e validar os sentimentos do doente para estabelecer uma ligação empática.
- **Importância no contexto médico**: A escuta ativa é crucial para obter informações precisas sobre os sintomas dos doentes, compreender as suas preocupações e estabelecer um plano de tratamento em colaboração. Estudos demonstram que, quando os pacientes se sentem ouvidos, é mais provável que sigam as recomendações médicas.
- **Formação em escuta ativa**: Muitos programas de formação em comunicação para profissionais de saúde incluem módulos sobre escuta ativa. Estes cursos podem incluir jogos de papéis, simulações clínicas e feedback construtivo para melhorar esta competência.
- **Impacto na satisfação do paciente**: A investigação indica que a utilização eficaz da escuta ativa pode levar a um aumento significativo da satisfação do doente, a uma redução dos mal-entendidos médicos e a uma melhor adesão aos tratamentos prescritos.
- **Perguntas abertas**
  A comunicação com os doentes é um aspeto fundamental dos cuidados de saúde, influenciando não só a satisfação dos doentes, mas também os resultados clínicos. As perguntas abertas desempenham um papel crucial nesta dinâmica, uma vez que incentivam os doentes a expressarem-se livremente e a partilharem informações relevantes sobre o seu estado de saúde.

Importância das perguntas abertas

As perguntas abertas são aquelas que não podem ser respondidas com um simples "sim" ou "não". Incentivam o doente a desenvolver as suas respostas, o que pode fornecer ao profissional de saúde informações mais completas e pormenorizadas. Por exemplo, em vez de perguntar "Tem dores?", uma pergunta aberta pode ser "Pode descrever como se sente em relação às suas dores?". Esta abordagem permite que o doente partilhe a sua experiência pessoal, o que pode revelar pormenores importantes sobre a sua doença.

Técnicas para fazer perguntas abertas

- **Expressão encorajadora**: Utilizar frases como "O que é que o preocupa mais neste momento? ou "Como é que isto está a afetar a sua vida diária?" abre a discussão.

- **Explorar os sentimentos**: Perguntar "Como se sente em relação ao seu tratamento atual? ajuda a compreender o estado emocional do doente.

- **Esclarecimento de informações**: Uma pergunta como "Pode dizer-me mais sobre os seus sintomas? incentiva o doente a fornecer mais pormenores.

- **Convidar as pessoas a partilharem a sua história**: Frases como "Conta-me como tudo começou" fornecem uma visão cronológica e contextual da doença.

- **Pedir opiniões**: A pergunta "O que pensa da sua situação atual? dá aos doentes a oportunidade de exprimirem os seus pensamentos e preocupações.

Exemplos práticos

- **Sobre a dor**: Em vez de perguntar simplesmente se o doente tem dores, poderíamos perguntar: "Pode descrever onde sente a dor e como ela muda ao longo do dia?"

- **Efeitos secundários**: Em vez de perguntar se o tratamento causa efeitos secundários, poderíamos dizer: "Que alterações notou desde que começou este tratamento?

- **Adesão ao tratamento**: Uma pergunta aberta como "O que pensa sobre o plano de tratamento proposto?" pode ajudar a identificar potenciais obstáculos à adesão.

- **Perguntas abertas**: Fazer perguntas abertas incentiva os doentes a refletir profundamente sobre os seus desejos e objectivos. Por exemplo, "O que é que o motiva a considerar uma mudança agora?" abre um diálogo sobre as suas motivações pessoais.

- **Reflexão de sentimentos**: Ao refletir sobre o que o paciente está a exprimir, o terapeuta pode ajudar a clarificar as emoções subjacentes que conduzem ao desejo de mudança. Por exemplo, "Parece que está a sentir muita frustração com a sua situação atual".

- **Reforço positivo**: Encorajar pequenas vitórias e celebrar o progresso pode aumentar a motivação do doente. Frases como "Fez um ótimo trabalho ao dar esse primeiro passo" podem ser muito eficazes.

4. Reforço positivo na comunicação terapêutica

O reforço positivo é uma técnica essencial na comunicação terapêutica, que tem por objetivo encorajar os comportamentos desejados nos pacientes, reforçando simultaneamente a sua confiança e autoestima. Esta abordagem baseia-se em princípios psicológicos sólidos e tem sido amplamente estudada no domínio da psicologia clínica e da terapia comportamental.

Conceitos-chave do reforço positivo

a) **Definição de reforço positivo**: O reforço positivo refere-se à adição de um estímulo agradável após um comportamento desejado, o que aumenta a probabilidade de esse comportamento se repetir. Num contexto terapêutico, isto pode incluir elogios verbais, encorajamento ou outras formas de reconhecimento.

b) **Importância da confiança**: A confiança entre o terapeuta e o paciente é crucial para a eficácia do tratamento. Um ambiente em que o paciente se sente valorizado e compreendido favorece uma melhor comunicação e uma maior abertura durante as sessões.

c) **Técnicas de comunicação**: As frases que os terapeutas utilizam para reforçar positivamente os seus pacientes devem ser cuidadosamente escolhidas. Devem ser autênticas, específicas e adaptadas ao contexto individual do doente.

Exemplos de frases para aumentar a confiança

Eis alguns exemplos de frases que os terapeutas podem utilizar para reforçar positivamente os seus doentes:

1) **Reconhecimento dos esforços** :

    - ✓ "Estou muito impressionado com o esforço que fizeram esta semana."
    - ✓ "É ótimo ver como estão a aplicar o que discutimos."

2) **Validação das emoções** :

    - ✓ "É completamente normal sentir-se assim, e eu estou aqui para o apoiar."
    - ✓ "Os seus sentimentos são válidos e agradeço-lhe por os ter partilhado comigo."

3) **Incentivo para continuar**:

    - ✓ "Estão a fazer progressos notáveis; continuem assim!"
    - ✓ "Cada pequeno passo conta e estou orgulhoso de vos ver progredir."

4) **Reforço das capacidades** :

    - ✓ "Tens os recursos dentro de ti para ultrapassar estes desafios."
    - ✓ "A sua capacidade de refletir sobre as suas experiências é realmente impressionante."

5) **Criar um espaço seguro** :

    - ✓ "Este espaço é um lugar onde podemos ser nós próprios sem sermos julgados."
    - ✓ "Estou aqui para ouvir e compreender a vossa perspetiva."

6) **Visualizar os objectivos**: Ajudar os doentes a visualizarem o seu futuro depois de fazerem uma mudança pode aumentar a motivação. Uma frase como "Imagine como a sua vida poderia ser diferente se atingisse este objetivo" pode estimular o entusiasmo pela mudança.

5. Visualização de objectivos na comunicação terapêutica

A visualização de objectivos na comunicação terapêutica é uma técnica que permite aos profissionais melhorar a eficácia das suas intervenções. Esta abordagem baseia-se na capacidade de imaginar os resultados desejados, o que pode reforçar a motivação e orientar as acções para a obtenção desses resultados. Como parte da comunicação terapêutica, a visualização pode ser utilizada para ajudar os doentes a clarificar os seus objectivos pessoais, a ultrapassar obstáculos emocionais e a reforçar o seu empenho no processo terapêutico.

Conceitos-chave

a) **Definição de visualização**: A visualização é um processo mental através do qual uma pessoa cria imagens mentais de objectivos ou resultados desejados. Na terapia, isto pode implicar imaginar uma situação em que o paciente atingiu os seus objectivos ou em que se vê a gerir eficazmente as suas emoções.

b) **Papel na comunicação terapêutica**: A comunicação terapêutica envolve uma troca ativa entre o terapeuta e o paciente. A visualização ajuda a estabelecer uma ligação mais profunda, permitindo ao paciente exprimir os seus desejos e medos, ao mesmo tempo que reforça a sua auto-confiança.

c) **Técnicas de visualização**: Podem ser utilizadas várias técnicas, tais como :

   a. **Visualização guiada**: O terapeuta guia o paciente através de um cenário imaginário no qual ele atinge os seus objectivos.

   b. **Diários visuais**: Incentivar os doentes a desenhar ou escrever sobre os seus objectivos para criar uma representação tangível das suas aspirações.

   c. **Meditação visual**: Utilização de exercícios de meditação para ajudar os doentes a concentrarem-se nos seus objectivos, reduzindo simultaneamente a ansiedade.

d) **Exemplos práticos**:

a. Pode pedir-se a um doente que sofra de ansiedade social que imagine uma situação em que interage com sucesso com outras pessoas, aumentando assim a sua confiança.
b. Uma pessoa que esteja a tentar perder peso pode utilizar a visualização para se imaginar a atingir o peso pretendido e a adotar um estilo de vida saudável.

e) **Eficácia comprovada**: Estudos demonstraram que a visualização pode melhorar não só a participação do doente na terapia, mas também os resultados globais do tratamento. Os mecanismos psicológicos subjacentes incluem a ativação de áreas cerebrais associadas a experiências reais quando se imaginam acontecimentos futuros.

f) **Normalizar as dificuldades**: Tranquilizar o doente com o facto de que encontrar obstáculos é normal em qualquer processo de mudança pode reduzir a ansiedade associada à mudança. Por exemplo, "Muitas pessoas acham difícil no início, mas cada pequeno passo conta".

g) **Explorar os valores pessoais**: Discutir os valores fundamentais do doente pode ajudar a alinhar os seus objectivos com o que é verdadeiramente importante para ele. Uma pergunta como "Que valores lhe são mais queridos?" pode dar início a uma discussão enriquecedora.

6. Explorar os valores pessoais

a) **Importância dos valores pessoais**: Os valores pessoais influenciam não só a forma como os terapeutas percepcionam os seus clientes, mas também a forma como interpretam os seus comportamentos e emoções. Por exemplo, um terapeuta que valoriza a autonomia pode encorajar os clientes a tomarem decisões independentes, enquanto um que valoriza a coletivização pode dar ênfase às relações interpessoais.

b) **Técnicas de Exploração**: Várias técnicas podem ser usadas para explorar valores pessoais na terapia. Estas incluem exercícios de autorreflexão em que o terapeuta examina os seus próprios valores antes de interagir com o cliente. Ferramentas como questionários de valores ou discussões abertas também podem ajudar a esclarecer esses elementos.

c) **Impacto na prática clínica**: A consciencialização dos valores pessoais pode ter um impacto significativo na prática clínica. Por exemplo, um terapeuta que esteja consciente dos seus preconceitos pode gerir melhor as suas reacções emocionais ao comportamento do cliente, o que encoraja uma abordagem mais empática e menos tendenciosa.

d) **Exemplos práticos**: Um exemplo concreto seria o de um terapeuta que trabalha com um cliente que tem crenças religiosas diferentes. Ao explorar os seus próprios valores relativamente à espiritualidade, o terapeuta pode evitar impor as suas próprias crenças ao cliente, respeitando o seu sistema de valores.

e) **Formação e supervisão**: A formação contínua e a supervisão são essenciais para ajudar os profissionais a explorar os seus próprios valores. Workshops e grupos de discussão podem proporcionar um espaço seguro para discutir desafios éticos relacionados com as diferenças de valores entre o terapeuta e o cliente.

Melhores exemplos

- **Exercício de reflexão**: Peça aos terapeutas para escreverem sobre as suas próprias experiências de vida que moldaram os seus valores.
- **Dramatização**: Simular cenários em que as diferenças de valor possam constituir um problema, para que os terapeutas possam praticar a sua resposta.
- **Feedback construtivo**: Incentivar uma cultura em que os colegas possam dar feedback sobre a forma como os valores pessoais influenciam a sua prática.

Exemplos de frases para seduzir o seu paciente

1. "Estou aqui para o apoiar nesta viagem; o que o inspira hoje?"
2. "Cada pequeno passo que damos é uma vitória; como é que podemos celebrar isso?"
3. "É normal ter dúvidas; vamos falar sobre elas juntos."
4. "Imagine-se daqui a seis meses; qual seria a sua maior realização?"
5. "Que recursos já tem dentro de si que o podem ajudar neste processo?"

Estas técnicas e frases visam não só motivar o paciente, mas também estabelecer uma relação terapêutica sólida baseada na confiança e na empatia.

Capítulo 12: Abordagem centrada na pessoa

Introdução

A abordagem centrada na pessoa, desenvolvida por Carl Rogers nas décadas de 1940 e 1950, é um método de comunicação terapêutica que se centra na experiência subjectiva do cliente. A abordagem baseia-se numa série de princípios fundamentais destinados a criar um ambiente propício ao crescimento pessoal e à cura psicológica.

Princípios fundamentais da Abordagem Centrada na Pessoa

1. **Aceitação incondicional**: Um dos pilares desta abordagem é a aceitação incondicional, em que o terapeuta oferece apoio ao cliente sem o julgar. Isto permite que o cliente se sinta livre para explorar os seus pensamentos e emoções sem receio de rejeição.

2. **Empatia**: O terapeuta deve mostrar empatia, ou seja, compreender e sentir o que o cliente está a viver. Esta compreensão profunda ajuda a estabelecer uma relação de confiança, que é essencial para o processo terapêutico.

3. **Autenticidade**: Os terapeutas devem ser autênticos e transparentes na sua comunicação. Isto significa partilhar os seus próprios sentimentos e reacções sempre que necessário, o que reforça a ligação entre o terapeuta e o cliente.

4. **Autonomia do cliente**: A abordagem centrada na pessoa valoriza a autonomia do cliente como um indivíduo capaz de tomar decisões sobre a sua própria vida. O papel do terapeuta é acompanhar o cliente no seu percurso e não impor soluções.

5. **Experiência subjectiva**: Esta abordagem reconhece que cada indivíduo tem uma perceção única da sua experiência. O terapeuta esforça-se, portanto, por compreender essa perspetiva, a fim de ajudar o cliente a explorar os seus sentimentos e pensamentos.

Aplicação na comunicação terapêutica

Num contexto terapêutico, a abordagem centrada na pessoa encoraja uma comunicação aberta e honesta entre o terapeuta e o cliente. As técnicas utilizadas incluem perguntas abertas, reformulação de frases para mostrar que o terapeuta está a ouvir ativamente e validação das emoções expressas pelo cliente.

Este método tem sido amplamente adotado numa variedade de contextos psicológicos, incluindo terapia individual, grupos de apoio, bem como em contextos educativos e comunitários. Também influenciou outras abordagens psicoterapêuticas ao incorporar elementos como a atenção plena e as terapias baseadas nas emoções.

Em resumo, a abordagem centrada na pessoa para a comunicação terapêutica fornece uma estrutura poderosa para promover uma relação construtiva entre o terapeuta e o cliente, permitindo um espaço seguro para a exploração pessoal e a cura emocional.

Técnicas baseadas no próximo Carl Rogers, centradas na escuta e na aceitação

A abordagem de Carl Rogers, também conhecida como terapia centrada na pessoa, baseia-se em princípios fundamentais que privilegiam a escuta ativa e a aceitação incondicional. Este método foi desenvolvido nas décadas de 1940 e 1950 por Carl Rogers, um psicólogo humanista que revolucionou a prática psicológica ao colocar o cliente no centro do processo terapêutico. O principal objetivo desta abordagem é ajudar os indivíduos a atingirem o seu potencial máximo, promovendo um ambiente em que se sintam aceites e compreendidos.

Escuta ativa

A escuta ativa é uma competência essencial na abordagem Rogers. Envolve não apenas ouvir as palavras ditas pelo cliente, mas também compreender o significado emocional por trás dessas palavras. Isto requer uma atenção total e uma presença empática. Os terapeutas treinados nesta técnica utilizam técnicas como o espelhamento (reformular os sentimentos expressos pelo cliente) e a clarificação (pedir esclarecimentos para compreender melhor) para encorajar uma comunicação aberta.

Aceitação incondicional

A aceitação incondicional é um conceito central da terapia centrada na pessoa, desenvolvida por Carl Rogers. Esta abordagem realça a importância de uma relação terapêutica autêntica e empática, em que o terapeuta aceita o cliente sem o julgar. A aceitação incondicional significa que o terapeuta valoriza o cliente pelo que ele é, independentemente das suas acções ou pensamentos. Isto cria um ambiente seguro que encoraja o crescimento pessoal e a exploração emocional.

Estudos aprofundados sobre a aceitação

1. **Conceito e importância**: A aceitação incondicional é essencial para estabelecer uma relação de confiança entre o terapeuta e o cliente. Rogers argumentou que esta aceitação permite que o cliente se sinta livre para explorar os seus sentimentos sem receio de julgamento ou rejeição. Isto promove uma maior compreensão de si próprio e encoraja os clientes a envolverem-se num processo de mudança positiva.

2. **Aplicação na comunicação terapêutica**: Na prática, isto envolve o terapeuta ouvir ativamente e mostrar compreensão empática das experiências do cliente. Por exemplo, quando um cliente expressa sentimentos de vergonha ou culpa, o terapeuta pode responder com afirmações que demonstrem compreensão dessas emoções, mantendo uma atitude de aceitação.

3. **Exemplos práticos**: Um exemplo eficaz pode ser quando o terapeuta diz: "Eu compreendo que te sintas assim, e é perfeitamente normal ter esses sentimentos". Este tipo de resposta valida as emoções do cliente, mostrando-lhe que não está sozinho na sua experiência.

4. **Impacto nos doentes**: A investigação mostra que os doentes que experimentam a aceitação incondicional têm mais probabilidades de melhorar a sua autoestima e o seu bem-estar geral. Muitas vezes, sentem-se mais motivados para explorar os seus problemas pessoais e trabalhar para encontrar soluções.

5. **Resultados clínicos**: Estudos demonstraram que a aceitação incondicional contribui não só para a satisfação do cliente com o processo terapêutico, mas também para resultados clínicos positivos, como a redução de sintomas depressivos e de ansiedade.

Exemplos convincentes para os doentes

Para convencer os doentes da eficácia da aceitação incondicional, é útil utilizar exemplos concretos:

1. **Testemunhos**: A partilha de testemunhos anónimos de outros clientes que beneficiaram desta abordagem pode ajudar a ilustrar a sua eficácia.

2. **Cenários hipotéticos**: Apresentar cenários em que um doente tenha conseguido ultrapassar os seus obstáculos graças à aceitação incondicional também pode ser poderoso.

3. **Demonstrações práticas**: Nas primeiras sessões, o terapeuta pode demonstrar essa aceitação respondendo às preocupações do paciente com empatia e validação.

4. **Educação teórica**: Explicar brevemente a teoria subjacente à abordagem centrada na pessoa pode ajudar os doentes a compreender por que razão funciona.

5. **Acompanhamento personalizado**: Oferecer um acompanhamento regular para discutir os progressos efectuados com esta abordagem também reforça a perceção do seu valor para os doentes.

Técnicas práticas

As técnicas baseadas na abordagem de Carl Rogers incluem :

1. **Reflexão**: O terapeuta reformula o que o cliente diz para mostrar que está a ouvir ativamente e que compreende.
2. **Perguntas abertas**: Estas perguntas incentivam os clientes a expressarem-se mais livremente e a explorarem os seus pensamentos e emoções.
3. **Validação emocional**: O reconhecimento e a validação das emoções do cliente reforçam o seu sentimento de aceitação.
4. **Empatia**: O terapeuta tenta compreender a perspetiva do cliente, colocando-se no seu lugar.
5. **Confronto suave**: Quando necessário, o terapeuta pode abordar suavemente as inconsistências nas declarações do cliente para incentivar a consciencialização.

As técnicas-chave de Carl Rogers na comunicação terapêutica

1. **Consideração positiva incondicional**: Uma das técnicas fundamentais da abordagem de Rogers é o conceito de consideração positiva incondicional. Isso envolve aceitar e valorizar os clientes sem julgamento ou condições.

Ao proporcionar um espaço seguro onde os clientes se sentem aceites, é mais provável que se abram sobre os seus pensamentos e sentimentos, levando a uma auto-exploração mais profunda.

2. **Empatia**: A empatia é outra técnica fundamental utilizada por Rogers. Requer que os terapeutas compreendam profundamente e se identifiquem com as experiências do cliente a partir da sua própria perspetiva. Isto envolve uma escuta ativa, reflectindo sobre o que o cliente expressou e mostrando uma preocupação genuína com os seus sentimentos. A empatia ajuda a criar confiança entre o terapeuta e o cliente, promovendo uma aliança terapêutica mais forte.

3. **Congruência (Autenticidade)**: A congruência refere-se à autenticidade do terapeuta nas suas interações com os seus clientes. Rogers acreditava que os terapeutas deveriam ser autênticos e transparentes sobre os seus próprios sentimentos, mantendo-se profissionais. Quando os terapeutas demonstram congruência, isso encoraja os clientes a serem também autênticos, promovendo assim um diálogo honesto.

4. **Escuta** ativa: A escuta ativa é uma competência essencial no modelo de comunicação terapêutica de Rogers. Implica concentrar-se totalmente no que o cliente está a dizer, em vez de ouvir passivamente o que ele ou ela está a dizer. Os terapeutas praticam a escuta ativa acenando com a cabeça, mantendo o contacto visual, resumindo os pontos apresentados pelo cliente e fazendo perguntas de esclarecimento, se necessário.

5. **Respostas reflexivas**: As respostas reflexivas envolvem parafrasear ou resumir o que o cliente disse para demonstrar compreensão e validar sentimentos. Esta técnica não só mostra que o terapeuta está empenhado, mas também permite que os clientes ouçam os seus pensamentos reflectidos, o que pode levar a novas ideias.

6. **Facilitar a auto-exploração**: Rogers salientou que os indivíduos têm uma capacidade inata de auto-entendimento e crescimento pessoal quando recebem o apoio adequado. Os terapeutas facilitam este processo fazendo perguntas abertas que encorajam os clientes a explorar mais profundamente os seus pensamentos e sentimentos.

7. **Abordagem não-diretiva**: Ao contrário de outras modalidades terapêuticas que podem orientar os clientes para resultados ou soluções específicas, a terapia centrada na pessoa de Rogers é não-diretiva. O terapeuta não impõe os seus pontos de vista ou interpretações, mas permite que os clientes prossigam a conversa ao seu próprio ritmo.

Os melhores exemplos de técnicas postas em prática

- Um terapeuta que pratica o respeito positivo incondicional pode dizer: "Agradeço que tenha partilhado isto comigo; não há problema em sentir o que está a sentir".
- Para mostrar empatia, um terapeuta pode dizer: "Tenho a impressão de que se está a sentir muito sobrecarregado neste momento; consigo perceber porque é que isso pode ser difícil."
- Uma resposta congruente pode envolver um terapeuta que expresse vulnerabilidade dizendo: "Eu também acho este assunto difícil; é normal que ambos nos sintamos inseguros".

Aplicações de Carl Rogers na comunicação terapêutica

1. **Terapia centrada no cliente**: No centro do método de Rogers está a ideia de que o cliente é o perito na sua própria experiência. Neste contexto, o terapeuta adopta uma postura de escuta ativa e empatia para ajudar o cliente a explorar os seus sentimentos e pensamentos. Por exemplo, num contexto de terapia individual, o terapeuta pode utilizar técnicas como a reformulação e a clarificação para encorajar o cliente a pensar mais profundamente sobre experiências difíceis.

2. **Confiança e segurança**: Rogers sublinhou a importância de um ambiente seguro onde os clientes se possam exprimir sem serem julgados. Em grupos de apoio para pessoas em recuperação de dependências, por exemplo, a criação de um espaço onde cada participante se sinta respeitado e aceite encoraja uma comunicação aberta e honesta.

3. **Aplicação no domínio da educação**: Os princípios rogerianos também têm sido aplicados no domínio da educação. Os professores que adoptam uma abordagem centrada no aluno incentivam a autonomia e a responsabilidade dos seus alunos. Por exemplo, numa sala de aula em que os alunos são convidados a partilhar as suas opiniões sem receio de repercussões negativas, verifica-se frequentemente um aumento do empenho e da motivação.

4. **Desenvolvimento organizacional**: No contexto profissional, os conceitos desenvolvidos por Rogers podem ser utilizados para melhorar a comunicação nas equipas. Foram implementados workshops baseados nos seus princípios para promover um clima de confiança entre colegas, o que levou a uma melhor colaboração e a uma redução dos conflitos interpessoais.

Exemplos práticos

- **Terapia individual**: Um exemplo prático seria um terapeuta que utilizasse técnicas rogerianas para ajudar um cliente a lidar com a ansiedade social, permitindo-lhe explorar livremente os seus medos sem julgamento.

- **Grupos de apoio**: Num grupo de autoajuda para adolescentes com problemas emocionais, um facilitador com formação em métodos Rogersianos pode facilitar discussões abertas em que cada participante se sinta apoiado.

- **Educação**: Um professor que aplique estes princípios pode organizar sessões em que os alunos partilham as suas ideias sobre um determinado assunto com a garantia de que não serão criticados.

- **Local de trabalho**: Quando uma empresa implementa uma formação baseada na abordagem Rogersiana para melhorar a dinâmica da equipa, pode conduzir a uma cultura organizacional mais positiva.

Capítulo 13: Técnicas de resolução de conflitos

A gestão de conflitos num contexto terapêutico é uma competência essencial para os profissionais de saúde mental. Os conflitos podem surgir por uma variedade de razões, incluindo diferenças de opinião, mal-entendidos ou expectativas não satisfeitas entre o terapeuta e o cliente. Uma comunicação eficaz é crucial para lidar com estas situações delicadas e promover um ambiente propício à cura.

1. Compreender os conflitos

Os conflitos em terapia podem ser divididos em várias categorias: intrapessoais (conflitos dentro do cliente), interpessoais (entre o cliente e o terapeuta) ou sistémicos (envolvendo outras partes, como a família). Compreender a natureza do conflito é o primeiro passo para o resolver. De acordo com as teorias psicológicas, os conflitos podem muitas vezes ser o reflexo de necessidades não satisfeitas ou de valores fundamentais contraditórios.

2. Técnicas de comunicação

Uma comunicação clara e empática é essencial para gerir conflitos. As técnicas incluem:

- **Escuta ativa**: Trata-se de ouvir atentamente o que a outra pessoa está a dizer sem interromper, mostrando empatia.
- **Validar os sentimentos**: Reconhecer e validar as emoções do cliente pode ajudar a neutralizar uma situação de conflito.
- **Usar "eu" em vez de "tu"**: Esta técnica ajuda a evitar que a outra pessoa se sinta atacada, o que pode reduzir a defensividade.

3. Abordagens terapêuticas

As diferentes abordagens terapêuticas oferecem estratégias específicas para a gestão dos conflitos:

- **Terapia centrada na pessoa**: Esta abordagem coloca a tónica na aceitação incondicional e na empatia, permitindo que o cliente se exprima livremente.

- **Terapia cognitivo-comportamental (TCC)**: A TCC pode ajudar a identificar e modificar os pensamentos disfuncionais que contribuem para o conflito.
- **Mediação**: Nalguns casos, a participação de uma terceira pessoa neutra pode ajudar a resolver conflitos.

4. Formação contínua

Os profissionais também precisam de participar em acções de formação contínua para melhorar as suas capacidades de gestão de conflitos. Esta formação pode incluir workshops sobre comunicação intercultural, gestão do stress e outras competências interpessoais.

5. Avaliação e reflexão

Após um conflito, é crucial avaliar o que aconteceu e porquê. Refletir sobre as suas próprias reacções, bem como as do cliente, pode fornecer lições valiosas para o ajudar a evitar situações semelhantes no futuro.

Em suma, a gestão de conflitos num contexto terapêutico requer uma combinação de competências de comunicação, uma compreensão profunda da dinâmica das relações e uma vontade de aprender continuamente.

Capítulo 14: Empatia e validação emocional

A empatia e a validação emocional são conceitos fundamentais na comunicação terapêutica. A empatia é definida como a capacidade de compreender e partilhar os sentimentos dos outros, enquanto a validação emocional consiste em reconhecer e aceitar as emoções de uma pessoa sem a julgar. Estes dois elementos desempenham um papel crucial no estabelecimento de uma relação terapêutica eficaz, promovendo um ambiente em que o cliente se sente compreendido e apoiado.

Empatia na comunicação

A empatia é frequentemente considerada uma competência essencial para os profissionais de saúde mental. Permite que o terapeuta se ligue ao cliente a um nível emocional, facilitando uma melhor compreensão das experiências do cliente. De acordo com Carl Rogers, um pioneiro no campo da psicoterapia humanista, a empatia é essencial para criar um clima de confiança que encoraja a abertura e a honestidade na relação terapêutica (Rogers, 1957). A capacidade do terapeuta de sentir o que o seu cliente está a sentir também pode ajudar a identificar problemas subjacentes que podem não ser imediatamente aparentes.

Validação emocional

A validação emocional é uma técnica que tem como objetivo reconhecer as emoções do cliente como legítimas e dignas de atenção. Esta abordagem não só ajuda a reduzir o sofrimento emocional, como também aumenta a autoestima do cliente. Ao validar as emoções, o terapeuta demonstra uma compreensão das lutas internas do cliente, o que pode ser particularmente benéfico para aqueles que sofreram traumas ou situações stressantes (Linehan, 1993). A validação não significa necessariamente que o terapeuta aprova os comportamentos ou pensamentos do cliente; em vez disso, enfatiza que as emoções experimentadas são compreensíveis, dadas as circunstâncias.

Interligação entre empatia e validação emocional

A empatia e a validação emocional estão interligadas; trabalham em conjunto para criar uma dinâmica positiva na terapia. Um terapeuta empático terá mais probabilidades de validar as emoções do cliente, enquanto uma validação eficaz requer frequentemente uma compreensão empática dos sentimentos que estão a ser expressos. Juntas, essas habilidades permitem que o cliente se sinta ouvido e respeitado, o que pode promover um processo de cura mais profundo.

Conclusão

Em suma, a empatia e a validação emocional são essenciais para uma comunicação eficaz em contextos terapêuticos. Permitem que os clientes explorem as suas emoções em segurança, ao mesmo tempo que reforçam o seu sentimento de pertença e compreensão. A investigação continua a explorar a forma como estas competências podem ser desenvolvidas nos profissionais para melhorar os resultados clínicos.

Como é que se mostra empatia e se validam as emoções do doente

A empatia e a validação emocional são elementos cruciais da comunicação terapêutica. Estas competências permitem que os terapeutas criem um ambiente seguro e acolhedor para os seus pacientes, promovendo uma maior compreensão e apoio emocional. Aqui está uma exploração aprofundada destes conceitos.

1. Compreender a empatia

A empatia é a capacidade de compreender e partilhar os sentimentos dos outros. No contexto terapêutico, isto implica não só escutar ativamente o doente, mas também reconhecer as suas emoções sem o julgar. A empatia pode ser dividida em dois tipos principais:

1. **Empatia cognitiva** :

A empatia cognitiva, muitas vezes definida como a capacidade de compreender as emoções e as perspectivas dos outros sem necessariamente sentir essas emoções, é uma área de estudo que tem atraído um interesse crescente em vários domínios, como a psicologia, a neurociência e até a filosofia. Ao contrário da empatia afectiva, que envolve uma resposta emocional ao estado emocional dos outros, a empatia cognitiva centra-se no processo cognitivo de compreensão dos sentimentos e pensamentos dos outros.

Estudos aprofundados sobre a empatia cognitiva

- **Definição e distinção**: A empatia cognitiva distingue-se frequentemente da empatia afectiva. De acordo com a investigação, envolve mecanismos cognitivos que permitem aos indivíduos descodificar sinais emocionais e fazer inferências sobre o que os outros podem estar a pensar ou a sentir. Isto pode ser particularmente útil em contextos sociais complexos em que é crucial navegar na dinâmica interpessoal.
- **Neurociência da empatia**: Estudos neurocientíficos identificaram certas regiões cerebrais associadas à empatia cognitiva, nomeadamente o córtex

pré-frontal e o córtex temporal superior. Estas áreas estão envolvidas no processamento social e na teoria da mente, que é a capacidade de atribuir estados mentais a si próprio e aos outros.

- **Aplicações práticas**: A empatia cognitiva desempenha um papel essencial em vários domínios, como a medicina, onde pode melhorar a comunicação entre médicos e pacientes, e na educação, onde pode promover uma melhor compreensão entre professores e alunos. Por exemplo, um professor que consiga identificar as dificuldades emocionais de um aluno pode adaptar a sua abordagem pedagógica para melhor responder às necessidades individuais.
- **Exemplos concretos**: Um exemplo prático de empatia cognitiva pode ser visto numa situação em que um gestor tem de avaliar o moral da sua equipa. Ao compreender as preocupações subjacentes expressas pelos seus empregados durante uma reunião, ele pode ajustar as suas estratégias de gestão para criar um ambiente mais positivo.
- **Desenvolvimento pessoal**: A empatia cognitiva também pode ser cultivada através de uma variedade de técnicas, como a formação em inteligência emocional ou exercícios de tomada de perspetiva que tenham em conta diferentes pontos de vista em discussões difíceis.

Dimensões da empatia

- **Dimensão cognitiva**: Refere-se à capacidade de compreender as emoções e as perspectivas dos outros. Num contexto terapêutico, isto implica que o terapeuta é capaz de compreender o que o paciente está a sentir sem necessariamente experimentar essas emoções.

- **Dimensão afectiva**: Esta dimensão diz respeito à capacidade de sentir o que a outra pessoa está a sentir. Um terapeuta empático pode não só compreender a dor ou a alegria do paciente, mas também experimentar uma resposta emocional adequada.

Praticar a empatia na comunicação terapêutica

As práticas empáticas podem incluir:

- **Escuta ativa**: Trata-se de ouvir atentamente o que o doente está a dizer, ao mesmo tempo que mostra sinais não verbais de atenção (como acenar com a cabeça ou manter o contacto visual). A escuta ativa ajuda a criar um espaço seguro para o doente se exprimir livremente.

- **Validação emocional**: Reconhecer e validar as emoções do doente é essencial. Por exemplo, dizer "Compreendo como isto deve ser difícil para si" pode ajudar o doente a sentir-se ouvido e compreendido.

- **Reflexão**: Reformule o que o doente disse para mostrar que compreendeu os seus sentimentos. Por exemplo, "Parece que se está a sentir muito frustrado com esta situação".

Exemplos de aplicação

a) **Terapia cognitivo-comportamental (TCC)**: Numa sessão de TCC, um terapeuta pode utilizar técnicas empáticas para ajudar um doente que sofre de ansiedade social. Ao ouvir atentamente e validar os receios do doente em relação às interações sociais, o terapeuta pode estabelecer uma aliança que facilita a exploração desses receios.

b) **Terapia centrada na pessoa**: Carl Rogers desenvolveu esta abordagem, que se baseia fortemente na empatia. Um exemplo seria um terapeuta que utiliza reflexões empáticas para encorajar um cliente a explorar os seus sentimentos mais profundos sem julgamento.

c) **Intervenção em situações de crise**: Quando uma pessoa está a atravessar uma crise emocional intensa, por exemplo, após uma perda trágica, um profissional com formação em empatia pode oferecer apoio, ouvindo ativamente e proporcionando uma presença reconfortante.

d) **Grupos de apoio**: Em contextos como os grupos de apoio a pessoas com doenças crónicas, a empatia entre os membros promove um ambiente em que todos se sentem à vontade para expressar as suas dificuldades pessoais.

e) **Terapia familiar**: Na terapia familiar, cada membro pode precisar de ser ouvido e compreendido pelos outros; aqui, a empatia desempenha um papel fundamental na resolução de conflitos familiares.

2. **Empatia emocional** :

A empatia afectiva, frequentemente definida como a capacidade de sentir e compreender as emoções dos outros, desempenha um papel crucial na comunicação terapêutica. Permite que os terapeutas estabeleçam uma ligação autêntica com os seus clientes, promovendo um ambiente propício à abertura e à cura. Nesta análise aprofundada, examinaremos os fundamentos teóricos da empatia afectiva, as suas aplicações práticas no contexto terapêutico e exemplos ilustrativos.

Fundamentos teóricos da empatia afectiva

A empatia afectiva distingue-se frequentemente da empatia cognitiva. Enquanto a empatia cognitiva envolve a compreensão intelectual das emoções das outras pessoas, a empatia afectiva centra-se na partilha emocional. Teóricos como Carl Rogers sublinharam a importância da empatia na terapia centrada no cliente. Rogers argumentou que, para que um cliente se sinta compreendido e aceite, o terapeuta deve demonstrar empatia genuína.

Aplicações práticas na comunicação terapêutica

- **Escuta** ativa: A escuta ativa é uma competência essencial que acompanha a empatia afectiva. Envolve não só ouvir as palavras do cliente, mas também perceber as emoções subjacentes. Por exemplo, um terapeuta pode dizer: "Sinto que estás muito triste com o que aconteceu", o que mostra que reconhece e valida os sentimentos do cliente.

- **Validação** emocional: A validação emocional é outra aplicação chave da empatia afectiva. Ao reconhecer e validar os sentimentos do cliente, o terapeuta ajuda a criar um espaço seguro para o cliente explorar as suas emoções sem julgamento. Por exemplo, um terapeuta pode dizer: "É perfeitamente normal sentir-se sobrecarregado nesta situação", o que ajuda o cliente a sentir-se compreendido.

- **Reflexão** emocional: A reflexão emocional envolve reformular ou parafrasear o que o cliente expressou enquanto se concentra em seus sentimentos. Isto pode ajudar o cliente a clarificar os seus pensamentos e emoções. Por exemplo: "Parece muito frustrado com esta situação", permite que o cliente explore mais a sua frustração.

- **Utilização de linguagem não verbal**: A linguagem corporal também desempenha um papel essencial na comunicação empática. Um contacto visual adequado, uma postura aberta e expressões faciais receptivas podem reforçar o sentimento de empatia do cliente.

- **Criar uma aliança terapêutica**: A empatia emocional ajuda a estabelecer uma aliança terapêutica sólida entre o terapeuta e o cliente. Uma boa aliança está frequentemente correlacionada com resultados positivos na terapia.

Exemplos ilustrativos

- **Exemplo 1**: Um paciente que sofre de ansiedade social pode partilhar os seus receios acerca de uma interação social que se aproxima. Um terapeuta que use empatia afectiva pode responder: "Posso imaginar como deve ser difícil para si; muitas pessoas sentem-se assim em situações sociais". Esta resposta mostra ao paciente que ele não está sozinho na sua experiência.

- **Exemplo 2**: Quando um cliente fala sobre uma perda recente, um terapeuta empático pode dizer: "Perder alguém que amamos é incrivelmente doloroso; é normal que nos sintamos assim". Isto valida os sentimentos do cliente e reforça a sua ligação emocional.

- **2. Importância da validação das emoções**

A validação das emoções é essencial, pois ajuda os doentes a sentirem-se compreendidos e aceites. Isto pode reduzir o seu sentimento de isolamento e permitir-lhes explorar os seus sentimentos mais profundamente sem receio de serem julgados.

3. Impacto na relação terapêutica

Uma boa empatia e uma validação eficaz das emoções podem criar confiança entre o terapeuta e o paciente, facilitando um espaço onde o paciente se sente livre para expressar os seus pensamentos e sentimentos sem reservas.

4. Formação contínua

Os profissionais precisam de participar em acções de formação contínua para melhorar as suas competências de empatia e validação emocional. Workshops, seminários e formação especializada podem ajudar a desenvolver estas competências essenciais.

5. Conclusão aprofundada do estudo sobre a comunicação terapêutica

A comunicação terapêutica é um aspeto fundamental dos cuidados de saúde, desempenhando um papel crucial no processo de cura e no bem-estar dos doentes. Engloba uma série de interações entre o profissional de saúde e o doente, com o objetivo de estabelecer uma relação de confiança, encorajar a expressão de emoções e facilitar a compreensão da informação médica. Este estudo destacou vários elementos-chave que sublinham a importância de uma comunicação eficaz no contexto terapêutico.

Antes de mais, é essencial reconhecer que a comunicação terapêutica não se limita à transmissão de informações médicas. Envolve também a escuta ativa, em que o profissional se envolve totalmente com as preocupações do doente. A escuta ativa não só fornece informações relevantes sobre o estado do doente, como também valida os seus sentimentos e experiências. Isto ajuda a criar um clima de segurança psicológica, em que os doentes se sentem livres para expressar os seus medos e necessidades.

Em segundo lugar, a comunicação não-verbal desempenha um papel tão importante como as palavras faladas. Os gestos, as expressões faciais e o tom de voz podem transmitir mensagens poderosas que complementam ou contradizem as palavras. Por conseguinte, a formação adequada dos profissionais de saúde nos aspectos não verbais da comunicação é crucial para melhorar a eficácia das interações com os doentes.

Além disso, é imperativo que os profissionais adoptem uma abordagem centrada no doente. Isto significa que cada interação deve ser adaptada às necessidades individuais do doente, tendo em conta o seu contexto cultural, social e emocional. Esta abordagem não só promove a adesão ao tratamento, como também melhora a satisfação global do doente com os cuidados recebidos.

Por último, este estudo também realça a importância da formação contínua em comunicação para os profissionais de saúde. As competências de comunicação podem ser desenvolvidas e aperfeiçoadas ao longo do tempo através de workshops, simulações e outros métodos educativos. Uma melhor preparação para a comunicação pode reduzir os mal-entendidos e melhorar significativamente os resultados clínicos.

Em conclusão, a comunicação terapêutica é um elemento indispensável nos cuidados médicos. Ao incorporar práticas eficazes de escuta ativa, prestando atenção à comunicação não verbal, adoptando uma abordagem centrada no doente e investindo na formação contínua dos profissionais, podemos melhorar significativamente a experiência do doente e a sua saúde em geral.

Capítulo 15: Confidencialidade e respeito pelos doentes

Introdução

A confidencialidade e o respeito pelos direitos dos doentes são elementos fundamentais no sector da saúde. Estes conceitos são essenciais não só para proteger a informação pessoal dos doentes, mas também para manter a confiança entre os doentes e os profissionais de saúde. A confidencialidade implica que toda a informação sobre um doente, incluindo o seu estado de saúde, historial médico e preferências pessoais, deve ser mantida em segredo e não pode ser divulgada sem o consentimento explícito do doente. Isto é particularmente relevante num contexto em que as tecnologias digitais facilitam a partilha de informações, mas também aumentam o risco de violação de dados.

O respeito pelos direitos dos doentes engloba vários aspectos, incluindo o direito à informação, o direito ao consentimento informado e o direito à dignidade. Os doentes devem ser informados sobre o seu estado de saúde e os tratamentos propostos, para que possam tomar decisões informadas sobre a sua saúde. O consentimento informado é crucial, pois garante que os doentes compreendam plenamente as implicações do tratamento antes de darem o seu consentimento. Além disso, todos os doentes têm direito a um tratamento respeitoso que tenha em conta a sua dignidade humana.

Os desafios da confidencialidade e dos direitos dos doentes são também reforçados por legislação como a Lei da Portabilidade e Responsabilidade dos Seguros de Saúde (HIPAA) nos Estados Unidos e o Regulamento Geral sobre a Proteção de Dados (RGPD) na Europa. Estas leis têm como objetivo proteger os dados pessoais e garantir que os direitos dos indivíduos são respeitados em todos os aspectos dos cuidados de saúde.

Em conclusão, a importância da confidencialidade e do respeito pelos direitos dos doentes não pode ser subestimada. Não são apenas uma obrigação ética para os profissionais de saúde, mas também um direito fundamental para todos os indivíduos que recebem cuidados médicos. A proteção destes princípios é essencial para promover uma relação saudável entre os doentes e os prestadores de cuidados de saúde e para garantir uma prática médica ética.

Importância da confidencialidade Respeito pelos doentes Respeito pelos direitos dos doentes.

A confidencialidade e o respeito pelos direitos dos doentes são elementos fundamentais no sector da saúde. Estes princípios não só são essenciais para estabelecer uma relação de confiança entre os profissionais de saúde e os doentes, como também estão consagrados nas leis e regulamentos que protegem as informações pessoais dos doentes.

Importância da confidencialidade

1. **Confiança entre o paciente e o médico**:

A confiança entre o doente e o médico é um elemento fundamental dos cuidados de saúde. Influencia não só a satisfação do doente, mas também os resultados clínicos. A relação de confiança baseia-se numa série de factores, incluindo a comunicação, a empatia, a perceção da competência do médico e o respeito pelos valores e preferências do doente.

1. A importância da confiança na relação terapêutica

A confiança é frequentemente descrita como um elemento central da relação terapêutica. Os doentes que confiam no seu médico têm maior probabilidade de seguir as recomendações médicas, partilhar informações relevantes sobre a sua doença e expressar as suas preocupações. Os estudos mostram que esta confiança pode reduzir a ansiedade do doente e melhorar o seu envolvimento no processo de prestação de cuidados (Hall et al., 2002).

2. Factores que influenciam a confiança

Há uma série de factores que influenciam o nível de confiança que um doente deposita num médico:

- **Competência profissional**: Os doentes avaliam frequentemente a competência de um médico pelas suas qualificações, experiência e capacidade de explicar claramente os diagnósticos e tratamentos.

- **Comunicação**: Uma comunicação aberta e honesta é crucial para estabelecer uma relação de confiança. Os médicos que ouvem ativamente os seus doentes e respondem às suas perguntas promovem um clima de segurança.

- **Empatia**: A empatia desempenha um papel fundamental no estabelecimento de uma ligação emocional entre o médico e o doente. Os médicos que demonstram uma compreensão genuína das preocupações dos doentes aumentam o seu sentimento de segurança.

3. Consequências da baixa confiança

A baixa confiança pode ter consequências nefastas para a saúde do doente. Pode levar ao incumprimento dos tratamentos prescritos, à relutância em procurar cuidados médicos ou mesmo a uma deterioração do estado geral de saúde (Mechanic & Meyer, 2000). Pode também levar à desconfiança em relação ao sistema de saúde em geral.

4. Estratégias para criar confiança

Existem várias estratégias que podem ser utilizadas para criar confiança na relação entre o doente e o médico:

- **Formação contínua**: Os profissionais de saúde devem participar em acções de formação contínua para se manterem a par das melhores práticas de comunicação e interação com os doentes.

- **Feedback dos doentes**: Incentivar o feedback permite que os profissionais ajustem a sua abordagem de acordo com as necessidades específicas dos doentes.

- **Práticas centradas no paciente**: A adoção de uma abordagem centrada no doente, que respeite os seus valores pessoais, ajuda a estabelecer uma relação sólida baseada na confiança.

2. **Proteção jurídica**:

Numerosas leis, como a HIPAA (Health Insurance Portability and Accountability Act) nos Estados Unidos, impõem normas rigorosas sobre a proteção das informações médicas. O não cumprimento destas leis pode resultar em sanções severas para os estabelecimentos de saúde.

1. Confidencialidade

A confidencialidade é um pilar essencial da comunicação terapêutica. Significa que todas as informações partilhadas pelo doente devem ser protegidas contra a divulgação não autorizada. As leis de proteção de dados pessoais, como o Regulamento Geral sobre a Proteção de Dados (RGPD) na Europa, impõem obrigações rigorosas aos profissionais de saúde no que diz respeito ao tratamento e armazenamento de informações sensíveis.

2. Consentimento informado

O consentimento informado é outro elemento crucial na comunicação terapêutica. Isto significa que os doentes devem ser plenamente informados dos tratamentos propostos, incluindo os potenciais riscos e benefícios, antes de concordarem com qualquer intervenção médica. Este processo deve ser cuidadosamente documentado para evitar qualquer ambiguidade ou mal-entendido que possa conduzir a um litígio.

3. Responsabilidades legais

Os profissionais de saúde têm uma responsabilidade legal para com os seus pacientes, que inclui a obrigação de atuar com diligência e competência. Em caso de negligência ou de violação das normas éticas estabelecidas, podem ser objeto de uma ação judicial. A formação contínua em direito médico é, por conseguinte, essencial para garantir que os profissionais se mantêm a par da evolução legislativa e regulamentar.

4. Práticas éticas

As práticas éticas na comunicação terapêutica são também fundamentais para estabelecer uma relação de confiança entre o doente e o profissional de saúde. Isto inclui empatia, escuta ativa e respeito pelo ponto de vista do doente. Estes elementos não só ajudam a melhorar a experiência do doente, como também reduzem os riscos legais associados a uma má comunicação.

5. Formação profissional

Por último, é imperativo que os profissionais sejam formados não só em técnicas clínicas, mas também nos aspectos legais e éticos da sua prática. Os programas educativos que incorporam estas dimensões podem ajudar a preparar os futuros profissionais para navegarem nas complexidades da comunicação terapêutica, cumprindo simultaneamente os requisitos legais.

3. **Ética profissional**:

Os códigos deontológicos profissionais, como os elaborados pela American Medical Association (AMA) ou o Code de déontologie médicale em França, sublinham a importância do respeito pela privacidade dos doentes como um dever moral.

A ética profissional na comunicação terapêutica é uma área de estudo crucial que examina os princípios morais e éticos que orientam as interações entre os profissionais de saúde mental e os seus clientes. Esta disciplina preocupa-se com vários aspectos, incluindo a confidencialidade, o consentimento informado, a autonomia do paciente e a competência cultural.

1. Confidencialidade

A confidencialidade é um pilar fundamental da comunicação terapêutica. Os profissionais devem garantir que todas as informações partilhadas pelo cliente permanecem privadas, exceto em situações de risco iminente para a segurança do cliente ou de terceiros. A quebra desta confiança pode ter consequências graves para o bem-estar do cliente e prejudicar a relação terapêutica.

2. Consentimento informado

O consentimento informado é outro aspeto essencial da comunicação terapêutica ética. Isto significa que o profissional deve fornecer ao cliente todas as informações necessárias sobre o tratamento proposto, incluindo os seus potenciais riscos e benefícios, para que o cliente possa tomar uma decisão informada sobre a sua participação.

3. Autonomia do doente

Respeitar a autonomia dos doentes significa reconhecer o seu direito a tomar decisões sobre a sua própria vida e tratamento. Os profissionais devem encorajar os clientes a expressar as suas preferências e a participar ativamente no processo de tomada de decisões.

4. Competência cultural

A competência cultural é também crucial na comunicação terapêutica ética. Os profissionais precisam de estar conscientes das diferenças culturais que podem influenciar a perceção do tratamento por parte do cliente e adaptar a sua abordagem de forma a respeitar essas diversidades.

5. Práticas éticas

A prática ética da comunicação terapêutica inclui também a formação contínua dos profissionais, para que possam manter-se a par das melhores práticas e da evolução no domínio da ética médica.

4. Impacto psicológico:

A comunicação terapêutica é uma área de estudo essencial na psicologia e na psicoterapia, uma vez que desempenha um papel crucial no processo de cura dos pacientes. O impacto psicológico desta comunicação pode ser analisado em várias dimensões, incluindo a relação entre o terapeuta e o paciente, as técnicas de comunicação utilizadas e os efeitos no bem-estar mental do paciente.

1. A relação terapêutica

A qualidade da relação entre o terapeuta e o paciente é frequentemente considerada como um dos factores mais decisivos para a eficácia do tratamento. Segundo Carl Rogers, um pioneiro da terapia centrada no cliente, uma relação autêntica, empática e sem juízos de valor promove um ambiente propício à cura. Estudos demonstram que, quando os pacientes se sentem compreendidos e aceites, é mais provável que abram as suas emoções e se envolvam plenamente no processo terapêutico.

2. Técnicas de comunicação

As técnicas específicas utilizadas pelos terapeutas também podem influenciar o impacto psicológico nos doentes. Por exemplo, a escuta ativa - que implica não só ouvir as palavras ditas, mas também compreender os sentimentos subjacentes - é essencial para estabelecer uma ligação significativa. Abordagens como a reformulação ou o espelhamento emocional permitem que os doentes compreendam melhor as suas próprias experiências emocionais.

3. Efeitos sobre o bem-estar mental

A investigação indica que as interações positivas num contexto terapêutico podem levar a uma redução dos sintomas depressivos e de ansiedade nos doentes. Além disso, uma boa comunicação pode aumentar a autoestima e promover um sentido de autonomia nos indivíduos em terapia. Os estudos longitudinais demonstraram que as pessoas que beneficiam de uma comunicação eficaz com o seu terapeuta referem frequentemente melhorias duradouras na sua saúde mental.

4. Barreiras de comunicação

Também é importante explorar as barreiras que podem impedir uma comunicação eficaz no ambiente terapêutico. Factores como a ansiedade do doente, preconceitos culturais ou linguísticos e diferenças nos estilos de comunicação podem criar mal-entendidos ou reduzir a eficácia do tratamento.

5. Práticas recomendadas

Para maximizar o impacto psicológico positivo da comunicação em terapia, os profissionais são aconselhados a adotar uma abordagem centrada no cliente que valorize a empatia, a transparência e a colaboração. A formação contínua em competências interpessoais e a sensibilização para as diversas necessidades culturais dos pacientes são também essenciais para melhorar esta dinâmica.

5. <u>Consentimento informado</u>:

O consentimento informado é um princípio fundamental nos cuidados de saúde e terapêuticos. Trata-se de um processo através do qual o doente é informado dos riscos, benefícios e alternativas a um tratamento ou intervenção, permitindo-lhe tomar uma decisão informada sobre a sua saúde. Este conceito assenta em vários pilares: a autonomia do doente, a transparência da informação fornecida pelo profissional de saúde e a capacidade do doente para compreender essa informação.

1. Princípios fundamentais do consentimento informado

O consentimento informado baseia-se no respeito pela autonomia individual. De acordo com Beauchamp e Childress (2013), é essencial que os doentes sejam plenamente informados para poderem exercer o seu direito de decidir o que lhes acontece. Isto implica não só uma explicação clara dos procedimentos médicos, mas também uma avaliação da compreensão do doente.

2. Comunicação terapêutica

A comunicação terapêutica desempenha um papel crucial no processo de consentimento informado. Os profissionais de saúde devem adotar uma abordagem empática e adaptada às necessidades individuais dos doentes. De acordo com McCabe (2004), uma boa comunicação promove não só a compreensão mas também a confiança entre o doente e o profissional de saúde, o que é essencial para obter um consentimento verdadeiramente informado.

3. Barreiras ao consentimento informado

Existem várias barreiras ao consentimento informado, incluindo diferenças culturais, níveis variáveis de educação e preconceitos cognitivos que podem influenciar a perceção do paciente sobre a informação recebida (Fisher & Mendez, 2016). Os profissionais têm de estar cientes destes factores para adaptarem a sua comunicação.

4. Melhores práticas

Para garantir um consentimento informado efetivo, podem ser implementadas várias práticas:

- Utilização de recursos visuais para explicar os tratamentos.
- Controlos regulares da compreensão do doente.
- Encorajamento para fazer perguntas (Kirkpatrick & Kirkpatrick, 2015).

5. Ética e legislação

O quadro ético que envolve o consentimento informado também é apoiado por leis em muitos países que protegem os direitos dos pacientes (Beauchamp & Childress, 2013). Estas leis estipulam que o consentimento deve ser obtido antes de qualquer intervenção médica.

Respeitar os direitos dos doentes

1. O direito à informação:

Estudos aprofundados e práticos da legislação sobre a informação dos doentes centram-se nas obrigações legais e éticas dos profissionais de saúde no que respeita à prestação de informações aos doentes. Este domínio do direito é essencial para garantir que os doentes sejam plenamente informados sobre a sua doença, os tratamentos disponíveis, os riscos associados e as alternativas possíveis. Isto insere-se no quadro mais vasto do respeito pela autonomia do doente e do seu direito a tomar decisões informadas sobre a sua própria saúde.

1. O quadro jurídico

O direito do doente à informação é frequentemente regido por leis nacionais e internacionais destinadas a proteger os direitos dos doentes. Por exemplo, em França, o Código de Saúde Pública estipula que todos os doentes têm o direito de ser informados sobre o seu estado de saúde, o que inclui o direito de acesso aos seus registos médicos. Do mesmo modo, a Convenção Europeia dos Direitos do Homem sublinha a importância do consentimento informado no contexto médico.

2. Ética médica

A ética médica desempenha um papel crucial no direito do doente à informação. Os princípios éticos, como o respeito pela autonomia, a beneficência e a não maleficência, obrigam os profissionais de saúde a fornecer informações claras e compreensíveis. Isto implica não só uma comunicação verbal eficaz, mas também uma documentação adequada.

3. Prática clínica

Na prática clínica, é essencial que os médicos adoptem uma abordagem centrada no doente quando transmitem informações. Isto significa adaptar a sua comunicação ao nível de compreensão do doente, utilizar uma linguagem simples e verificar regularmente se o doente compreendeu a informação fornecida.

4. Consequências jurídicas

O desrespeito do direito à informação pode ter consequências legais para os profissionais de saúde, incluindo acções judiciais por má conduta profissional ou negligência. Os tribunais consideram frequentemente se um doente foi corretamente informado antes de concordar com um tratamento ou uma cirurgia.

5. Inovações tecnológicas

Com o advento das tecnologias digitais, surgem também novos desafios no que respeita à informação dos doentes. Os registos médicos electrónicos (EMR) oferecem um acesso mais fácil às informações médicas, mas também levantam questões sobre a confidencialidade e a segurança dos dados pessoais.

2. **Autonomia**:

A autonomia do doente e o respeito pelos seus direitos são conceitos fundamentais da ética médica e do direito da saúde. A autonomia refere-se à capacidade de um indivíduo tomar decisões informadas sobre a sua própria saúde e tratamento, enquanto o respeito pelos direitos dos doentes implica o reconhecimento e a proteção dessas decisões. Estes princípios estão no centro da prática médica moderna e são apoiados por vários quadros jurídicos e éticos.

Estudos aprofundados sobre a autonomia dos doentes

- **Definição de autonomia**: A autonomia é frequentemente definida como o direito de um indivíduo fazer escolhas sobre a sua própria vida, incluindo decisões médicas. Isto implica não só a capacidade cognitiva de compreender a informação relevante, mas também a liberdade de escolher sem coação.

- **Quadro jurídico**: Em muitos países, o direito à autonomia é protegido por leis que garantem aos doentes o direito de serem informados sobre o seu estado de saúde, os tratamentos disponíveis e os riscos associados. As leis de consentimento informado exigem que os profissionais de saúde forneçam aos doentes toda a informação de que necessitam para tomar decisões informadas.

- **Ética médica**: Princípios éticos como o respeito pela autonomia, a beneficência (atuar no melhor interesse do doente), a não maleficência (não causar danos) e a justiça desempenham um papel crucial na prática clínica. O respeito pela autonomia exige uma comunicação clara entre o médico e o doente, promovendo um ambiente em que os doentes se sintam livres para exprimir as suas preferências.

- **Prática clínica**: A implementação do respeito pelos direitos dos doentes na prática clínica inclui a utilização de ferramentas como as diretivas antecipadas, que permitem aos doentes exprimir os seus desejos relativamente a cuidados futuros, caso não sejam capazes de os comunicar.

- **Desafios contemporâneos**: Apesar da importância reconhecida da autonomia, persistem vários desafios à sua aplicação efectiva. Estes incluem desigualdades no acesso à informação, diferenças culturais na perceção da autonomia e situações em que a capacidade de decisão do doente pode estar comprometida.

3. Acesso aos registos médicos:

O direito de acesso aos registos médicos é um aspeto fundamental dos direitos dos doentes, que é frequentemente regido por leis e regulamentos específicos em vários países. Este direito permite aos doentes consultar as suas informações médicas, compreender o seu estado de saúde e participar ativamente na tomada de decisões sobre o seu tratamento.

Quadro jurídico e ético

O quadro jurídico em torno do acesso aos registos médicos varia de país para país, mas baseia-se geralmente em princípios éticos fundamentais, como o respeito pela dignidade humana, a confidencialidade e o consentimento informado. Em muitos países, as leis de proteção de dados, como o Regulamento Geral de Proteção de Dados (RGPD) na Europa ou a Lei de Portabilidade e Responsabilidade dos Seguros de Saúde (HIPAA) nos EUA, estabelecem normas rigorosas para o acesso e a partilha de informações médicas.

Importância do consentimento informado

O consentimento informado é um princípio fundamental que deve ser respeitado no acesso aos registos médicos. Os doentes devem ser informados dos seus direitos e compreender a forma como os seus dados serão utilizados. Isto significa também que os profissionais de saúde devem garantir que os doentes compreendem as implicações da partilha das suas informações médicas com outras partes.

Melhores práticas para o acesso aos registos médicos

Os estabelecimentos de saúde devem estabelecer procedimentos claros para facilitar o acesso aos registos médicos, garantindo simultaneamente a segurança e a confidencialidade das informações. Estes procedimentos podem incluir

1. **Formação do pessoal**: Sensibilizar o pessoal médico para os direitos dos doentes e para os procedimentos adequados de acesso aos registos.

2. **Sistemas informáticos seguros**: Utilizar sistemas electrónicos seguros que protejam os dados contra o acesso não autorizado, permitindo simultaneamente um acesso fácil aos doentes.

3. **Transparência**: Fornecer informações claras sobre como solicitar o acesso aos seus próprios registos médicos.

4. **Mecanismos de recurso**: Estabelecer canais através dos quais os doentes possam contestar uma recusa de acesso ou comunicar uma potencial violação dos seus direitos.

5. **Avaliação contínua**: Proceder a uma avaliação regular das práticas relativas ao acesso aos registos médicos, a fim de identificar e corrigir eventuais deficiências em termos de respeito pelos direitos dos doentes.

4. Proteção contra a discriminação:

A proteção dos direitos dos doentes é uma área crucial dos cuidados de saúde, que visa garantir que todos os indivíduos recebam um tratamento justo, sem discriminação com base na raça, sexo, idade, orientação sexual, estatuto socioeconómico ou qualquer outra caraterística pessoal. Estudos aprofundados sobre este tema destacam as diferentes formas de discriminação que podem ocorrer nos sistemas de saúde e propõem práticas para proteger os direitos dos doentes.

1. Quadro jurídico e ético

As leis e os regulamentos desempenham um papel fundamental na proteção dos direitos dos doentes. Em muitos países, existe legislação específica que proíbe a discriminação nos cuidados de saúde. Por exemplo, a Lei dos Direitos Civis dos Estados Unidos proíbe a discriminação racial em várias áreas, incluindo os cuidados de saúde. Para além disso, os princípios éticos, como o respeito pela autonomia do doente e a justiça, são fundamentais para garantir uma prática justa.

2. Formação e sensibilização

A formação contínua do pessoal médico é essencial para reduzir os preconceitos inconscientes e promover uma cultura de inclusão. Os programas educativos podem ajudar a sensibilizar para as questões da discriminação e fornecer aos profissionais de saúde as ferramentas necessárias para tratar todos os doentes com dignidade e respeito.

3. Políticas institucionais

Os hospitais e outras instituições de saúde devem estabelecer políticas claras em matéria de não-discriminação. Isto inclui o desenvolvimento de protocolos para a comunicação e tratamento de casos de discriminação, bem como o compromisso de monitorizar regularmente estas práticas para garantir a sua eficácia.

4. Participação comunitária

A participação das comunidades no desenvolvimento e na avaliação dos serviços de saúde também pode ajudar a reduzir a discriminação. O feedback dos doentes de diferentes origens ajuda a adaptar os serviços às necessidades específicas de cada grupo.

5. Pesquisa contínua

A investigação desempenha um papel fundamental na identificação das lacunas de equidade nos cuidados de saúde. Os estudos quantitativos e qualitativos podem revelar a forma como os diferentes grupos são afectados pela discriminação no sistema de saúde, permitindo aos decisores desenvolver intervenções específicas.

5. <u>Medidas em caso de infração</u>:

Os direitos dos doentes são um conjunto de princípios éticos e jurídicos que garantem o respeito, a dignidade e a autonomia das pessoas no contexto dos cuidados de saúde. Estes direitos incluem, entre outros, o direito à informação, o direito à confidencialidade, o direito ao consentimento informado e o direito a um tratamento justo. No entanto, apesar destas protecções, podem ocorrer violações. Por conseguinte, é crucial explorar os estudos aprofundados e as práticas de reparação disponíveis para os doentes em caso de tais violações.

1. Quadro jurídico dos direitos dos doentes

O quadro jurídico relativo aos direitos dos doentes varia de país para país, mas baseia-se geralmente numa série de instrumentos internacionais e nacionais. Por exemplo, a Declaração Universal dos Direitos do Homem (1948) e o Pacto Internacional sobre os Direitos Económicos, Sociais e Culturais (1966) estabelecem normas fundamentais relativas à saúde como um direito humano. Além disso, cada país tem as suas próprias leis que protegem os direitos dos doentes. Em França, por exemplo, a Lei 2002-303, de 4 de março de 2002, relativa aos direitos dos doentes e à qualidade do sistema de saúde, constituiu um importante ponto de viragem no reconhecimento formal dos direitos dos doentes.

2. Tipos de infração

As infracções podem assumir várias formas:

- **Violação do consentimento informado**: Os doentes devem ser informados sobre o seu estado de saúde e os tratamentos propostos, de modo a poderem dar o seu consentimento livremente.
- **Violação da confidencialidade**: A divulgação não autorizada de informações médicas constitui uma violação grave.

- **Discriminação no acesso aos cuidados de saúde**: as desigualdades baseadas na origem étnica, no estatuto socioeconómico ou noutros factores são também consideradas uma violação.

3. Mecanismos de recurso

Os mecanismos de recurso em caso de violação dos direitos dos doentes podem incluir

- **Queixas a organismos reguladores**: Em muitos países, existem organismos governamentais ou independentes onde os doentes podem apresentar queixas.
- **Ação judicial**: As vítimas podem também optar por intentar uma ação judicial contra os prestadores de cuidados de saúde ou os estabelecimentos médicos.
- **Mediação**: Algumas instituições oferecem um processo de mediação para resolver litígios sem recorrer a processos judiciais formais.

4. O papel das organizações não governamentais (ONG)

As ONG desempenham um papel crucial na proteção e promoção dos direitos dos doentes. Sensibilizam o público para potenciais violações e prestam frequentemente apoio jurídico às vítimas. Organizações como os Médicos Sem Fronteiras e a Amnistia Internacional trabalham ativamente na defesa dos direitos humanos no domínio da medicina.

5. Estudos empíricos

Foram efectuados estudos empíricos para avaliar o impacto real das violações na saúde mental e física dos doentes e na sua confiança no sistema de saúde. Estes estudos mostram frequentemente que, quando os direitos não são respeitados, tal pode conduzir a uma deterioração significativa do bem-estar geral do doente.

Conclusão

O estudo da confidencialidade e do respeito pelos direitos dos doentes é de importância crucial no domínio dos cuidados de saúde. A confidencialidade refere-se à proteção da informação pessoal e médica de um indivíduo, enquanto o respeito pelos direitos dos doentes engloba um conjunto de princípios éticos e legais que garantem que os doentes são tratados com dignidade, respeito e autonomia.

A confidencialidade é essencial para estabelecer uma relação de confiança entre o doente e o profissional de saúde. Quando os doentes sabem que as suas informações serão protegidas, estão mais dispostos a partilhar pormenores sensíveis sobre a sua saúde, permitindo que os profissionais prestem cuidados adequados e eficazes. Além disso, as violações da confidencialidade podem ter consequências psicológicas e jurídicas graves.

O respeito pelos direitos dos doentes inclui também o direito à informação, o direito ao consentimento informado e o direito à privacidade. Estes direitos são frequentemente regidos por leis nacionais e internacionais destinadas a proteger os indivíduos contra potenciais abusos no sistema de saúde. Por exemplo, a Declaração de Helsínquia e leis como a HIPAA (Health Insurance Portability and Accountability Act) nos Estados Unidos estabelecem normas claras para a proteção dos dados pessoais.

Em conclusão, é imperativo que os estabelecimentos de saúde implementem políticas sólidas para garantir a confidencialidade e respeitar os direitos dos doentes. Para tal, é necessário que os profissionais de saúde recebam formação contínua sobre ética médica e sobre a legislação em vigor em matéria de proteção de dados. A sensibilização do público para os seus direitos em matéria de saúde é também essencial para promover um ambiente em que cada indivíduo se sinta seguro e respeitado nas suas interações com o sistema médico.

Apêndice 1: Trabalhos práticos

O trabalho prático é um pilar essencial da formação médica. Transforma os conhecimentos teóricos em competências aplicáveis, garantindo que os futuros médicos estejam preparados da melhor forma para as exigências da sua profissão. Eis as principais razões pelas quais são essenciais:

1. **Reforçar a aprendizagem teórica**
   O trabalho prático permite aos alunos pôr em prática os conceitos aprendidos nas aulas teóricas. Isto favorece uma compreensão aprofundada dos mecanismos biológicos, anatómicos, fisiológicos e patológicos.

2. **Desenvolvimento de competências práticas**
   A medicina é uma disciplina baseada em competências práticas. O trabalho prático permite manusear instrumentos, efetuar técnicas específicas (por exemplo, colheita de sangue, esfregaços) e familiarizar-se com protocolos de diagnóstico e terapêuticos.

3. **Melhoria da tomada de decisões clínicas**
   Num ambiente controlado, os estudantes aprendem a analisar casos clínicos e a fazer diagnósticos, o que reforça a sua capacidade de tomar decisões em situações da vida real.

4. **Desenvolver a precisão e a destreza**
   O trabalho prático permite aos estudantes adquirir os gestos precisos necessários à prática médica, quer se trate de intervenções cirúrgicas ou de manipulações delicadas.

5. **Simulação de experiências clínicas**
   O trabalho prático, por vezes combinado com simulações realistas, ajuda os estudantes a prepararem-se para as situações clínicas que irão encontrar com pacientes reais.

6. **Formação em ética e comunicação**
   Ao trabalharem em casos práticos, os estudantes aprendem a interagir com pacientes simulados ou reais, desenvolvendo as suas capacidades de escuta, empatia e respeito pelas normas éticas.

7. **Incentivar o pensamento crítico e a investigação**
   O trabalho prático oferece oportunidades de observação, análise e raciocínio crítico. Incentivam também os alunos a colocar questões e a participar em projectos de investigação.

8. **Preparação para a vida ativa**
   Através do trabalho prático, os estudantes adquirem competências que são diretamente transferíveis para a sua prática profissional. Isto reduz a sua ansiedade e os erros potenciais quando entram no mundo da medicina.

1. Trabalho prático sobre a regeneração de tecidos danificados com células da medula óssea

Introdução

A regeneração de tecidos danificados é uma área crucial de investigação em medicina regenerativa. As células da medula óssea, em particular as células estaminais hematopoiéticas e as células estaminais mesenquimais, desempenham um papel fundamental neste processo. O objetivo deste trabalho prático é explorar os mecanismos pelos quais estas células podem contribuir para a reparação e regeneração de tecidos danificados.

Objectivos do trabalho prático

- **Compreender o papel das células estaminais**: Os alunos estudarão os diferentes tipos de células presentes na medula óssea e o seu potencial de regeneração.
- **Análise dos mecanismos de regeneração**: Será essencial explorar a forma como estas células interagem com o ambiente tecidular para promover a cicatrização.
- **Avaliar as aplicações clínicas**: Os alunos examinarão a forma como estes conhecimentos são aplicados no tratamento de lesões e doenças degenerativas.

Metodologia

- **Revisão da literatura**: Os alunos começarão com uma revisão aprofundada de artigos científicos e livros sobre a regeneração de tecidos e o papel das células estaminais.
- **Experimentação in vitro**: Se possível, os alunos criarão uma cultura de células utilizando células estaminais derivadas da medula óssea para observar o seu comportamento em resposta a vários estímulos.

- **Estudos de casos clínicos**: Análise de estudos de casos em que a utilização de células estaminais conduziu a uma melhoria significativa da regeneração dos tecidos.

Discussão

Os resultados obtidos permitirão aos estudantes avaliar a eficácia potencial das terapias baseadas em células estaminais no tratamento de várias doenças, tais como lesões cardíacas, lesões ósseas e doenças neurodegenerativas.

2. Trabalho prático: Apresentação completa e pormenorizada da Bioterapia Celular Phytoscience

Introdução à Bioterapia Celular da Fitociência

A bioterapia celular é uma abordagem terapêutica que utiliza células vivas para tratar várias doenças. No contexto da fitociência, este método baseia-se na utilização de plantas medicinais e de extractos de plantas para promover a saúde e o bem-estar. A fitoterapia, parte integrante da medicina tradicional em muitas culturas, viu a sua eficácia reforçada pelos avanços da biotecnologia e da biologia celular.

1. Base teórica da Bioterapia Celular: A bioterapia celular baseia-se em vários princípios fundamentais:

- **Células** estaminais: As células estaminais são células indiferenciadas capazes de se transformar em diferentes tipos de células. Desempenham um papel crucial na regeneração dos tecidos e podem ser utilizadas para tratar doenças degenerativas.

- **Fitomedicamentos**: Os extractos de plantas contêm uma grande variedade de compostos bioactivos (como flavonóides, alcalóides e terpenos) que podem modular as respostas imunitárias e promover a cura.

- **Sinergia entre plantas e células**: A interação entre células estaminais e extractos fitoterapêuticos pode melhorar a eficácia dos tratamentos, promovendo a reparação de tecidos danificados ou doentes.

2. Aplicações clínicas: A bioterapia celular da fitociência tem aplicações em vários domínios:

- **Oncologia**: Utilização de extractos de plantas para reforçar a imunidade dos doentes com cancro, reduzindo simultaneamente os efeitos secundários dos tratamentos convencionais, como a quimioterapia.

- **Doenças auto-imunes**: As terapias com células estaminais podem ajudar a restaurar o equilíbrio imunitário em doentes que sofrem de doenças auto-imunes.

- **Regeneração dos tecidos**: Os extractos de plantas podem ser utilizados para estimular a regeneração dos tecidos após uma lesão ou cirurgia.

3. Metodologia de estudo: Para a realização deste trabalho prático, aconselha-se aos alunos a adoção de uma abordagem metodológica rigorosa:

- **Pesquisa bibliográfica**: Identificar e analisar estudos clínicos relevantes sobre a utilização combinada de células estaminais e extractos fitoterapêuticos.

- **Casos de estudo**: Apresentar exemplos concretos em que esta bioterapia foi aplicada com sucesso.

- **Análise crítica**: Avaliar as potenciais vantagens e desvantagens, bem como os desafios éticos associados a estes tratamentos.

4. Perspectivas futuras: A investigação atual abre caminho a uma série de perspectivas promissoras:

- **Tratamentos personalizados**: Com os avanços nas tecnologias genéticas, será possível adaptar as terapias às necessidades específicas de cada doente.

- **Integração no sistema médico convencional**: O reconhecimento crescente da eficácia das medicinas alternativas poderá levar a uma maior integração destas no sistema médico convencional.

- **Desenvolvimento sustentável**: A concentração na utilização sustentável dos recursos vegetais pode também ajudar a preservar a biodiversidade, melhorando simultaneamente o acesso aos cuidados de saúde.

3. Trabalho prático sobre cirurgia pediátrica robótica

Introdução à cirurgia pediátrica robótica

A cirurgia pediátrica robótica é um ramo inovador da medicina que utiliza sistemas robóticos para efetuar cirurgias em doentes pediátricos. Esta abordagem melhora a precisão, reduz o traumatismo cirúrgico e acelera a recuperação dos doentes jovens. Os robôs cirúrgicos, como o sistema da Vinci, foram concebidos para proporcionar aos cirurgiões uma melhor visualização e controlo durante procedimentos delicados.

Objectivos do trabalho prático

- **Compreender os fundamentos da cirurgia robótica**: Os alunos devem familiarizar-se com os princípios básicos da cirurgia robótica, incluindo as tecnologias utilizadas e o seu funcionamento.

- **Analisar as vantagens e desvantagens**: Deve ser efectuada uma avaliação crítica das vantagens (como uma recuperação mais rápida e menos dor) versus as desvantagens (como o custo elevado e a necessidade de formação especializada).

- **Estudo de casos clínicos**: Os alunos irão analisar vários estudos de casos em que a cirurgia pediátrica robótica foi utilizada, analisando os resultados clínicos e o impacto nos cuidados dos doentes.

- **Simulações práticas**: Utilização de simuladores cirúrgicos para praticar técnicas robóticas específicas, permitindo aos estudantes ganhar experiência prática num ambiente controlado.

- **Debate ético**: Abordar as considerações éticas associadas à utilização da tecnologia robótica em pediatria, incluindo as implicações para o consentimento informado e o acesso equitativo aos cuidados.

Metodologia

- **Pesquisa bibliográfica**: Os alunos devem consultar artigos académicos, livros especializados e revistas médicas para aprofundar os seus conhecimentos sobre a matéria.

- **Trabalho de grupo**: Organizar discussões de grupo para partilhar resultados e debater diferentes perspectivas sobre a utilização da cirurgia robótica em pediatria.

- **Apresentação final**: Cada grupo apresentará os seus resultados sob a forma de uma apresentação oral ou de um poster científico num seminário dedicado à cirurgia pediátrica.

4. Trabalho prático sobre o desenvolvimento de uma técnica cirúrgica: a Foetoscopia

A fetoscopia é uma técnica cirúrgica utilizada para examinar o feto no útero e, nalguns casos, para tratar condições patológicas. Este procedimento é efectuado através de um endoscópio introduzido no útero por via abdominal ou vaginal. O objetivo deste trabalho prático é permitir aos alunos compreender os princípios fundamentais da fetoscopia, a sua evolução histórica, as suas indicações clínicas, as técnicas e as considerações éticas que a rodeiam.

Objectivos do trabalho prático

- **Compreender as bases anatómicas e fisiológicas** :
    - Estudar a anatomia do feto e do útero.
    - Analisar as implicações fisiológicas da fetoscopia para o feto e para a mãe.

- **História e desenvolvimento da fetoscopia** :
    - Procurar as primeiras tentativas de fetoscopia.

   - Identificar os avanços tecnológicos que conduziram ao desenvolvimento desta técnica.

- **Indicações clínicas** :
   - Discutir quaisquer condições patológicas que possam exigir a realização de uma fetoscopia (por exemplo, malformações congénitas, anemia fetal).
   - Examinar os critérios de elegibilidade para este procedimento.

- **Técnicas cirúrgicas** :
   - Descrever as etapas do procedimento de foetoscopia.
   - Estudar os instrumentos utilizados durante a operação.

- **Considerações éticas e riscos associados** :
   - Analisar os riscos potenciais para a mãe e o feto.
   - Discutir as implicações éticas da cirurgia in utero.

Metodologia

- **Pesquisa bibliográfica**: Os alunos devem consultar artigos académicos, livros especializados em obstetrícia e ginecologia e revistas médicas para aprofundar o conhecimento da matéria.
- **Estudo de casos**: Os alunos serão capazes de analisar estudos de casos reais em que a fetoscopia foi utilizada com sucesso ou deu origem a complicações.
- **Simulação prática**: Se possível, organizar uma simulação laboratorial com modelos anatómicos para praticar o manuseamento de instrumentos cirúrgicos num contexto foetoscópico.

Conclusão

Este trabalho prático tem como objetivo proporcionar aos alunos uma compreensão aprofundada não só dos aspectos técnicos da fetoscopia, mas também das implicações clínicas e éticas. Ao integrar a teoria e a prática, os alunos estarão melhor preparados para lidar com esta técnica cirúrgica complexa nas suas futuras carreiras médicas.

5. Trabalho prático sobre o rastreio endoscópico e genético do cancro colorrectal

O cancro colorrectal é um dos tipos de cancro mais comuns em todo o mundo e a deteção precoce é crucial para melhorar as taxas de sobrevivência. Os métodos de rastreio incluem principalmente o rastreio endoscópico e o rastreio genético. Este trabalho prático tem como objetivo familiarizar os alunos com estas duas abordagens, realçando a sua importância, técnicas e implicações clínicas.

1. Introdução ao cancro colorrectal

O cancro colorrectal desenvolve-se no cólon ou no reto e pode ser assintomático nas suas fases iniciais. A deteção precoce através de métodos de rastreio é essencial para reduzir a mortalidade associada a esta doença.

2. Rastreio endoscópico

O rastreio endoscópico inclui procedimentos como a colonoscopia, que examina visualmente o interior do cólon e do reto. Este método não só detecta pólipos ou lesões precoces, como também permite a realização de biopsias ou a remoção de pólipos durante o procedimento.

- **Técnica**: A colonoscopia utiliza um tubo flexível equipado com uma câmara para visualizar a mucosa intestinal.
- **Preparação**: Os doentes devem seguir uma dieta específica antes do exame para garantir uma boa visibilidade.
- **Vantagens**: Deteção direta de lesões precoces, possibilidade de intervenção imediata.
- **Desvantagens**: Riscos associados ao procedimento (perfuração, hemorragia), desconforto para o doente.

3. Rastreio genético: O rastreio genético é utilizado para identificar indivíduos com elevado risco de desenvolver cancro colorrectal devido a factores hereditários.

- **Testes genéticos**: Testes como os que identificam mutações nos genes APC ou MLH1 podem prever uma maior suscetibilidade ao cancro colorrectal.
- **Aconselhamento genético**: Os doentes com uma história familiar significativa podem beneficiar de aconselhamento genético antes de se submeterem a testes.
- **Implicações éticas**: O rastreio genético levanta questões éticas sobre a confidencialidade e a potencial discriminação em relação aos resultados.

4. Comparação entre o rastreio endoscópico e o rastreio genético: Ambos os métodos têm as suas vantagens e desvantagens:

Critérios	**Rastreio endoscópico**	**Rastreio genético**
Sensibilidade	Elevado	Varia consoante os genes testados
Invasividade	Invasivo	Não invasivo
Custo	Elevado	Variável
Preparação necessária	Sim	Não

5. Conclusão

A escolha entre o rastreio endoscópico e o rastreio genético dependerá do perfil individual do doente, incluindo a idade, a história familiar e as preferências pessoais. Uma abordagem integrada que combine estes dois métodos pode oferecer uma melhor estratégia de rastreio para reduzir a incidência do cancro colorrectal.

6. Trabalho prático de aprendizagem de laparoscopia em Urologia

Introdução à Laparoscopia em Urologia

A laparoscopia é uma técnica cirúrgica minimamente invasiva que revolucionou o campo da urologia. Permite aos cirurgiões efetuar procedimentos complexos com incisões mais pequenas, reduzindo o tempo de recuperação e as complicações pós-operatórias. Na aprendizagem desta técnica, é essencial que os estudantes adquiram não só competências técnicas, mas também uma compreensão profunda dos princípios anatómicos e fisiológicos subjacentes.

Objectivos do trabalho prático

- **Compreensão teórica :**
    - Estudar os princípios fundamentais da laparoscopia.
    - Analisar as indicações e contra-indicações dos procedimentos laparoscópicos em urologia.
- **Competências técnicas :**
    - Dominar a utilização de instrumentos laparoscópicos.
    - Desenvolvimento de competências em sutura e manuseamento de tecidos.
- **Simulação prática :**
    - Participar em sessões de simulação utilizando modelos anatómicos ou simuladores virtuais.
    - Observação e participação em intervenções cirúrgicas reais sob controlo.

- **Avaliação e reflexão :**
  - Avaliar o desempenho individual durante as simulações.
  - Redigir um relatório de reflexão sobre a experiência de aprendizagem, incluindo os desafios encontrados e as lições aprendidas.
- **Metodologia**

- **Sessões teóricas:** Serão dadas palestras para introduzir os conceitos-chave da laparoscopia em urologia.
- **Workshops práticos:** Os alunos trabalharão em pequenos grupos para praticar em manequins ou simuladores.
- **Observação clínica:** Os alunos terão a oportunidade de observar a cirurgia laparoscópica efectuada por urologistas experientes.
- **Feedback construtivo:** Após cada sessão prática, será dado feedback para ajudar a melhorar as competências técnicas.

Conclusão

A aprendizagem da laparoscopia em urologia requer uma abordagem integrada que combine teoria, prática e reflexão crítica. Este trabalho prático tem como objetivo preparar os alunos para se tornarem proficientes nesta técnica cirúrgica avançada, que é essencial no campo moderno da urologia.

7. Trabalho prático: avaliação eco-endoscópica e tratamento do adenocarcinoma

A avaliação eco-endoscópica e o tratamento do adenocarcinoma do reto médio são questões cruciais em gastroenterologia e oncologia. A ecoendoscopia, ou ultrassonografia endoscópica (EE), é uma técnica de imagem que combina endoscopia e ultra-sons para fornecer imagens detalhadas das camadas da parede rectal e das estruturas circundantes. Este método é particularmente útil na avaliação dos tumores do reto, uma vez que permite determinar a profundidade da invasão tumoral e identificar os gânglios linfáticos regionais.

Avaliação por endoscopia

- **Princípios da ecoendoscopia**: A ecoendoscopia utiliza uma sonda de ultra-sons introduzida no reto para obter imagens em tempo real. As ondas sonoras emitidas pela sonda reflectem-se nos tecidos, permitindo visualizar as diferentes camadas da parede rectal (mucosa, submucosa, muscular e serosa).

- **Indicações**: A EE é indicada para avaliar a profundidade da invasão tumoral (estádio T) e para detetar metástases nos gânglios linfáticos (estádio N). É frequentemente utilizada quando outros métodos de imagiologia, como a tomografia computorizada (TC) ou a ressonância magnética (RM), não fornecem informações suficientes.

- **Interpretação dos resultados**: Os resultados da ecoendoscopia devem ser interpretados com cuidado. O adenocarcinoma do reto médio pode ser classificado de acordo com o sistema TNM (Tumor, Nódulo, Metástase). A profundidade de invasão (T) é determinada pela extensão do tumor nas camadas do reto.

Tratamento do adenocarcinoma do reto médio

- **Estadiamento**: Após a avaliação por ecoendoscopia, é essencial estadiar o cancro para determinar o tratamento adequado. O estadiamento inclui não só a avaliação local, mas também imagiologia adicional para procurar metástases à distância.

- **Opções terapêuticas** :

    - **Cirurgia**: A ressecção cirúrgica continua a ser o principal tratamento para as fases iniciais.
    - **Quimioterapia e radioterapia**: Para estádios mais avançados ou inoperáveis, pode ser considerada a quimioterapia ou radioterapia neoadjuvante antes da cirurgia.
    - **Acompanhamento pós-operatório**: Deve ser efectuado um acompanhamento regular com monitorização endoscópica e imagiologia para detetar qualquer recidiva precoce.

- **Multidisciplinaridade**: O tratamento deve envolver uma equipa multidisciplinar que inclua gastroenterologistas, oncologistas médicos, cirurgiões e radiologistas, a fim de otimizar o percurso terapêutico do doente.

8. Trabalho prático sobre o tratamento laser da Couperose

Introdução

A couperose, também conhecida como telangiectasia, é uma doença de pele caracterizada pelo aparecimento de pequenos vasos sanguíneos dilatados, frequentemente visíveis no rosto. Pode ser causada por uma série de factores, incluindo a genética, a exposição solar, alterações hormonais e condições ambientais. O tratamento com laser tornou-se um método popular para reduzir o aparecimento da rosácea, uma vez que visa os vasos sanguíneos anormais sem danificar a pele circundante.

Objectivos do trabalho prático

- **Compreender a fisiopatologia da rosácea**: Os alunos devem investigar e explicar como é que os vasos sanguíneos se dilatam e se tornam visíveis.
- **Estudar os diferentes tipos de lasers utilizados**: Os alunos devem analisar os tipos de lasers (como o laser de corante pulsado e o laser Nd:YAG) e o seu mecanismo de ação.
- **Analisar as indicações e contra-indicações do tratamento**: É essencial que os alunos identifiquem quem pode beneficiar do tratamento com laser e quem o deve evitar.
- **Avaliar os potenciais efeitos secundários**: Os alunos devem discutir os possíveis efeitos secundários do tratamento a laser, como a hiperpigmentação ou a irritação da pele.
- **Realização de um estudo de caso**: Utilizando estudos de casos fictícios, os alunos terão de propor um plano de tratamento adequado para um doente com rosácea.

Metodologia

- **Pesquisa bibliográfica**: Os estudantes devem consultar artigos académicos, livros especializados e revistas médicas para recolher informações relevantes sobre todos os aspectos do tratamento com laser.

- **Análise crítica**: Os alunos terão de avaliar a qualidade das fontes utilizadas e discutir os resultados da sua investigação.
- **Apresentação oral**: No final do trabalho prático, cada aluno ou grupo de alunos apresentará os seus resultados à turma.

Conclusão

O tratamento por laser da rosácea representa um avanço significativo no domínio da dermatologia. Este trabalho prático permitirá aos alunos adquirir uma compreensão aprofundada não só das técnicas terapêuticas, mas também das considerações éticas e práticas associadas a estes procedimentos.

9. Fotocoagulação laser dos vasos da retina

A fotocoagulação laser dos vasos da retina é um procedimento essencial no tratamento de uma série de doenças oculares, incluindo a retinopatia diabética, as oclusões venosas da retina e a neovascularização. Esta técnica utiliza um feixe de laser para coagular o tecido da retina, o que pode ajudar a estabilizar ou melhorar a visão, reduzindo o edema da retina e evitando a progressão da doença.

Indicações para a fotocoagulação laser

- **Retinopatia diabética**: A fotocoagulação é frequentemente indicada para tratar formas proliferativas de retinopatia diabética. O principal objetivo é reduzir o risco de perda de visão através da destruição dos neovasos anormais que se formam na retina.

- **Oclusão da veia da retina**: No caso de oclusão da veia central ou branquial, a fotocoagulação pode ser utilizada para tratar o edema macular associado, ajudando a melhorar a acuidade visual.

- **Neovascularização coroidal**: Os doentes com degenerescência macular relacionada com a idade (DMRI) podem beneficiar de fotocoagulação para destruir os vasos sanguíneos anormais que causam fugas e hemorragias sub-retinianas.

- **Hemorragias intravítreas**: A fotocoagulação também pode ser indicada em determinados casos de hemorragias intravítreas causadas por neovasos, a fim de evitar complicações adicionais.

- **Prevenção de complicações pós-cirúrgicas**: Após determinados procedimentos cirúrgicos na retina, como a vitrectomia, pode ser efectuada fotocoagulação preventiva para minimizar o risco de neovascularização secundária.

Considerações técnicas

- **Tipo de laser utilizado**: O laser de árgon é normalmente utilizado devido à sua capacidade de coagular eficazmente sem danificar o tecido circundante.

- **Seleção dos doentes**: Antes do procedimento, deve ser efectuada uma avaliação cuidadosa para garantir que o doente preenche os critérios de indicação e que os potenciais benefícios superam os riscos associados.

- **Acompanhamento pós-procedimento**: O acompanhamento regular é essencial após a fotocoagulação para monitorizar a evolução do doente e detetar eventuais complicações.

10. Trabalho prático: Panorâmica das técnicas utilizadas em cirurgia e desenvolvimento de dispositivos médicos

Introdução

A cirurgia e o desenvolvimento de dispositivos médicos são dois domínios interligados que desempenham um papel crucial na medicina moderna. Este trabalho prático tem como objetivo explorar as técnicas utilizadas nestas duas disciplinas, centrando-se nas inovações recentes, nos métodos tradicionais e no impacto da tecnologia nos resultados clínicos.

I. Técnicas cirúrgicas

Cirurgia minimamente invasiva

A cirurgia laparoscópica é uma técnica que utiliza pequenas incisões e instrumentos especializados para efetuar operações com menos trauma nos tecidos. Este método reduz o tempo de recuperação e diminui o risco de infeção.

Os avanços na robótica, como o sistema da Vinci, permitem aos cirurgiões efetuar procedimentos complexos com maior precisão.

Cirurgia tradicional

Apesar do desenvolvimento de técnicas minimamente invasivas, a cirurgia aberta continua a ser essencial para certas operações que requerem a exposição direta de órgãos internos.

Os princípios fundamentais da higiene cirúrgica e da anestesia geral continuam a ser cruciais para garantir a segurança dos doentes.

Técnicas avançadas

A utilização de imagens intra-operatórias (como a ressonância magnética ou a tomografia computorizada) permite aos cirurgiões visualizar as estruturas anatómicas em tempo real, melhorando a precisão das operações.

A navegação cirúrgica assistida por computador também está a crescer, oferecendo uma orientação precisa durante operações delicadas.

II. Desenvolvimento de dispositivos médicos

Dispositivos de administração de medicamentos

Os sistemas de administração dirigida, como as nanopartículas e os lipossomas, permitem a administração precisa de medicamentos diretamente às células doentes, minimizando os efeitos secundários sistémicos.

Os dispositivos implantáveis, como as bombas de insulina ou os pacemakers, permitem uma gestão contínua das doenças crónicas.

Tecnologias emergentes

A impressão 3D é utilizada para criar dispositivos médicos personalizados, adaptados às necessidades específicas do doente.

Os biossensores integrados em dispositivos médicos permitem a monitorização em tempo real dos parâmetros fisiológicos do paciente.

Regulamentos e ética

O desenvolvimento de novos dispositivos médicos está sujeito a uma regulamentação rigorosa para garantir a sua segurança e eficácia antes de serem colocados no mercado.

As considerações éticas que envolvem a experimentação animal e humana são essenciais no processo de investigação e desenvolvimento.

Conclusão

Uma visão geral das técnicas utilizadas em cirurgia e do desenvolvimento de dispositivos medicinais revela um domínio dinâmico onde a inovação tecnológica está continuamente a transformar a prática médica. É essencial que os estudantes compreendam não só estas técnicas, mas também as suas implicações clínicas e éticas.

11. Trabalho prático sobre Estimulação Digital Aplicada à Cirurgia e ao Desenvolvimento de Dispositivos Médicos

Introdução

A estimulação digital tornou-se uma ferramenta essencial no domínio da cirurgia e no desenvolvimento de dispositivos médicos. Engloba uma variedade de tecnologias, incluindo a modelação 3D, a realidade aumentada (RA) e as simulações informáticas, que permitem aos cirurgiões planear e realizar procedimentos com maior precisão. Além disso, estas tecnologias facilitam o desenvolvimento de novos dispositivos médicos, permitindo a realização de testes virtuais antes do seu fabrico físico.

Objectivos do trabalho prático

- **Compreensão dos princípios básicos da estimulação digital**: Os alunos deverão familiarizar-se com os conceitos fundamentais associados à simulação digital, incluindo o software utilizado para modelação e análise.

- **Explorar as aplicações cirúrgicas**: Os estudantes examinarão a forma como estas tecnologias estão a ser aplicadas em vários tipos de cirurgia, incluindo a cirurgia ortopédica, cardiovascular e neurológica.

- **Analisar o desenvolvimento de dispositivos médicos**: Será dada especial atenção ao modo como a estimulação digital contribui para a inovação no desenvolvimento de dispositivos médicos, como implantes, próteses e sistemas de administração de medicamentos.

- **Avaliar o impacto nos resultados clínicos**: Os alunos serão convidados a investigar estudos de casos que demonstrem a eficácia das técnicas digitais na melhoria dos resultados cirúrgicos e no desenvolvimento terapêutico.

- **Desenvolvimento de um projeto prático**: Trabalhando em grupos, os estudantes criarão um projeto utilizando software de simulação para conceber um procedimento cirúrgico ou um dispositivo médico inovador.

Metodologia

- **Pesquisa bibliográfica**: Os alunos utilizarão recursos académicos para aprofundar os seus conhecimentos sobre o tema.
- **Workshops práticos**: Serão organizadas sessões práticas para permitir que os estudantes utilizem software específico para simulação cirúrgica.
- **Apresentações**: Cada grupo apresentará o seu projeto perante os seus pares para incentivar a troca de ideias e a crítica construtiva.

Conclusão

Este trabalho prático tem por objetivo proporcionar aos estudantes uma compreensão aprofundada da importância crescente da estimulação digital no domínio da medicina. Ao combinar a teoria e a prática, os alunos estarão mais bem preparados para integrar estas tecnologias nas suas futuras carreiras profissionais.

12. Trabalhos práticos sobre as perturbações motoras do esófago

Introdução

As perturbações motoras do esófago são doenças que afectam a capacidade do esófago para transportar os alimentos da boca para o estômago. Estas perturbações podem manifestar-se através de sintomas como dor no peito, dificuldade em engolir (disfagia), regurgitação e refluxo gastro-esofágico. Esta obra prática tem como objetivo aprofundar o conhecimento destas doenças, da sua etiologia, do seu diagnóstico e das opções de tratamento.

Objectivos do trabalho prático

- **Compreender os Tipos de Distúrbios Motores do Esófago**: Os alunos irão identificar e descrever os diferentes tipos de distúrbios motores do esófago, incluindo:
    - Acalasia
    - Espasmos do esófago
    - Disfunção do esfíncter esofágico inferior
- **Analisar sinais e sintomas clínicos**: Os alunos examinarão a forma como estas perturbações se manifestam clinicamente e quais são os sintomas associados.
- **Exploração de métodos de diagnóstico**: Espera-se que os alunos se familiarizem com as técnicas de diagnóstico utilizadas para avaliar as perturbações motoras do esófago, tais como:
    - Manometria esofágica
    - Endoscopia
    - Radiografia com bário
- **Avaliação das opções de tratamento**: Será necessária uma análise das diferentes abordagens de tratamento, incluindo:
    - Medicação (por exemplo, inibidores da bomba de protões)
    - Procedimentos endoscópicos
    - Cirurgia (como miotomia para acalasia)

- **Estudar o impacto psicológico**: Os alunos também terão de considerar o impacto psicológico que estas perturbações podem ter na qualidade de vida dos doentes.

Metodologia

Os alunos serão divididos em grupos para efetuar uma investigação aprofundada sobre um tipo específico de perturbação motora do esófago. Cada grupo deverá preparar uma apresentação que inclua:

- Uma apresentação sobre a doença escolhida.
- Uma discussão sobre o diagnóstico e o tratamento.
- Um estudo de caso que ilustra um doente fictício com esta perturbação.

Conclusão

Este trabalho prático permitirá aos estudantes adquirir um conhecimento aprofundado das perturbações motoras do esófago, desenvolvendo simultaneamente as suas capacidades de investigação e de apresentação.

13. Trabalho prático: Tratamento das estenoses benignas do esófago

Introdução

As estenoses benignas do esófago são estreitamentos não cancerosos que podem provocar dificuldades de deglutição (disfagia), dores no peito e outras complicações. O tratamento destas estenoses requer uma abordagem multidisciplinar, envolvendo tanto intervenções médicas como estratégias de gestão do doente. Este trabalho prático tem por objetivo fornecer aos alunos uma compreensão aprofundada dos métodos de diagnóstico, tratamento e acompanhamento das estenoses benignas do esófago.

Objectivos do trabalho prático

- Compreender as causas e os tipos de estenose benigna.
- Explorar os métodos de diagnóstico utilizados para identificar as estenoses esofágicas.

- Discutir as opções de tratamento disponíveis, incluindo dilatação endoscópica, cirurgia e tratamentos médicos.
- Avaliar a importância da monitorização pós-tratamento e da gestão a longo prazo.

Metodologia

- **Pesquisa bibliográfica:** Os alunos devem consultar livros académicos, artigos científicos e revistas especializadas sobre o tema para adquirirem uma base teórica sólida.
- **Estudo de caso:** Os alunos serão divididos em grupos e cada grupo receberá um caso clínico fictício de um doente com estenose benigna do esófago. Terão de analisar o caso e propor um plano diagnóstico e terapêutico adequado.
- **Simulação prática:** Utilização de modelos anatómicos ou de simulações virtuais para praticar as técnicas endoscópicas utilizadas na dilatação do esófago.
- **Debate na turma:** Cada grupo apresentará as suas conclusões ao resto da turma, seguido de um debate orientado sobre as diferentes abordagens e a sua fundamentação clínica.
- **Avaliação final:** Elaboração de um relatório pormenorizado sobre o caso estudado, incluindo uma análise crítica das opções terapêuticas escolhidas e da sua relevância clínica.

Conclusão

O tratamento das estenoses benignas do esófago é uma área complexa que exige uma compreensão profunda da teoria e da prática. Este trabalho prático permitirá aos alunos adquirir as competências necessárias para abordar este problema clínico com confiança.

14. Trabalho prático sobre o tratamento medicamentoso da acidez gástrica

Introdução

A acidez gástrica, frequentemente causada por perturbações como a doença do refluxo gastro-esofágico (DRGE), as úlceras gástricas e a gastrite, é um problema de saúde comum que requer uma abordagem terapêutica adequada. Este trabalho prático tem como objetivo explorar os diferentes tratamentos medicamentosos disponíveis para gerir a acidez gástrica, focando o seu mecanismo de ação, indicações, efeitos secundários e considerações clínicas.

Objectivos do trabalho prático

- **Compreender os mecanismos do ácido gástrico**: Os alunos irão analisar a forma como o ácido gástrico é produzido no estômago e quais os factores que podem contribuir para uma produção excessiva.

- **Explorar as classes de medicamentos**:

    - **Antiácidos**: compreender o seu papel na neutralização do ácido gástrico.
    - **Inibidores da bomba de protões (IBP)**: estudo do seu mecanismo de ação e da sua eficácia no tratamento das doenças relacionadas com a acidez.
    - **Antagonistas dos receptores H2**: Analisar a forma como estes medicamentos reduzem a secreção ácida.
    - **Protectores da mucosa**: Avaliar a sua utilização na proteção da mucosa gástrica.

- **Avaliação dos efeitos secundários**: Os alunos deverão identificar e discutir os efeitos secundários associados a cada classe de medicamentos.

- **Estudos de casos clínicos**: Os alunos serão convidados a examinar estudos de casos em que foram aplicados diferentes tratamentos, discutindo os resultados e possíveis alternativas.

- **Discussão de abordagens não-medicamentosas**: Embora este trabalho se centre no tratamento medicamentoso, é essencial abordar também as modificações do estilo de vida que podem ajudar a gerir a acidez gástrica.

Metodologia

Os estudantes deverão efetuar uma pesquisa aprofundada utilizando livros académicos, artigos científicos e enciclopédias médicas para recolher informações relevantes. Em seguida, terão de redigir um relatório pormenorizado apresentando as suas descobertas, juntamente com uma análise crítica dos tratamentos estudados.

Conclusão

Este trabalho prático permitirá aos alunos aprofundar os seus conhecimentos sobre o tratamento medicamentoso da acidez gástrica, desenvolvendo simultaneamente as suas capacidades de investigação e de análise crítica.

15. Trabalho prático sobre a Clínica das Doenças Inflamatórias Intestinais Crónicas

Introdução

A doença inflamatória crónica do intestino (DII), que inclui principalmente a doença de Crohn e a colite ulcerosa, representa um grupo complexo de doenças caracterizadas pela inflamação crónica do trato gastrointestinal. Este trabalho prático tem como objetivo aprofundar a compreensão clínica da DII, centrando-se na sua etiologia, fisiopatologia e manifestações clínicas, bem como nas abordagens diagnósticas e terapêuticas.

Objectivos do trabalho prático

- **Compreender a etiologia da DII**: Explorar os factores genéticos, ambientais e imunológicos que contribuem para o desenvolvimento da DII.
- **Analisar a fisiopatologia**: estudar os mecanismos de inflamação e as respostas imunitárias associadas à DII.
- **Identificar as manifestações clínicas**: Reconhecer os sintomas típicos e atípicos nos doentes com DII.
- **Examinar os métodos de diagnóstico**: Discutir as ferramentas utilizadas para diagnosticar a DII, incluindo endoscopia, imagiologia e testes laboratoriais.

- **Avaliar as opções terapêuticas**: Analisar os tratamentos disponíveis, incluindo medicamentos anti-inflamatórios, imunossupressores e terapias biológicas.

Metodologia: Os alunos serão divididos em grupos para explorar diferentes aspectos da DII. Cada grupo irá :

- Efetuar uma revisão da literatura sobre o tema atribuído.
- Preparar uma apresentação oral ou um poster científico.
- Participar num debate na turma sobre as suas descobertas.

Conteúdo pormenorizado

- **Etiologia**
    - Estudos demonstram que a predisposição genética desempenha um papel crucial no desenvolvimento da DII. As mutações em determinados genes, como o NOD2, foram identificadas como factores de risco.
    - Os factores ambientais incluem a alimentação, o tabagismo e a exposição a determinados agentes infecciosos.
- **Fisiopatologia**
    - Uma resposta imunitária inadequada está no centro da fisiopatologia da DII. Nestes doentes, observa-se uma ativação excessiva dos linfócitos T e um aumento da produção de citocinas pró-inflamatórias.
    - A disbiose intestinal (desequilíbrio do microbiota) também tem sido implicada no desencadeamento e agravamento da inflamação.
- **Manifestações clínicas**
    - Os sintomas mais comuns incluem diarreia crónica, dor abdominal, perda de peso e fadiga.
    - Em alguns doentes, podem também ocorrer complicações como fístulas intestinais ou cancro colorrectal.

- **Métodos de diagnóstico**
    - A endoscopia com biopsia é considerada o padrão de ouro para o diagnóstico da DII.
    - Podem ser utilizados exames imagiológicos como a ressonância magnética ou a tomografia computorizada para avaliar a extensão da doença.
- **Opções terapêuticas**
    - Os tratamentos incluem medicamentos anti-inflamatórios não esteróides (AINE), corticosteróides, imunomoduladores e terapias biológicas que visam especificamente determinadas vias inflamatórias.
    - A cirurgia pode ser necessária em certos casos avançados ou complicados.

Conclusão

Este trabalho prático permitirá aos alunos adquirir uma compreensão aprofundada da doença inflamatória intestinal crónica, tanto do ponto de vista teórico como prático. Serão encorajados a desenvolver uma abordagem crítica das várias abordagens diagnósticas e terapêuticas disponíveis.

16. Trabalho prático sobre a terapia de perfusão na colite ulcerosa

Introdução

A colite ulcerosa é uma doença inflamatória crónica do intestino que afecta principalmente o cólon e o reto. Caracteriza-se por episódios de diarreia com sangue, dores abdominais e fadiga geral. A gestão desta doença pode incluir vários tratamentos, incluindo a terapia de infusão, que envolve a administração de medicamentos diretamente no sistema circulatório através de uma veia. Este trabalho prático tem como objetivo explorar as diferentes facetas desta abordagem terapêutica.

Objectivos do trabalho prático

- **Compreender a colite ulcerosa**: Estudo das causas, dos sintomas e das complicações associadas a esta doença.
- **Explorar as opções de tratamento**: Analisar os diferentes tratamentos disponíveis para a colite ulcerosa, com ênfase na terapia de infusão.
- **Avaliar a eficácia das infusões**: Rever os estudos clínicos e os resultados relativos à utilização de infusões no tratamento da colite ulcerosa.
- **Discutir os efeitos secundários**: Identificar potenciais efeitos secundários associados à terapia de infusão.
- **Desenvolvimento de um plano de** cuidados: Desenvolvimento de um plano de cuidados que incorpora a terapia de infusão para um doente fictício que sofre de colite ulcerosa.

Metodologia

- **Pesquisa documental**: Os alunos terão de consultar artigos académicos, livros especializados e revistas médicas para recolher informações relevantes sobre a colite ulcerosa e o seu tratamento.
- **Estudos de casos**: Analisar estudos de casos reais em que a terapia de infusão foi utilizada para tratar doentes com colite ulcerosa.
- **Debate em grupo**: Organize um debate na turma sobre as vantagens e desvantagens da terapia de infusão em comparação com outras formas de tratamento.

- **Conteúdo do relatório:** O relatório final deve incluir :
  - Uma introdução à colite ulcerosa.
  - Uma secção que descreve os mecanismos de ação dos medicamentos administrados por perfusão (como os anti-TNF ou os agentes imunossupressores).
  - Uma análise crítica dos estudos clínicos relevantes.
  - Um quadro recapitulativo dos efeitos secundários possíveis.
  - Um plano de cuidados personalizado baseado num cenário clínico fictício.

17. Trabalho prático sobre o diagnóstico e o tratamento das lesões faciais do baço

Introdução

As lesões faciais do baço, embora menos comuns do que outros tipos de lesões, requerem uma atenção especial devido ao seu potencial impacto na saúde geral do doente. Este trabalho prático tem como objetivo familiarizar os alunos com os métodos de diagnóstico e as opções de tratamento disponíveis para estas lesões.

Objectivos do trabalho prático

- **Compreender as lesões** faciais: Os alunos devem ser capazes de identificar os diferentes tipos de lesões faciais que podem afetar o baço, incluindo traumatismo, infeção e neoplasia.

- **Técnicas de diagnóstico**: Os estudantes aprenderão a utilizar várias técnicas de diagnóstico, como o exame clínico, a imagiologia médica (como a ecografia e a TAC) e, eventualmente, biópsias para estabelecer um diagnóstico preciso.

- **Abordagens terapêuticas**: O tratamento das lesões faciais do baço pode incluir intervenção cirúrgica, tratamento médico ou vigilância ativa. Espera-se que os alunos explorem estas diferentes opções.

- **Casos clínicos**: Os estudantes trabalharão em casos clínicos simulados para aplicar os seus conhecimentos teóricos a situações práticas.

Metodologia

- **Pesquisa bibliográfica**: Os alunos começarão por fazer uma pesquisa bibliográfica sobre o tema, utilizando enciclopédias médicas, livros especializados e artigos académicos.

- **Análise de casos**: Cada aluno receberá um caso clínico fictício que descreve um paciente com uma lesão facial associada ao baço. Analisam o caso, fazem um diagnóstico e propõem um plano de tratamento.

- **Apresentação oral**: No final do trabalho prático, cada aluno apresentará os seus resultados aos seus pares, incentivando a troca de ideias e o desenvolvimento de competências de comunicação.

- **Avaliação:** Os alunos serão avaliados quanto à sua capacidade de :
    - Identificar corretamente os tipos de lesões.
    - Utilizar eficazmente as ferramentas de diagnóstico.
    - Propor um plano de tratamento adequado.
    - Comunicar claramente os seus resultados durante a apresentação oral.

Conclusão

Este trabalho prático permitirá aos alunos adquirir uma compreensão aprofundada do diagnóstico e do tratamento das lesões faciais relacionadas com o baço. Ao combinar a teoria e a prática, os alunos estarão mais bem preparados para lidar com estas situações nas suas futuras carreiras médicas.

18. Trabalho prático sobre a cirurgia dos tumores da suprarrenal

Introdução

A cirurgia dos tumores da suprarrenal é uma área especializada da medicina que requer um conhecimento profundo da anatomia, fisiologia e patologia associadas às glândulas supra-renais. Os tumores da suprarrenal podem ser benignos ou malignos e incluem adenomas, carcinomas e feocromocitomas. Este trabalho prático tem como objetivo proporcionar aos alunos uma experiência prática na avaliação, diagnóstico e tratamento cirúrgico dos tumores da suprarrenal.

Objectivos do trabalho prático

- **Conhecimento anatómico**: Os estudantes devem adquirir um conhecimento pormenorizado da anatomia das glândulas supra-renais, incluindo a sua vascularização e inervação.

- **Avaliação clínica**: Os alunos aprenderão a reconhecer os sintomas associados aos tumores da suprarrenal, como a hipertensão, os distúrbios metabólicos e as manifestações endócrinas.

- **Técnicas cirúrgicas**: Familiarizar os alunos com as diferentes abordagens cirúrgicas para a remoção de tumores da suprarrenal, incluindo laparoscopia e cirurgia aberta.

- **Análise histopatológica**: Introdução à análise histopatológica de amostras colhidas durante a cirurgia para determinar a natureza benigna ou maligna do tumor.

- **Gestão pós-operatória**: Compreender os cuidados pós-operatórios necessários para os doentes operados a um tumor da suprarrenal, incluindo a monitorização hormonal e o acompanhamento oncológico.

Actividades práticas

- **Sessões de anatomia**: Utilização de modelos anatómicos ou de imagens médicas para estudar a posição e a estrutura das glândulas supra-renais.

- **Estudos de casos**: Análise de casos clínicos reais em que os alunos terão de diagnosticar o tipo de tumor da suprarrenal com base nos sintomas apresentados pelo doente.

- **Simulação cirúrgica**: Participação numa simulação cirúrgica em que os estudantes podem praticar técnicas de operação num modelo simulado antes de observarem uma operação real.

- **Visita a um serviço de cirurgia**: Organização de uma visita a um serviço hospitalar onde são efectuadas operações de tumores da suprarrenal, a fim de observar em primeira mão o processo cirúrgico.

- **Debate ético**: Debate sobre as considerações éticas que envolvem o tratamento cirúrgico dos tumores da suprarrenal, nomeadamente no que respeita ao consentimento informado e à escolha do tratamento.

Conclusão

Este trabalho prático permitirá aos alunos não só adquirir conhecimentos teóricos, mas também aplicá-los num contexto prático, melhorando assim a sua preparação para se tornarem profissionais competentes no domínio da cirurgia endócrina.

19. Trabalho prático sobre a operação de torção testicular

A torção testicular é uma emergência cirúrgica que requer uma intervenção rápida para salvar o testículo afetado. Este trabalho prático tem como objetivo familiarizar os alunos com os aspectos clínicos, diagnósticos e cirúrgicos desta patologia.

Objectivos do trabalho prático

- **Compreensão da patologia**: Os alunos devem compreender o que é a torção testicular, as suas causas, sintomas e consequências se não for tratada rapidamente.
- **Diagnóstico Clínico**: Os alunos aprenderão a reconhecer os sinais clínicos de torção testicular, incluindo dor aguda no escroto, inchaço e náuseas.
- **Técnicas cirúrgicas**: Será dada especial atenção às técnicas cirúrgicas utilizadas para tratar a torção testicular, incluindo a exploração escrotal e a fixação testicular (orquidopexia).
- **Gestão pós-operatória**: Os alunos deverão também familiarizar-se com os cuidados pós-operatórios necessários para assegurar uma recuperação óptima do doente.

Conteúdo do trabalho prático

1. Estudo de caso: Os alunos serão divididos em grupos e a cada grupo será dado um caso clínico fictício de um doente com sintomas de torção testicular. Terão de:

- Analisar a história clínica do doente.
- Identificar os sinais clínicos.
- Propor um plano de diagnóstico que inclua exames físicos e exames imagiológicos (como a ecografia Doppler).

2. Simulação cirúrgica: Utilização de modelos anatómicos ou simuladores para praticar :

- Incisão escrotal.
- Exploração das estruturas internas.
- Deteção e tratamento da torção.
- Fixação testicular por orquidopexia.

3. Discussão ética: Os alunos discutirão as implicações éticas do tratamento de um paciente menor com torção testicular, incluindo o consentimento informado e a comunicação com os pais.

4. Apresentação final: Cada grupo apresentará as suas conclusões sobre o caso clínico estudado, bem como sobre as técnicas cirúrgicas utilizadas durante a simulação.

Conclusão

Este trabalho prático permitirá aos alunos adquirir uma compreensão aprofundada da torção testicular, tanto a nível teórico como prático, ao mesmo tempo que desenvolvem as suas competências clínicas essenciais.

20. Trabalhos práticos sobre as doenças das válvulas cardíacas

Introdução às doenças das válvulas cardíacas

As valvulopatias são doenças que afectam as válvulas cardíacas, que são essenciais para o bom funcionamento do coração. Dividem-se em duas categorias principais: estenose (estreitamento das válvulas) e insuficiência (fuga das válvulas). As valvulopatias podem ter uma variedade de causas, desde malformações congénitas a doenças degenerativas e infecções como a endocardite.

Objectivos educativos

- Compreender a anatomia e a fisiologia do coração, com especial ênfase no papel das válvulas.
- Identificar os diferentes tipos de valvulopatia e as suas etiologias.
- Analisar os sintomas clínicos associados à doença valvular.

- Explorar os métodos de diagnóstico, incluindo a ecocardiografia e outras técnicas de imagiologia.
- Discutir as opções de tratamento, incluindo medicação, cirurgia reconstrutiva ou substituição da válvula.

Actividades práticas

- **Estudo de caso clínico:** Os alunos receberão um dossier clínico que descreve um doente com uma doença valvular específica (por exemplo, estenose aórtica). Ser-lhes-á pedido que analisem os sintomas, façam um diagnóstico diferencial e proponham um plano de tratamento.

- **Simulação ecocardiográfica:** Utilização de software de ecocardiografia para visualização de diferentes valvulopatias. Os alunos terão de identificar as anomalias presentes nas imagens ecográficas e discutir o seu significado clínico.

- **Pesquisa bibliográfica:** Os alunos terão de pesquisar uma doença valvular específica (por exemplo, insuficiência mitral) em revistas médicas e enciclopédias para compreender o seu impacto na saúde pública.

- **Apresentação oral:** Cada estudante ou grupo de estudantes preparará uma apresentação oral sobre uma doença valvular escolhida, incluindo as suas causas, sintomas, diagnóstico e tratamentos disponíveis.

- **Debate ético:** Organizar um debate sobre as implicações éticas do tratamento cirúrgico versus tratamento médico da doença valvular cardíaca em diferentes grupos etários.

21. Trabalho prático sobre a obesidade e o seu impacto na fertilidade

Introdução: A obesidade é um importante problema de saúde pública com implicações significativas em vários aspectos da saúde, incluindo a fertilidade. Este trabalho prático tem como objetivo explorar as relações entre a obesidade e a fertilidade, examinando os mecanismos fisiológicos subjacentes, as consequências para a reprodução e as estratégias de intervenção.

Objectivos do trabalho prático :

- Compreender as definições e classificações da obesidade.
- Analisar de que forma a obesidade afecta a fertilidade nos homens e nas mulheres.
- Estudar os mecanismos biológicos pelos quais a obesidade influencia a reprodução.
- Avaliação de possíveis intervenções para melhorar a fertilidade em indivíduos obesos.

Actividades propostas :

- **Investigação documental:** Os alunos devem realizar uma investigação aprofundada sobre o tema da obesidade e da fertilidade, utilizando fontes académicas fiáveis. Devem concentrar-se em estudos recentes que examinem a ligação entre estes dois tópicos.

- **Redação do relatório:** Cada aluno terá de redigir um relatório pormenorizado de cerca de 2000 palavras que aborde

    - Definição de obesidade (IMC, classificações).
    - Os efeitos da obesidade nos sistemas endócrino e reprodutor.
    - Diferenças de género no impacto da obesidade na fertilidade.
    - Os resultados de estudos clínicos relevantes.

- **Estudo de caso:** Será pedido aos alunos que analisem um estudo de caso de um indivíduo ou grupo que tenha tido problemas de fertilidade relacionados com a obesidade. Discutirão os factores que contribuíram para isso e as possíveis soluções.

- **Apresentação oral:** No final do trabalho prático, cada aluno apresentará os seus resultados aos seus colegas, salientando os pontos-chave descobertos durante a sua investigação.

- **Debate em grupo:** Organize um debate na turma em que cada aluno partilhe as suas ideias sobre o tema, permitindo uma troca de ideias e uma melhor compreensão colectiva das questões relacionadas com a obesidade e a fertilidade.

Conclusão: Este trabalho prático permitirá aos alunos não só adquirir conhecimentos teóricos sobre o tema, mas também aplicar esses conhecimentos num contexto prático, melhorando assim a sua compreensão das complexas implicações da obesidade na saúde reprodutiva.

22. Trabalho prático: A operação para remover testículos doentes

A operação de remoção dos testículos doentes, conhecida como orquiectomia, é um procedimento cirúrgico que pode ser necessário em vários contextos médicos. É frequentemente realizada em casos de cancro do testículo, infeção grave ou traumatismo. Como parte de um trabalho prático para estudantes, seria relevante explorar vários aspectos desta operação, incluindo a indicação médica, a técnica cirúrgica, potenciais complicações e considerações éticas.

Objectivos do trabalho prático

- **Compreender as indicações médicas**: Os alunos devem pesquisar e discutir as razões pelas quais uma orquiectomia pode ser recomendada. Isto inclui explorar os tipos de cancros testiculares (como o seminoma e o não-seminoma), bem como as condições não cancerosas que podem exigir este procedimento.

- **Técnica cirúrgica**: Os alunos devem examinar o procedimento em si, incluindo os passos pré-operatórios (como a anestesia e a preparação do doente), a técnica operatória (incisão, remoção do testículo) e os cuidados pós-operatórios necessários.

- **Complicações potenciais**: É essencial uma análise exaustiva dos riscos associados à orquiectomia. Isto inclui complicações imediatas, como infecções e hemorragias, bem como efeitos a longo prazo na fertilidade e na saúde psicológica do doente.

- **Considerações éticas**: Os alunos devem também discutir as implicações éticas desta cirurgia, particularmente no que respeita ao consentimento informado e ao impacto na qualidade de vida do doente após a operação.

- **Estudos de casos**: Para enriquecer a sua compreensão, seria benéfico incluir estudos de casos reais em que tenha sido efectuada uma orquiectomia, analisando o percurso do doente antes e depois da operação.

23. Trabalho prático sobre a disfunção erétil e o seu tratamento

Introdução

A disfunção erétil, também conhecida por DE, é um problema comum que afecta uma proporção significativa de homens em todo o mundo. Este trabalho prático tem como objetivo explorar as causas, consequências e tratamentos disponíveis para a disfunção erétil. Os alunos serão encorajados a examinar estes aspectos a partir de uma variedade de perspectivas, incluindo a médica, psicológica e social.

Objectivos do trabalho prático

- **Compreender a Disfunção Eréctil**: Definir o que é a disfunção erétil e identificar as suas manifestações clínicas.
- **Explorar as causas**: Analisar as diferentes causas da DE, incluindo os factores físicos (doenças cardiovasculares, diabetes, etc.) e os factores psicológicos (ansiedade, depressão).
- **Examinar as consequências**: Discutir os impactos emocionais e relacionais que a DE pode ter nos indivíduos e nos seus parceiros.
- **Estudar as opções de tratamento**: Avaliar as diferentes abordagens terapêuticas disponíveis, incluindo:
    - Medicamentos orais (inibidores da fosfodiesterase tipo 5)
    - Terapias hormonais
    - Dispositivos mecânicos (bombas de vácuo)
    - Procedimentos cirúrgicos
    - Terapias psicológicas

Metodologia: Os alunos deverão efetuar uma investigação aprofundada sobre cada um dos aspectos acima referidos. Podem recorrer a estudos de caso, artigos académicos e revistas médicas para fundamentar a sua análise. Deve ser dada especial atenção aos dados estatísticos sobre a prevalência da disfunção erétil e os resultados dos diferentes tratamentos.

Apresentação dos resultados: Os alunos devem apresentar os seus resultados sob a forma de um relatório escrito estruturado que inclua:

- Uma introdução ao tema,
- Uma análise da literatura sobre as causas e as consequências,
- Uma análise crítica das opções de tratamento,
- Recomendações baseadas na sua investigação.

Conclusão

Este trabalho prático permitirá aos estudantes adquirir uma compreensão aprofundada da disfunção erétil, bem como competências de investigação académica. Serão também encorajados a refletir sobre as implicações sociais e pessoais desta condição.

24. Trabalho prático sobre a intervenção laparoscópica na hérnia inguinal

A cirurgia laparoscópica da hérnia inguinal é um procedimento cada vez mais comum que oferece várias vantagens em relação à cirurgia aberta tradicional. Este trabalho prático tem como objetivo familiarizar os alunos com os princípios, a técnica e as considerações pós-operatórias associadas a este procedimento.

Objectivos do trabalho prático

- **Compreensão de conceitos teóricos**: Os alunos devem adquirir um conhecimento profundo das hérnias inguinais, incluindo a sua etiologia, fisiopatologia e indicações cirúrgicas para tratamento.
- **Aprendizagem de técnicas cirúrgicas**: Os alunos familiarizar-se-ão com os passos envolvidos na cirurgia laparoscópica para a reparação da

hérnia inguinal, incluindo a utilização de instrumentos específicos e técnicas anestésicas.

- **Análise das vantagens e desvantagens**: Deve ser incluída uma discussão das vantagens (como uma recuperação mais rápida e menos dor pós-operatória) e desvantagens (riscos potenciais, como lesões nervosas ou complicações relacionadas com a anestesia).

- **Simulação prática**: Os alunos participam numa simulação do procedimento, utilizando modelos anatómicos ou simuladores cirúrgicos para praticar o manuseamento de instrumentos e a realização de suturas.

- **Avaliação pós-operatória**: Os alunos aprenderão a avaliar um doente após uma cirurgia laparoscópica, identificando sinais de potenciais complicações, como infeção ou hemorragia.

Conteúdo pormenorizado do trabalho prático

1. Introdução às hérnias inguinais: As hérnias inguinais são definidas como a deslocação de um órgão ou tecido através de um ponto fraco da parede abdominal. Podem ser classificadas em hérnias diretas e indirectas, cada uma com as suas próprias caraterísticas clínicas.

2. Indicações para cirurgia: A cirurgia é geralmente indicada quando a hérnia está a causar dor, desconforto ou risco de estrangulamento. A decisão cirúrgica deve basear-se numa avaliação clínica completa.

3. Técnica cirúrgica: A reparação laparoscópica envolve várias etapas fundamentais:

- o **Anestesia geral**: O doente é colocado sob anestesia geral.
- o **Insuflação abdominal**: Um gás (geralmente dióxido de carbono) é insuflado na cavidade abdominal para criar um espaço de trabalho.
- o **Inserção do trocarte**: Os trocartes são inseridos para permitir o acesso aos instrumentos cirúrgicos.
- o **Reparação da hérnia**: O saco herniário é reduzido e é colocada uma malha protésica para reforçar o pavimento inguinal.
- o **Fecho**: As incisões são fechadas com suturas ou agrafos.

4. Complicações potenciais: As complicações podem incluir :

- o Infeção
- o Hematoma
- o Dor persistente
- o Recorrência da hérnia

5. Acompanhamento pós-operatório: O acompanhamento pós-operatório é crucial para monitorizar os sinais vitais do doente, gerir a dor e assegurar que não existem complicações.

Conclusão

Este trabalho prático permitirá aos estudantes adquirir não só uma compreensão teórica mas também prática dos procedimentos laparoscópicos para o tratamento das hérnias inguinais, melhorando assim as suas futuras competências cirúrgicas.

25. Trabalho prático sobre o que fazer em caso de ulceração genital

Introdução

A ulceração genital é um sintoma clínico que pode resultar de uma variedade de etiologias, desde infecções sexualmente transmissíveis (IST) a doenças dermatológicas. É fundamental que os estudantes de medicina e de saúde aprendam a avaliar e a tratar adequadamente estas ulcerações. Este trabalho prático tem como objetivo fornecer um enquadramento para a avaliação, diagnóstico diferencial e tratamento das ulcerações genitais.

Objectivos do trabalho prático

- **Compreender as etiologias**: Identificar as possíveis causas da ulceração genital, incluindo infecções virais (como o herpes), infecções bacterianas (como a sífilis) e outras condições dermatológicas.

- **Avaliação clínica**: Aprender a fazer uma história clínica completa e a efetuar um exame físico orientado.
- **Diagnóstico diferencial**: Elaborar uma lista de potenciais diagnósticos com base nas caraterísticas clínicas das ulcerações.
- **Gestão**: Discutir as opções de tratamento, incluindo medidas preventivas e educação do doente.

Fases do trabalho prático

- **História do caso**
  - Recolher informações sobre a história clínica do paciente, incluindo IST anteriores, sintomas associados (dor, comichão) e história sexual.
  - Fazer perguntas sobre o aparecimento das lesões: data de aparecimento, evolução, localização exacta.
- **Exame físico**
  - Efetuar um exame físico completo, prestando especial atenção à zona genital.
  - Observar o tamanho, a forma, o número e o aspeto das úlceras (exsudado purulento, crostas).
- **Diagnóstico diferencial**: Elaborar uma lista de possíveis diagnósticos:
    - Herpes genital
    - Sífilis
    - Cancro mole
    - Líquen plano
    - Doenças auto-imunes
- **Testes de diagnóstico**: Discutir testes de diagnóstico adequados, tais como :
    - Cultura viral ou PCR para o vírus do herpes.

- Testes serológicos para a sífilis (teste de Wassermann).
- Biópsia da pele, se necessário.

- **Tratamento**: Apresentar as opções de tratamento de acordo com o diagnóstico estabelecido:
    - Antivirais para o herpes.
    - Antibióticos para infecções bacterianas.
  - A importância da educação dos doentes na prevenção das IST.

- **Discussão ética e psicológica**
  - Abordar as implicações psicológicas de um diagnóstico de IST.
  - Discutir a confidencialidade e o consentimento informado no contexto do tratamento.

Conclusão

Este trabalho prático permitirá aos alunos adquirir uma compreensão aprofundada da ulceração genital, bem como competências práticas essenciais para as suas futuras carreiras médicas.

26. Trabalho prático sobre Trichomonas vaginalis

Introdução ao Trichomonas vaginalis

Trichomonas vaginalis é um protozoário flagelado responsável pela tricomoníase, uma infeção sexualmente transmissível (IST) comum. Este parasita unicelular infecta principalmente o trato urogenital dos seres humanos, causando vários sintomas e complicações. A compreensão deste microrganismo é essencial para os estudantes de biologia, medicina e saúde pública.

Objectivos do trabalho prático

- **Identificação morfológica**: Os alunos observam amostras de T. vaginalis ao microscópio para identificar as suas caraterísticas morfológicas, tais como a forma piriforme, os flagelos e o núcleo.

- **Cultura do parasita**: Os alunos aprenderão a cultivar T. vaginalis a partir de espécimes clínicos usando meios de cultura apropriados, como o meio de Diamond ou o meio TPY (Trypticase Peptone Yeast Extract).

- **Análise dos sintomas clínicos**: Os alunos irão estudar os sintomas associados à infeção por T. vaginalis em homens e mulheres, incluindo vaginite, uretrite e outras manifestações clínicas.

- **Métodos de diagnóstico**: Os alunos irão explorar diferentes métodos de diagnóstico para a deteção de T. vaginalis, incluindo exame microscópico direto, cultura e testes moleculares como a PCR (reação em cadeia da polimerase).

- **Tratamento e prevenção**: Será dedicada uma secção às opções de tratamento disponíveis para a infeção por T. vaginalis e às estratégias de prevenção para reduzir a transmissão.

- **Debate ético**: Os alunos serão convidados a refletir sobre as implicações éticas do rastreio e tratamento das IST, tendo em conta o estigma social associado.

Conclusão

Este trabalho prático tem como objetivo proporcionar aos alunos uma compreensão aprofundada do Trichomonas vaginalis, tanto a nível microbiológico como clínico. Combinando teoria e prática, os alunos adquirem competências essenciais no domínio da saúde pública e da microbiologia.

Apêndice 2: Bibliografia

1. O poder curativo da doença: compreender a ligação entre a mente e o corpo" do Dr. Edward Bach
2. Mind Before Medicine: Scientific Proof That You Can Heal Yourself" (A Mente Antes da Medicina: Provas Científicas de que se Pode Curar a Si Próprio) pela Dra. Lissa Rankin
3. O corpo lembra-se: a psicofisiologia do trauma e o seu tratamento" de Babette Rothschild.
4. "O Tao da Cura: um guia prático da medicina tradicional chinesa" do Dr. Stephen T. Chang
5. "Anatomia de uma doença: como é percepcionada pelo doente" de Norman Cousins
6. "Cirurgia: Uma Perspetiva Histórica e Contemporânea" de Sir Fredderick Treves
7. "The Principles and Practice of Surgery" de Sir William Osler
8. "Introdução ao Estudo da Cirurgia" de John Hunter
9. "Anatomia e técnicas cirúrgicas: um manual de bolso para o cirurgião" do Dr. Joseph Lister
10. "The Surgical Clinics of North America" (editado pelo Dr. Charles H. Mayo)
11. "On Becoming a Person: Therapiest's View of Psychotherapy" de Carl Rogers
12. "A Interpretação dos Sonhos" de Sigmud Freud

13. "Man's Search for Meaning" de Viktor E. Frankl
14. "A Arte de Amar" de Erich Fromm
15. "Healing the Shame That Binds You" (Curar a vergonha que o prende) por John Bradshaw

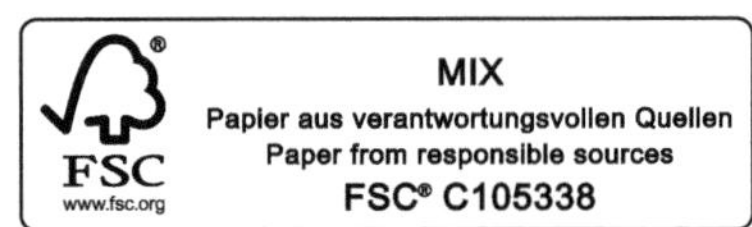

Printed by Books on Demand GmbH, Norderstedt / Germany